LAS DIOSAS NUNCA ENVEJECEN

Dra. Christiane Northrup

LAS DIOSAS NUNCA ENVEJECEN

LA FÓRMULA SECRETA PARA SENTIRTE RADIANTE, VITAL Y DISFRUTAR DE BIENESTAR A CUALQUIER EDAD

URANO

Argentina - Chile - Colombia - España
Estados Unidos - México - Perú - Uruguay - Venezuela

Título original: *Goddesses Never Age: The Secret Prescription for Radiance, Vitality and Wellbeing*
Editor original: Hay House, California
Traducción: Victoria Horrillo Ledesma

Los versos de «We have not come to take prisoners» proceden de la edición de Penguin de *The Gift: poems by Hafiz*, de Daniel Ladinsky. Copyright © 1999 Daniel Ladinsky. Reproducidos con permiso del autor.
El poema «The Kiss» [El beso] pertenece a *Make me your own: poems to the Divine Beloved*, de Tosha Silver. Copyright © 2013. Reproducido con permiso de Urban Kali Productions.

La información que se ofrece en este libro no debe considerarse un sustituto del asesoramiento médico profesional. Consulte siempre a un profesional de la medicina. Cualquier uso que el lector pueda darle a la información contenida en este libro depende exclusivamente de su criterio. Ni los autores ni la editorial se responsabilizan de los perjuicios, reclamaciones o daños que puedan derivarse del uso o mal uso de las sugerencias que se hacen en este libro, de la renuncia a recurrir al asesoramiento médico profesional o de cualquier material contenido en páginas web de terceras personas.

1.ª edición Noviembre 2015

ISBN: 978-84-7953-926-9
E-ISBN: 978-84-9944-917-3
Depósito legal: B-20.878-2015

Fotocomposición: Ediciones Urano, S.A.U.

Impreso por: Rodesa, S.A. – Polígono Industrial San Miguel
Parcelas E7-E8 – 31132 Villatuerta (Navarra)

Impreso en España – *Printed in Spain*

A la diosa eterna que habita en cada mujer,
y a Gaia Sofía, la Tierra misma

ÍNDICE

INTRODUCCIÓN

Una de mis amigas de veintitantos me dijo:
«Chica, eres un rompecabezas. No eres joven, no eres vieja.
No sé qué rayos eres. Eres Otra Cosa. Tú sigue así. ¡Funciona!»

TOSHA SILVER, AUTORA DE
OUTRAGEOUS OPENNESS [ESCANDALOSA APERTURA]

Hace poco fui a una tienda de deportes a que me ajustaran los anclajes de las botas de esquí y el dependiente, a todas luces más joven que yo, me preguntó qué edad tenía. Por lo visto, si superas cierta edad dan por sentado que necesitas unos anclajes que se suelten rápidamente porque tu equilibrio se ha deteriorado y es más fácil que te caigas. Soy una mujer físicamente activa, más activa, de hecho, que cuando era más joven, y bailo con regularidad el tango argentino, de modo que gozo de buen equilibrio. «Ponga cuarenta», le dije al dependiente, que estaba mirando una tabla para decidir el ajuste de mis anclajes. Lo mismo hago con los aparatos del gimnasio. No hace falta que la máquina de *step* me acune como si fuera una frágil viejecita que podría hacerse daño si el programa la zarandea un pelín. Si no estoy a gusto, paro y ajusto la máquina. No me permito a mí misma azorarme o sentirme avergonzada por tener que bajar el ritmo, ni permito que la noción que tienen los demás acerca de los 40, los 50, los 60 o cualquier otra década, conforme la imagen que tengo de mí misma.

Cuando alguien te pregunta qué edad tienes, ¿lo recuerdas siquiera, o es algo tan poco importante para ti que te olvidas de la cifra a no ser que se acerque un «cumpleaños hito»? La edad es sólo un número, y la falta de edad equivale a no comulgar con la idea de que un número lo determina todo, desde tu estado de salud a tu atractivo o tu valía. Una puede ser más joven a los 60 que a los 30 porque ha cambiado de actitud y de estilo de vida. Ser intemporal equivale a desafiar las normas de lo que supuestamente significa tener tal o cual edad. Es, sencillamente, no hacerse «vieja» nunca: no sentir que has dejado atrás la mejor época de tu vida y que a partir de ahí todo va cuesta abajo.

Si se me permite, quiero dejar clara una cosa: empezamos a envejecer desde el instante en que nacemos. Pero en nuestro contexto cultural no empleamos el término «envejecimiento» hasta que alcanzamos los 50, aproximadamente, y casi todos asociamos «envejecimiento» con «deterioro». Lo cierto es que, en lo relativo a envejecer, hay personas en la veintena o incluso más jóvenes que ya muestran síntomas de «envejecimiento» (deterioro de la masa muscular, inestabilidad del azúcar en sangre y pérdida de equilibrio), mientras que otras que superan los 70 son la imagen misma de la salud. Según la doctora Joan Vernikos, científica y ex directora de la División de Ciencias de la Vida de la NASA, que se encargó de preparar a John Glenn, de 77 años, para regresar al espacio, el envejecimiento no es más que una forma de ingravidez paulatina: es lo que le sucede a tu cuerpo cuando no te levantas del sillón, cuando no te mueves, cuando no llevas una vida activa ni experimentas la fuerza gravitatoria terrestre. Hacerse mayor no equivale a un declive inevitable de la salud física, ni a un deslizamiento hacia la irrelevancia cultural.

Las diosas nunca envejecen trata de la intemporalidad, o del vivir sin edad, que es lo que se experimenta cuando se encara la vida sin miedo a caer o a derrumbarse. Hace ya mucho tiempo que viene siendo necesario un cambio de paradigma en cuanto a nuestras nociones acerca del hecho de hacerse mayor. Las personas centenarias constituyen, dentro de la población estadounidense, el segmento de crecimiento más acelerado, con una tasa de aumento de 75.000 personas por año.[1] Actualmente hay en Estados Unidos unas 53.000 personas que superan los 100 años y en torno a 2050 habrá 600.000. Has leído bien: dentro de dos generaciones, el número de americanos centenarios se habrá multiplicado por diez. Se trata únicamente de un dato más del progresivo aumento global de la esperanza de vida. Una puede querer ser más longeva, pero seguro que no quiere pasar los últimos años de su vida achacosa o pensando en lo «vieja» que está. Se puede cambiar el propio futuro empezando desde hoy mismo, adoptando una actitud nueva e intemporal que nos ayude a florecer física, emocional, mental y espiritualmente.

Hacerse mayor es una oportunidad de incrementar la propia valía y la capacidad a medida que, con el aumento de las conexiones neuronales en el hipocampo y en la totalidad del encéfalo, se va entretejiendo, tanto en el cuerpo como en el cerebro, la sabiduría de una vida bien vivida que te permite dejar de actuar conforme a los dictados del miedo a decepcionar a los demás o a ser imperfecta. Vivir intemporalmente es vivir con valentía. Equivale a no dejarse distraer por los mezquinos dramas de la vida cotidiana porque se tiene suficiente experiencia para saber de qué merece la pena preocuparse y qué ha de ser lo prioritario. Significa establecer una nueva relación con el tiempo, en la que se deja de temerlo y de intentar ganarle la partida. Cuando, en una encuesta reciente, se preguntaba a personas centenarias cómo se sentían por haber alcanzado las tres cifras, las tres respuestas más frecuentes eran «afortunado», «contento» y «sorprendido»: sorprendido porque, cuando vives intemporalmente, no prestas atención a tu edad, sea cual sea ésta.[2]

El alma es intemporal y es una manifestación de la fuerza creativa divina y femenina del universo. Lo sagrado femenino se ha asociado tradicionalmente con la oscuridad, el cuerpo, el misterio, la fertilidad, el recipiente y la sopa primordial: el vientre en el que comienza y del que se nutre toda vida. Toda mujer es una diosa intemporal, una manifestación de la sagrada forma física femenina. Por desgracia, en medio de la avalancha actual de mensajes culturales relativos a la edad, tendemos a olvidarlo. Debemos estar más atentas a los mensajes culturales negativos respecto al hecho de hacerse mayor y hacer un esfuerzo consciente por rechazarlos.

El neurólogo clínico Mario E. Martinez, fundador del Instituto de Ciencias Biocognitivas, ha escrito acerca de las expectativas culturales, o lo que él llama «portales culturales», que interiorizamos, por ejemplo, al cumplir 30, 50 o 65 años. Según el doctor Martinez, uno debería rechazar sistemáticamente los descuentos por pertenecer a la tercera edad, porque refuerzan la falsa creencia de que, al hacerte mayor, te vuelves más frágil, no puedes trabajar y necesitas que otros se ocupen de ti.[3] Mi hermano descubrió recientemente la verdad que encierra esta afirmación cuando decidió aceptar el descuento en un billete de avión para ahorrarse 25 dólares. Cuando llegó al aeropuerto, tuvo que hacer otra cola más para demostrar que pertenecía, en efecto, a la tercera edad. Acabó sintiéndose, dijo, como un ciudadano de segunda, algo que sin duda no compensa el hecho de ahorrarse 25 dólares.

Mi madre, que tiene cerca de 90 años, ha tenido problemas por no suscribirse a ningún plan de cobertura farmacológica de Medicare. No veía razón para hacerlo, puesto que no toma ningún medicamento ni tiene previsto tomarlo. ¿Quieres pasar tu 65 cumpleaños pensando en las enfermedades y achaques que es probable que desarrolles para poder elegir qué plan de cobertura de medicamentos es el más adecuado para ti? ¿Por qué es ése el portal cultural que se espera que cruces? Seguramente porque en el siglo XIX se eligió los 65 años como la edad de jubilación que daba derecho a cobrar una pensión del Estado, puesto que ésa era la esperanza de vida media. Desde entonces, la estadística y las tablas actuariales han consolidado la edad de jubilación en torno a los 65 (5 años arriba o abajo), a pesar de que actualmente la esperanza de vida rebasa esa edad en ¡24 años! De modo que ¿por qué se sigue esperando que una persona reduzca su actividad a los 65? ¿O a los 75, o a los 85, o a cualquier edad?

Si en estos momentos no piensas en la edad que tienes, un cumpleaños que marque un hito, o una enfermedad relacionada con el estilo de vida de un amigo o familiar de tu misma edad, o una crisis vital, pueden hacerte reflexionar acerca de cómo puedes cambiar el guion y hacerte mayor sin deteriorarte. Muchas mujeres llaman a mi programa de radio para pedirme consejo porque de pronto han desarrollado una enfermedad autoinmune, una dolencia cancerosa o precancerosa o una alergia. Cuando no es una crisis de salud lo que ha torcido el curso de sus vidas, es la pérdida de un empleo, de una relación de pareja o de una ilusión. A veces me cuentan que acaban de descubrir que sus maridos han estado engañándolas o que su hijo o hija en edad universitaria tiene una enfermedad mental o un problema con las drogas. Nuestras almas diseñan llamadas de atención muy potentes para que volvamos a prestarles el debido cuidado.

Y, cómo no, «el cambio», como solía llamarse a la menopausia, es un punto de inflexión natural en la vida de una mujer. Estamos abocadas a comenzar una nueva vida en torno al hito biológico de nuestro último periodo menstrual. Nuestros cuerpos lo saben, aunque nuestras mentes no lo sepan. Cuando me dedicaba a la práctica de la medicina, acudían a mi consulta mujeres con una vida profesional brillante a hacerse pruebas de embarazo y, cuando les decía que el resultado era positivo, solían contestar: «No puedo creerlo. ¿Cómo es posible?» Conocían, doy fe de ello, los métodos anticonceptivos y el ciclo de fertilidad femenino, pero se empeñaban en negar su necesidad inconsciente de sufrir un cambio drástico, una necesidad que las impulsaba a relajarse a la hora de emplear métodos de contracepción. ¡Cuánto más fáciles son las cosas cuando cobramos conciencia del deseo de dar a luz a algo nuevo y recordamos que hay muchas formas de hacerlo sin necesidad de volver a ser madres!

Cuando entran en la perimenopausia (el periodo de transición hacia la menopausia, que dura normalmente entre 6 y 12 años), muchas mujeres se dan cuenta de que no quieren seguir dejando sus sueños en suspenso, ni seguir amoldando sus vidas a los deseos de quienes forman su entorno. Esto puede manifestarse en un deseo muy intenso de cambiar de ocupación profesional, de mudarse a otro lugar, de poner fin a una relación de pareja o de explorar la propia sexualidad de un modo nuevo. Presta atención a ese anhelo. ¡Tus jugos creativos están fluyendo! La fuerza vital mana a través de tu ser. La nueva vida que vas a alumbrar debe incluirte a ti.

O puede que aún no seas consciente de ese deseo de cambio. La transformación natural de intereses que experimentan las mujeres surge a menudo inesperadamente, al igual que la perimenopausia. Una mujer con la que hablé contaba que su primer sofoco fue tan intenso e inesperado que regañó a su marido por haberle dado un café normal, en vez de un descafeinado: dio por sentado que ése era el motivo de la sensación que estaba experimentando. Cuando él le dijo: «A lo mejor estás teniendo un sofoco. ¿No estás más o menos en esa edad?», se quedó muda de asombro. Las mujeres no suelen pensar en la perimenopausia hasta que están en ella, o hasta que la experimenta una amiga o una hermana. *¿Ya estoy en esa edad?*, se preguntan. *¿En serio?* Y a continuación añaden: *¿Qué supone esto para mí? ¿Qué voy a crear en el próximo capítulo de mi vida? ¿En qué me estoy convirtiendo?*

En lo que vas a convertirte es en la diosa intemporal, fértil, poderosa y opulenta que estabas destinada a ser: una manifestación de la divina fuerza vital femenina, liberada de las expectativas culturales que la empequeñecen, que la obliga a extremar su cautela y a temer molestar a los demás. Estás en proceso de descubrir tu yo divino e intemporal y dispones de muchas formas de expresar su creatividad y de experimentar los placeres de la vida, desde sentirte bien físicamente a redescubrir tu sexualidad o comenzar una nueva relación de pareja, un proyecto o un modo de vida.

Las diosas nunca envejecen es un libro para mujeres de cualquier edad que disfrutan de su vida actual y que desean descubrir cómo pueden disfrutarla más aún en el futuro. No quería escribir un libro de salud para mujeres que las asustara respecto al hecho de envejecer y les dijera cómo prepararse para todas las cosas desagradables que pueden sucederles, desde el cáncer de mama a las dolencias uterinas, pasando por las enfermedades cardiacas. No quería despiezar el cuerpo femenino y decirles a las mujeres: «Usad estos diez consejos para cercioraros de que tal o cual parte de vuestra anatomía no se cae a pedazos o que vuestro organismo no se descontrola». Hace tiempo que dejé atrás esa forma de encarar la salud. Si lo que quiere la lectora son consejos concretos sobre cómo tener unos pechos sanos, sobre cómo nutrir el cuerpo con alimentos buenos y saludables y cómo seguir estando estupenda año tras año, los encontrará en este libro. Pero también encontrará ideas que la desafiarán a desprenderse de mitos respecto a las mujeres y sus relaciones, sobre nuestros cuerpos y sobre la propia tierra: mitos que las mujeres hemos interiorizado y que nos envejecen.

De hecho, *Las diosas nunca envejecen* está pensado para ayudar a las lectoras a desprenderse del viejo paradigma y a adentrarse en el nuevo. Su propósito es poner de relieve todo lo que puede sentarle bien a tu cuerpo y cómo encarnar el equilibrio y la salud al margen de tu estado de salud y bienestar actuales, incluso padeciendo una enfermedad crónica. Poco importa cuál sea el diagnóstico: el planteamiento de este libro puede ayudarte a sanar. El capítulo 1 desmonta los mitos relativos al envejecimiento y ayuda a comprender lo que significa ser una diosa intemporal. Es un hecho que nuestros cuerpos no están desconectados de nuestros pensamientos y emociones. No están desconectados del planeta Tierra, nuestra gran madre, ni del cielo y las estrellas. Comprender esto te ayudará a ver por qué es tan importante desprenderse de creencias y sentimientos tóxicos que te impiden disfrutar de una salud y un bienestar óptimos. Y dado que lo mejor que puedes hacer por tu salud es vivir gozosamente y entregarte a placeres sostenibles, el capítulo 2 está dedicado a ese tema.

En los capítulos 3 y 4 ofrezco una perspectiva muy distinta acerca de las cuestiones que más suelen preocupar a las mujeres respecto a sus cuerpos y su salud física cuando alcanzan la menopausia y la posmenopausia. En el capítulo 5 aprenderás a liberar viejas emociones que pueden ser causa de enfermedad: pena, ira y vergüenza. El capítulo 6 te ayudará a reivindicar tu sexualidad (tu naturaleza afrodisíaca), para que dejes de pensar que no eres atractiva simplemente por no tener el cuerpo de una jovencita delgada de 22 años. En el capítulo 7 seguirás liberándote de emociones tóxicas a medida que te desprendes de la vergüenza y el perfeccionismo que afectan a tu relación contigo misma y con tus personas más próximas. El capítulo 8 trata de la nueva relación que establecemos con la comida y con nuestro propio cuerpo cuando hacemos las paces con nuestra barriga, y el capítulo 9 plantea cómo moverse con deleite, en vez de obligarse a «hacer ejercicio». El capítulo 10 versa acerca de cómo verse bella y cómo realzar y adornar esa belleza con plena confianza en una misma si lo que quieres es cambiar de aspecto. Y en el capítulo 11 se brindan consejos acerca de cómo escuchar tu sabiduría divina y percibir las señales que te manda el mecanismo finamente engrasado de tu detector de tonterías. Aprenderás, además, a forjar una nueva relación con la tierra y sus habitantes al asumir plenamente tu yo de diosa intemporal. Por último, en el capítulo 12, recibirás una guía práctica para aplicar las ideas contenidas en este libro mediante el Programa Diosa Intemporal en 14 días y, a continuación, encontrarás una lista de recursos útiles para nutrir a la diosa que hay en ti.

De modo que hete aquí, en una encrucijada en la que tienes que decidir cómo va a ser tu vida en años venideros. El hecho de que estés leyendo esto es la prueba irrefutable de que a la diosa que hay en ti le gustaría que le permitieras tomar las riendas. Lo digo con total certeza, porque he vivido el tiempo suficiente para saber que no hay coincidencias que puedan atribuirse simplemente al azar. Si no estuvieras pensando seriamente en cambiar tu planteamiento de vida, no estarías ahora aquí, conmigo.

Así que ¿vas a hacerte mayor con deleite o a deteriorarte con la edad? ¿Vas a ceñirte a ese paradigma caduco que dicta que luches con tu propio cuerpo para que se porte bien? ¿Vas a seguir anteponiendo las necesidades de los demás a las tuyas y a nutrirte de comidas procesadas, de azúcar, de cafeína, de ansiedad y de fuerza de voluntad pura y dura? ¿O vas a abandonar el camino que lleva a la enfermedad, a la debilidad y a una mala calidad de vida y a empezar a vivir con valentía, como si de verdad te fuera algo en ello?

Hacerse mayor no es algo temible. Éste no es un libro antienvejecimiento, ideado para dotarte de armas en la guerra contra la vejez y, en todo caso, la metáfora bélica no es la más indicada en este caso. Cada vez que adoptas una actitud hostil hacia algo, le estás dando poder a ese algo. En lugar de tener miedo a hacerte mayor, de resistirte a ello, invoca el principio mágico según el cual conocer el nombre de una cosa te confiere poder, no sobre esa cosa, sino *con* ella, como afirma Starhawk. De ese modo puedes convertirte en una fuerza neutralizadora. Puedes hacer del envejecimiento una experiencia distinta. Así no serás vieja, ni joven. Serás «otra cosa»: una diosa intemporal.

1

LAS DIOSAS SON INTEMPORALES

No abogamos por una vida larga. Abogamos por una vida gozosa y, cuando te encuentras a ti mismo en el gozo, de ello suele derivarse la longevidad. No valoramos el éxito de una vida por su duración, sino por su deleite.

ABRAHAM

M i madre tiene cerca de 90 años, pero todavía le gusta conducir. En su casa, conduce su segadora de césped por el jardín como mínimo una vez por semana, respetando los arriates de su prado de 3.000 metros cuadrados. Al volante de su autocaravana Pleasure-Way, ha recorrido las calles de Boston para reunirse conmigo para cenar y, hace un par de veranos, hizo un viaje a través de Estados Unidos acompañada por su amiga Anne, que era un poco mayor que ella y que murió hace poco, a los 91 años. Querían ver las secuoyas. Nos les daba miedo parar en un camping y aparcar para pasar la noche. Yo prefiero dejar las segadoras de césped y el tráfico agobiante de la ciudad para otras personas, pero sé que, cuando tenga la edad de mi madre, seré tan activa como ella. Pese a ser distintas en muchos sentidos, en lo tocante a vivir plenamente, con sentido del gozo y de la aventura, ella es mi referente. De ella he aprendido lo importante que es hacer ejercicio y cuidar el cuerpo para poder pasar mis últimos años haciendo lo que me gusta, en lugar de pasarlos superando una crisis de salud tras otra. Citando a Esther Hicks y Abraham, mi lema para pasar la última etapa de mi vida es «feliz, sana, muerta».[1] Una no está abocada a pasar sus últimos meses de vida con una cánula de oxígeno metida en la nariz. ¡Esa historia puede reescribirse!

Como médica y educadora para la salud, sé que puede reducirse a un mínimo el riesgo de desarrollar enfermedades degenerativas o de envejecer prematuramente si se toman decisiones acordes con un estilo de vida saludable. La salud no tiene por qué vivirse como un alivio temporal. Es nuestro derecho natural. Se puede salir del estado de hipervigilancia y dejar de preocuparse por que el cuerpo vaya a traicionarnos en cualquier momento. Se puede reivindicar, por el contrario, una relación natural y armoniosa con el propio cuerpo y experimentar el placer, la alegría y un profundo bienestar como realidades cotidianas. Vivirás entonces intemporalmente, con la vitalidad de una diosa, y eso se reflejará en tu cuerpo y en tu espíritu.

ENVEJECIMIENTO CELULAR, REGENERACIÓN CELULAR

Aunque la mayoría de la gente no se dé cuenta, el cuerpo está constantemente en proceso de reinvención. Las células se renuevan con regularidad. Mueren las viejas y nacen otras nuevas. De los órganos de nuestro cuerpo, la piel es el que se renueva con mayor rapidez, pero todos ellos se regeneran. Nadie tiene el mismo cuerpo físico que tenía hace sólo un par de años. Todas las células han sido reemplazadas.

En cierto sentido, tenemos fecha de caducidad. Ciertas estructuras situadas en los extremos de nuestros cromosomas y llamadas telómeros, que son como la mecha de un cartucho de dinamita, se acortan al dividirse la célula. Cuando la mecha se acorta lo suficiente, las células dejan de recibir la orden de replicarse y de ello se sigue su muerte. Con todo, los telómeros no tienen por qué acortarse tan rápidamente como se acortan. Diversas investigaciones han demostrado que una enzima llamada telomerasa los repara y los alarga ligeramente, lo que nos brinda la esperanza de poder revertir el envejecimiento mejorando nuestra capacidad de reparar y alargar nuestros telómeros.[2] Según todos los indicios, la meditación *mindfulness*, el ejercicio, y el hecho de pensar de manera distinta nos ofrecen la posibilidad de ralentizar el proceso de envejecimiento.[3] Los estudios de investigadores tales como Richard

Davidson, de la Universidad de Wisconsin, demuestran que las prácticas de *mindfulness* sirven para revitalizar el cerebro, de lo que se deriva una mayor inmunidad[4] y una mejora en la capacidad para gestionar el estrés y las emociones.[5] Un reciente estudio longitudinal que siguió durante ocho años la trayectoria de personas en la cincuentena demostró que apenas una hora de ejercicio moderado a la semana puede disminuir por siete el riesgo de desarrollar una enfermedad crónica. Ejercicio «moderado» puede ser pasar una hora a la semana bailando, lavando el coche o caminando. E incluso aquellas personas que habían llevado una vida sedentaria hasta el comienzo del estudio presentaban resultados similares a quienes hacían ejercicio desde siempre.[6] Así pues, si quieres que tu cuerpo tenga células nuevas y vigorosas, nútrelas eligiendo un estilo de vida saludable que incluya mantener una actitud positiva hacia ti misma, hacia tu bienestar y hacia tu propia valía.

Es el desgaste celular el que ocasiona los cambios físicos que asociamos con el envejecimiento, desde las arrugas a los dolores y achaques de poca importancia. El deterioro físico obedece en gran medida a la acumulación de toxinas, que tiene como consecuencia la degeneración y el deterioro de las células, y el desgaste de tejidos y órganos. Esta acumulación de toxinas en el cuerpo se ve exacerbada por el desarrollo de densa fascia, es decir, el endurecimiento del tejido conjuntivo causado por el estrés físico, emocional y mental (sobre esta cuestión volveremos más adelante). Y, como mencioné en la introducción, pasar demasiado tiempo sentada o tumbada acelera el proceso de envejecimiento. Por eso hay que mover el cuerpo y sentir la gravedad terrestre al caminar, al empujar, al tirar y al desplazarse. Un motivo por el que el movimiento es de vital importancia es que a tus fluidos les resulta más fácil llevar las toxinas a los órganos encargados de procesarlas si no te pasas el día sentada. De hecho, pasar mucho tiempo sentada aumenta la incontinencia urinaria (al igual que la disfunción eréctil, de ahí que los hombres también necesiten moverse). El hecho de no procesar las toxinas favorece el deterioro celular.

Tanto en nuestros alimentos como en nuestro entorno hay toxinas que debemos evitar en la medida de lo posible, pero muchas de las que contribuyen al proceso de envejecimiento las produce el propio cuerpo. Las hormonas del estrés, como el cortisol y la adrenalina, existen para que el cuerpo se sirva de ellas en caso de peligro inmediato para la integridad física. Nos proporcionan energía rápida para huir despavoridos o para luchar por nuestras vidas. Cuando estas hormonas se encuentran en número elevado en el organismo de manera crónica debido al estrés físico o emocional constante, provocan la inflamación de las células, que es la causa principal de todas las enfermedades degenerativas crónicas, incluido el cáncer.

Un amigo mío tuvo una emergencia y yo me encargué de llevarlo al hospital y me quedé con él durante horas mientras le hacían pruebas y era atendido por los médicos y las enfermeras. Sus análisis de sangre arrojaron valores normales y, tras pasar unas cuantas horas muy largas y estresantes en urgencias, lo mandaron a casa con la única indicación de tomarse unos calmantes para el dolor. A la mañana siguiente, yo pesaba casi un kilo y medio más. Mi cuerpo estaba reteniendo líquidos como parte de un proceso inflamatorio que intentaba reducir la presencia de cortisol y adrenalina en mi organismo, consecuencia del estrés del día anterior. Con el paso del tiempo, los estresores emocionales y físicos tales como las dificultades para conciliar el sueño pueden ser lo bastante fuertes como para hacernos ganar peso y retenerlo, al ralentizar nuestro metabolismo. En cierto sentido, muchas mujeres llevan sobre sí el peso del mundo al asumir empáticamente el estrés emocional de quienes las rodean, como señaló Colette Baron-Reid en su libro *Weight Loss for People Who Feel Too Much* [Adelgazamiento para personas hipersensibles] (Harmony, 2013).

El estrés oxidativo es otro proceso que pasa factura a nuestros cuerpos con el paso del tiempo. Los radicales libres, subproducto del metabolismo interno de nuestras células, son moléculas a las que les faltan electrones y que viajan a través de nuestro organismo en busca de células a las que robar dichos electrones. Dejan esas células dañadas, y las células dañadas parten a su vez en busca de electrones que puedan devolverles la estabilidad. Si tu cuerpo no tiene antioxidantes suficientes para contrarrestar con regularidad el daño causado por los radicales libres, con el tiempo perderá la capacidad de regenerarse.

La inflamación y el estrés oxidativo aumentan cuando se recurre a alimentos azucarados que brindan un alivio pasajero de la ansiedad, la ira, la tristeza, el dolor y el displacer. No me refiero a la fruta fresca, que contiene fibra y nutrientes y antioxidantes en cantidad. Seguramente nadie va a ahogar sus penas dándose el gustazo de comer un bol de arándanos recién cogidos. Los azúcares que consumimos en momentos de estrés suelen estar altamente refinados. Son los azúcares presentes en alimentos que carecen de las proteínas o la fibra que permitirían ralentizar el efecto bioquímico del azúcar en el organismo. Puede que la energía rápida del azúcar te haga sentir bien de manera inmediata, pero una chocolatina, un pastelito o una copa de vino pueden disparar tu insulina, lo que daña el colesterol LDL (lipoproteína de baja densidad). El colesterol LDL dañado y pegajoso viaja por tus vasos sanguíneos y genera una mayor inflamación, hasta que acaba pegándose a las paredes y formando placas que producen restricciones y un aumento paulatino del riesgo de padecer Alzheimer, diabetes, artritis, infartos e ictus. El estrés glucémico que ocasionan incluso los niveles ligeramente elevados de azúcar en sangre produce además la liberación de sustancias químicas inflamatorias, como las citoquinas procedentes de células del sistema inmune, que dañan las paredes de los vasos sanguíneos.

La grasa visceral excesiva (la grasa de la barriga) también produce inflamación, lo que conduce a la aparición de dolores y molestias que pueden hacer que te saltes el paseo de la tarde y te arrellanes en el sofá a comer un cuenco de helado. La ingesta de azúcares refinados desencadena una liberación de betaendorfina que alivia el dolor y aumenta la sensación de bienestar de forma inmediata y pasajera, pero los hábitos de vida sedentarios y el consumo de azúcares generan círculos viciosos de inflamación y oxidación. Esa barriga redondeada no se debe a la edad, sino al consumo de azúcar y a la inflamación, que te están pasando factura. Es señal de que tienes que dar a luz a un nuevo yo: a una diosa intemporal que experimenta tanto placer que no sucumbe a la tentación de los placeres inferiores y fugaces del azúcar y el alcohol.

Y aunque los efectos envejecedores del consumo regular de bebidas alcohólicas empiezan a notarse pronto a simple vista, es el interior del cuerpo donde más se dejan sentir sus estragos. Los conductos cerebrales para el procesamiento de la dopamina, una hormona que alivia de manera natural el dolor y genera placer, dejan de funcionar como es debido. Con el paso del tiempo, cuando estás sobria te sientes peor de como te sentías antes de adquirir el hábito de beber. «Sólo una copa» de vino o de cerveza mejora temporalmente el estado anímico y la sensación de bienestar, pero el ciclo comienza otra vez de inmediato. Ojo, darte un capricho, tomar algo azucarado, un dulce o una copa, no va a matarte. De hecho, los rituales saludables que entrañan placer (como comer un buen chocolate o disfrutar de una copa de buen vino) forman parte del buen vivir. Otra cosa muy distinta es el exceso inconsciente como forma de aliviar un malestar que no quieres sentir. ¿Quieres de verdad azúcar, o una vida más dulce? ¿Es el licor espirituoso lo que buscas en una botella de vodka, o quizá quieres encontrar el Espíritu? ¿Te automedicas y anulas tus sentimientos complejos o «inconvenientes»? Es mucho mejor desintoxicarse de ellos y liberarlos para poder experimentar un gozo sostenible, como el de una niña feliz de 2 años de edad.

La desintoxicación es fantástica. Contribuye a mejorar la salud y nos recuerda lo bien que sienta sacar la basura de nuestro organismo y regresar a nuestro estado natural de bienestar. No obstante, muchas mujeres practican la desintoxicación como una especie de penitencia por haber sido «malas», lo que no constituye una actitud intemporal. La idea es: *He sido «mala» y he comido demasiados dulces navideños, así que ahora tengo que castigarme con una desintoxicación a lo bestia.* No hace falta llevar a cabo una desintoxicación de cuatro días que produzca migrañas y síntomas semejantes a los de la gripe. Puedes sencillamente optar por dar comienzo al proceso de volver a una alimentación sana y a una existencia placentera, sabiendo que tal vez te sientas un poco alicaída durante unos días, mientras todas esas toxinas abandonan tu cuerpo. Mientras dura ese malestar leve, pon tus miras en la transición de sentirte hinchada, dolorida y falta de energías a volver a sentirte rebosante de vitalidad. Olvídate de la idea de desintoxicación como castigo o penitencia y concéntrate en el placer de cuidarte, de atender a tus necesidades y de tomar comida fresca y saludable. Piensa en lo bien que sienta vaciar un armario o un cajón atestado de cosas y disfrutar luego del espacio «vacío» que queda. Los mismo sucede en tu cuerpo cuando te libras de toda esa porquería.

La comida perjudicial que ingieres y las conductas y mensajes erosivos para la salud que repites de manera constante te pasarán factura si no reconoces que ha llegado el momento de cuidarte y de quererte lo suficiente para dejar atrás esas costumbres que tienen como combustible principal la adrenalina. Descubrirás entonces que tienes mucho más control sobre tu salud del que creías anteriormente. Las investigaciones del médico especializado en gerontología Michael F. Roizen demuestran que se pueden ampliar la calidad y la duración de la vida adoptando una actitud positiva ¡e incluso usando simplemente el hilo dental![7] Puede que algunos cambios parezcan difíciles de asumir cuando se intenta modificar costumbres arraigadas y encajar actividades novedosas en una agenda ya apretada, pero los beneficios pueden ser extraordinarios.

NO MÁS MOMENTOS SENILES

Todo el mundo quiere que la salud le dure tanto como la vida. Muchas mujeres no temen únicamente perder la salud, la resistencia o el atractivo físico. También temen la demencia, es decir, la degeneración física del cerebro. Da la impresión de que cada día hay más noticias preocupantes acerca del número de personas mayores que, pese a gozar de buen estado físico, se encuentran en proceso de degeneración cognitiva o han desarrollado Alzheimer. Lo que no resulta tan evidente es que podemos introducir numerosos cambios en nuestro estilo de vida a fin de proteger nuestra salud neuronal. Hoy en día hay un sinfín de investigaciones en marcha acerca de la demencia, pero ¿y si en lugar de esperar un tratamiento intentáramos llevar un estilo de vida que prevenga su desarrollo?

Eso que solemos denominar estrés (ya sea mental, físico, emocional o espiritual) genera sustancias químicas inflamatorias tanto en el cerebro como en el resto del cuerpo que conducen a un deterioro de la memoria. El estrés, al margen de que se deba a un exceso de azúcar en la dieta, a preocupación crónica o a falta de sueño, tiene como consecuencia la degeneración celular. Por suerte, tenemos la capacidad de revertir el proceso. Se puede leer acerca de cómo «gestionar» el estrés, pero leer sobre ello con intención de empezar a gestionar el estrés cualquier día de éstos no sirve de gran cosa. Se necesitan prácticas higiénicas diarias que fortalezcan el sistema inmune, reduzcan los niveles de cortisol y la inflamación, contribuyan a la salud del encéfalo, y te permitan encarnar el bienestar y el goce de vivir. Estas prácticas pueden incluir el ejercicio regular, levantarse de la silla con frecuencia a lo largo del día, disfrutar de una comida en compañía de buenos amigos, bailar, respirar a pleno pulmón, estirar la fascia (el tejido conjuntivo) mediante el yoga u otros ejercicios, calmar tus emociones y tu actividad mental a través de la meditación, tomar suplementos antioxidantes, etcétera. Hay muchas otras formas de reforzar la salud neuronal (sobre este tema volveremos más adelante).

Si te encuentras de pronto en medio de una habitación preguntándote dónde has puesto el móvil, por favor, no digas: «Estoy teniendo un momento senil». El deterioro cognitivo no es una parte normal del envejecimiento. Seguramente lo que estás experimentando sea una sobrecarga mental causada por un intento de conjugar demasiadas tareas y por la falta de sueño de calidad (también sobre este punto volveremos más adelante). Las palabras son muy poderosas. ¡No te convenzas a ti misma de que tu cerebro se está convirtiendo en papilla sólo porque tienes más de 40 años! Adopta una mentalidad sana e intemporal de manera que puedas programar a tus células para que ellas también estén sanas y el paso del tiempo no les afecte.

UNA MENTALIDAD INTEMPORAL

Los hábitos mentales desempeñan un papel esencial en nuestra salud y longevidad. El célebre Estudio Ohio sobre Jubilación y Envejecimiento (OLSAR), obra de la geriatra y epidemióloga Becca Levy, descubrió que las personas con percepciones positivas acerca del envejecimiento viven, de media, siete años y medio más que aquellas que carecen de dichas percepciones. De hecho, las percepciones de la gente respecto al hecho de envejecer ejercen una influencia mayor, tanto positiva como negativa, sobre la longevidad saludable que el hecho de tener el colesterol bajo, la tensión baja (lo que aumenta la esperanza de vida en cuatro años) o un índice de masa corporal (IMC) bajo. Condicionan la longevidad incluso más que el hecho de no fumar, que alarga la vida tres años.[8]

Dicho de otra manera, la creencia en los aspectos positivos del envejecimiento influye fuertemente en la biología y, por tanto, en la supervivencia. ¡Si esta información fuera un fármaco, sería inmoral no recetarlo! Otro estudio realizado con personas de entre 60 y 90 años tenía como fin determinar su «tiempo de basculación», es decir, el tiempo en que el pie permanece despegado del suelo cuando una persona está caminando. El tiempo de basculación mide el equilibrio y puede servir para indicar si una persona se está debilitando. Se pidió a los dos grupos que tomaron parte en el estudio que caminaran a fin de medir su tiempo de basculación como referencia básica. Después, los participantes en el estudio jugaron a un juego de ordenador sencillo, pero sin saberlo ellos el juego del primer grupo contenía mensajes subliminales positivos tales como «sabio», «astuto» o «capaz», mientras que el del segundo contenía mensajes subliminales negativos tales como «senil», «dependiente» y «enfermo». El tiempo de basculación del primer grupo aumentó. Este cambio pareció obedecer únicamente a las ideas inconscientes de los sujetos participantes en el estudio y al efecto inmediato de estas ideas sobre sus funciones corporales.[9]

¿Hasta qué punto nos condicionan nuestras actitudes hacia la vejez y el hecho de hacernos mayores? La profesora de Harvard Ellen Langer, en su libro ya clásico *Mindfulness, la conciencia plena* (Paidós, 2007), relata cómo llevo a cabo un famoso estudio en hombres de entre 70 y 80 años. Hizo que un grupo viviera como si estuviera en la década de 1950, cuando se encontraban en la flor de la vida: veían programas de televisión de esa época, contemplaban en las paredes fotografías de sí mismos tomadas en su juventud, leían revistas de ese periodo, etcétera. Un grupo de control vivía apartado de su rutina cotidiana, pero sin nada que les recordara cómo era la vida en su juventud. Antes de que comenzara el estudio se hicieron pruebas de audición, tensión sanguínea, vista y capacidad pulmonar a los participantes. También se tomó su fotografía. Pasadas dos semanas se repitieron las pruebas. Los hombres que acababan de vivir como en su época juvenil parecían, de media, diez años más jóvenes. Su oído, su vista, su función pulmonar y otras funciones y valores también habían mejorado drásticamente. Tenían una mayor sensación de bienestar. Y cuando abandonaron las instalaciones en las que habían estado viviendo, llevaron ellos mismos sus maletas, como esos hombres vigorosos y sanos que guardaban en su recuerdo y que todavía podían ser. El grupo de control no mostró cambio alguno.

He aquí otro ejemplo de investigación que confirma los beneficios de mantener una mentalidad intemporal. Un célebre estudio longitudinal de la Universidad de Minnesota, que dio comienzo en 1986 y continúa en la actualidad, tenía por objeto de estudio a monjas que ingresaron en la vida conventual poco después de cumplir la veintena, a fin de determinar qué distinguía a las mujeres que desarrollaban Alzheimer cumplidos los 80 de aquellas que a esa edad mantenían una función neuronal sana. Todas ellas habían redactado una exposición autobiográfica al ingresar en la vida monástica con poco más de 20 años. Sólo el 10 por ciento de aquellas cuyas redacciones estaban repletas de florituras lingüísticas, descripciones enérgicas y estructuras gramaticales complejas desarrollaron la enfermedad de Alzheimer. En cambio, la cifra se elevaba a un 80 por ciento en el caso de aquellas que escribieron redacciones anodinas. Este estudio sugiere que mantener una actitud vitalista y comprometida con nuestras experiencias, así como disfrutar de la propia creatividad, protege nuestra salud cerebral.[10] ¡Es fantástico que tengamos tanto control sobre nuestra salud y bienestar! Pero dicho estudio arrojó además un descubrimiento completamente inesperado: las autopsias demostraron que el cerebro de las monjas que disfrutaban de la vida y no mostraban signos de demencia tenía tantas placas como el de las monjas menos vitalistas cuya demencia se había manifestado de manera evidente antes de su muerte. Por favor, vuelve a leer esta última frase. Es la prueba de que una mente y un espíritu sanos pueden darse en un cuerpo imperfecto. *Ése* es el poder de una actitud intemporal.

BIOLOGÍA Y CREENCIAS

Lo más importante que necesitas saber acerca de tu salud es que la salud de tu cuerpo y sus órganos no existe al margen de tu bienestar emocional, tus pensamientos, tu idiosincrasia cultural y tu visión espiritual. *Tus ideas y creencias son el indicador más importante de tu estado de salud.* Se trata de una noticia excelente, porque las ideas y las creencias pueden controlarse de manera consciente y, cuando es necesario, someterse al poder sanador del espíritu (sobre esto hablaremos por extenso más adelante). Ésta es la parte de la salud de la que siempre prescinde la medicina occidental, pero puedo asegurarte que es ahí donde reside tu verdadero poder, sin excepciones. Tus creencias y pensamientos están imbricados en tu biología. Se convierten en tus células, tejidos y órganos. No hay suplemento vitamínico, dieta, medicina o régimen de ejercicios que pueda compararse con el poder de tus creencias y reflexiones. Es el primer sitio donde tienes que mirar cuando algo anda mal dentro de tu cuerpo.

Quisiera dejar muy claro este punto. Si tu cuerpo presenta repentinamente una crisis de salud, es muy probable que no seas consciente de a qué obedece esa crisis. Si hubieras sido consciente del problema o emoción que la han causado, no se habría manifestado físicamente porque ya te habrías encargado de abordarlo. Por favor, haz lo posible por no resistirte a esta afirmación. Ten el coraje de calar más hondo y preguntarte lo siguiente: «¿Qué está pasando en mi vida, en mis creencias y pensamientos, de lo que pueda sacar conclusiones para superar esta situación? ¿Cuál es la lección espiritual que se desprende de ella? ¿Cómo puedo crecer y madurar a partir de esto?»

Quienes practican la medicina ayurvédica y oriental tienen muy presentes las conexiones energéticas entre los distintos sistemas del cuerpo. Los médicos occidentales, en cambio, tienden a estudiar los sistemas por separado, aisladamente. De hecho, esta dicotomía cuerpo/mente está muy arraigada en nuestra sociedad. Es probable que ningún podólogo eche un vistazo a cómo apoyas el peso del cuerpo en los pies y te pregunte si tienes alguna emoción enquistada, algún problema agobiante que te produce tristeza, ira o dolor. Si lo hiciera, seguramente darías un respingo, te pondrías a la defensiva y te sentirías culpabilizada, bloqueando así el acceso a esa línea de análisis. Sin embargo, aun si tienes problemas en las manos que puedan atribuirse al hecho de no contar con un teclado ergonómico o a un accidente, ponerte en contacto con emociones enquistadas que pueden estar retenidas en los tejidos del brazo y la mano podría aliviar el dolor y permitir que esa parte de tu cuerpo se restablezca. Y recuerda que seguramente no sabrás qué enseñanzas puedes extraer de la experiencia hasta que el problema se haya resuelto.

Las enseñanzas espirituales más profundas que yo he extraído a lo largo de los años (las que de verdad me han procurado luz y, con el tiempo, placer de vivir) se han manifestado de diversas formas. Una vez tuve un enorme absceso mamario en la pared torácica que prácticamente licuó la mitad inferior de mi mama derecha y que requirió una intervención de urgencia. Aquello, que sucedió mientras intentaba amamantar a un bebé y trabajar 80 horas semanales, me enseñó una lección relativa al autocuidado y la autonutrición. En cierto momento de mi vida desarrollé en el útero un fibroma del tamaño de una pelota de fútbol que hubo que extirpar. Ello me hizo cobrar conciencia de que había estado desviando mi energía creativa hacia un trabajo sin perspectivas y una relación de pareja en punto muerto. En cierta ocasión tuve una infección rara en la córnea izquierda que me dejó casi ciega. Según la medicina tradicional china (MTC), el ojo se encuentra en el meridiano del hígado (un meridiano es un canal de energía a través del cual fluye la fuerza vital), y ése es el meridiano que se asocia con la ira. Desarrollé esa dolencia en un momento en el que estaba tratando de asimilar mi ira infantil relativa a mi madre. Esos recuerdos afloraron cuando empecé a escribir *Madres e hijas* (Urano, 2006), y el tratamiento médico al que me sometí en un hospital oftalmológico importante no dio resultado. La infección desapareció únicamente después de que empezara a tomar altas dosis de vitamina C o, como me gusta decir, vitamina *see*.* Estaba tan enfadada con mi madre por cosas sucedidas en mi infancia, que tenía enterradas muy adentro, que literalmente «no veía con claridad».

Dado que nuestros cuerpos están formados por sistemas interconectados que se equilibran entre sí, es absurdo centrarse en un problema u otro como si existieran en el vacío, disociados de las emociones, o buscar una cura o una intervención milagrosas. Nos han enseñado a preocuparnos por tal o cual enfermedad atendiendo a nuestra genética, pero este modo de pensar la salud, basado en una ciencia ya caduca, ha quedado obsoleto. Es crucial entender que ciertas emociones exaltadas tales como la compasión, el amor y el sentido del honor refuerzan nuestro sistema inmune y nuestra resistencia al hacernos más capaces de luchar contra virus y gérmenes. Pero la justa ira y el impulso de defenderse ante la injusticia también se asocian con la salud. Cuando cobras conciencia de tu

---

* El verbo *see* («ver») se pronuncia en inglés de forma muy parecida al nombre de la letra «ce». *(N. de la T.)*

poder para sentir tus emociones y cambiar tus pensamientos, tus creencias y, por último, tus actos, y basas sobre esa conciencia tu salud y tu bienestar general, descubres que puedes fortalecer tu salud y tus defensas experimentando emociones tales como la alegría, la euforia, la compasión, el placer y la ira justificada. Al mismo tiempo, puedes disminuir la inflamación celular que, como he dicho, se halla en la raíz de todas las enfermedades degenerativas crónicas como el cáncer, las dolencias cardiovasculares, la artritis o la diabetes. La vitalidad y el bienestar proceden, en primer término, de tu conexión con tu espíritu. El programa que incluye este libro puede servirte como plantilla para desarrollar tu vitalidad.

En la introducción expliqué el modelo de portales culturales formulado por el doctor Mario Martínez, es decir, las expectativas que tenemos interiorizadas acerca del contenido y significado de las distintas etapas de la vida. Pero los portales culturales pueden funcionar también en sentido positivo. Una paciente mía que fue a China me contó que su dolor de cadera, que ella asociaba con el envejecimiento, desapareció mientras estaba allí. Está convencida de que se debe a que en China se respeta tanto a los mayores que, mientras duró su estancia en el país, cambió su visión de sí misma y, por tanto, también su bioquímica. Y el doctor Martínez pone como ejemplo la comparación entre los sofocos menopáusicos en Perú y en Japón. En Perú, el término que designa los sofocos significa también «vergüenza», mientras que en Japón los sofocos y la menopausia se consideran señales de una segunda etapa de florecimiento en la que las mujeres acceden a una mayor sabiduría. La inflamación que acompaña a los sofocos es mayor en el caso de las mujeres peruanas que en el de las japonesas debido a esa connotación negativa. De la misma forma, en la lengua de la tribu africana !kung no existe una palabra específica para «sofoco», y el estatus de una mujer dentro de la tribu aumenta cuando entra en la menopausia. En Occidente, necesitamos recontextualizar la experiencia de la menopausia para empezar a verla como algo positivo y no como el comienzo de la decadencia.[11]

DIOSAS ALFA

Estamos en la era de la Diosa Alfa, la mujer perimenopáusica o posmenopáusica que ha alcanzado su plenitud. Los publicistas comienzan a darse cuenta de que las mujeres de 50 y 60 años se gastan dinero en sí mismas y en sus seres queridos sin pedir disculpas, sin complejos y sin vacilaciones. Las mujeres de más de 50 años fueron las primeras en adoptar el libro electrónico, cambiando así el panorama editorial, y continúan siendo el segmento de población que más libros compra. Saben lo que quieren, están abiertas a probar cosas nuevas, y su poder adquisitivo influye de manera determinante en la economía.[12] En un editorial reciente titulado «El verdadero negocio está en los mayores de 50», Robert Love, editor jefe de la revista *AARP*, escribía:

> La gente de más 50 años tenemos la fortaleza de cien millones de personas. Pronto controlaremos más del 70 por ciento de los ingresos disponibles de este país. Compramos dos tercios de los coches nuevos que se venden, la mitad de los ordenadores y un tercio de las entradas de cine. Gastamos 7.000 millones al año en compras *online*. Y, en cuanto a viajar, más del 80 por ciento de los ingresos del sector turístico proceden de nuestras tarjetas de crédito. Sumen todo eso, y verán que los adultos estadounidenses con más de 50 años formamos la tercera economía más potente del mundo, sólo por detrás del producto interior bruto de Estados Unidos y China.[13]

Las mujeres que cuentan con menos medios económicos no necesariamente se gastan el dinero en una tableta o en un perfume de marca, pero tampoco vacilan a la hora de invertir en cuidarse. El cuidado y el desarrollo personales se vuelven prioritarios cuando una mujer entra en su segunda primavera. En las ferias del sector del *wellness*, multitud de mujeres se interesan por las muchas maneras en que pueden incrementar su sentido del bienestar. Se dan masajes y se someten a acupuntura y se convierten en masajistas o acupuntoras. Van con sus amigas al centro de meditación los domingos por la mañana, o a un apartamento de una zona turística a pasar el fin de semana charlando, haciendo senderismo y catando vinos. Las diosas alfa están encontrando sus tribus. Saben que, aunque no tengan nada en común con las mujeres con las que se ven cada día en la piscina municipal, pueden sencillamente disfrutar teniendo a alguien con quien charlar en los vestuarios, y que fuera pueden ampliar su tribu de amigas quedando con otras personas de mil maneras distintas. Como afirma una vieja canción de campamento, las diosas alfa saben cómo «hacer nuevos amigos conservando a los viejos», pero sólo se aferran a sus amistades más antiguas si éstas son estimulantes, en lugar de agotadoras. Las diosas alfa son diosas intemporales.

Y sienten que «este tiempo es el mío». Se dan cuenta de que necesitan darse al mundo sin sofocar sus propias necesidades, y expresarse sin temor a herir los sentimientos ajenos. Sienten la llamada de sus deseos y pasiones. Conocen su propia fortaleza porque han padecido pérdidas importantes y las han superado. El miedo a no poder valerse por sí solas desapareció junto con su primer marido o con el primer trabajo del que las despidieron. Conocen sus flaquezas y han hecho las paces con ellas, han encontrado modos de sortear su TDAH, su impaciencia, su timidez, su desdén por la cháchara intrascendente o por aquellas cosas que, siendo jovencitas, les dijeron que impedirían que cayeran bien a los demás, que fueran aceptadas o que pescaran a un hombre. Como decía una mujer: «He descubierto que hasta las más cascarrabias echan un polvo».

Algunas diosas alfa se enfrentan a graves problemas económicos que deben solventar, pero se sienten más optimistas que nunca respecto a su capacidad para valerse por sí solas. Puede que vean a su alrededor mujeres con más seguridad económica y que se den cuenta de que, aunque sería estupendo tener pagada la hipoteca, el coche y un fondo de pensiones, ahora son más independientes, más listas y capaces que nunca. Crear lo que quieren y necesitan ya no les parece un sueño inalcanzable. Están asumiendo su propio poder y cobrando conciencia de que, para sentirse bien consigo mismas y con sus vidas, no necesitan conseguir el éxito según la definición que de él dan otras personas. Con frecuencia descubren que las oportunidades que dejaron pasar y las pérdidas que en su momento les parecieron enormes no son tan de lamentar vistas en retrospectiva. El novio que las engañaba se marchó con una mujer más joven que ahora tiene que recordarle que se controle el nivel de azúcar y aguantar su mal humor y sus exigencias de atención. Nuestra segunda primavera trae consigo una revisión del pasado... y del presente y el futuro.

Las diosas alfa son capaces de relativizar las cosas, ya sea un coche que les han robado o declarado siniestro total, o un encuentro con esa persona, presente en todos los trabajos y en todas las familias, que siempre tiene que crear conflictos para llamar la atención. Las cosas que antes las impulsaban a levantar el teléfono y desahogarse con sus amigas o a escribir frenéticamente en su diario ya no las perturban. Su actitud es «Ah, vaya, así es la vida» o «Esto también pasará», o mi favorita, un viejo refrán polaco: «Ése no es mi circo, ni ésos son mis monos». Hace muchos años perdí a mi hermana en un accidente. Desde entonces, cuando llama alguien para darme una mala noticia, siempre reacciono igual: «Oye, no se ha muerto nadie de la familia. Así que no es para tanto». Cuando hemos superado los 50, tenemos suficiente experiencia vital para distinguir al instante lo que es importante de lo que no.

Con el paso de los años vamos desarrollando un detector de tonterías sumamente fino. Nos damos cuenta de que algunas personas no son sinceras consigo mismas sobre la responsabilidad que tienen en la creación de sus propios problemas. Si nos presionan para que las rescatemos o intentan hacernos sentir culpables por no cambiar de planes según convenga a su última crisis, nos resulta más fácil que nunca no ceder a su chantaje emocional. Las diosas alfa saben que «No» es una oración completa. Y eso es muy liberador.

Lo veo mucho en mujeres con madres o padres ancianos que les imponen exigencias absolutamente desmedidas. Es la época en la que aprendes que ser una buena hija no significa dejar que tus padres te agoten. Ellos te trajeron al mundo y cuidaron de ti, pero no es necesario, ni sano para ti ni para ellos, que tu vida gire en torno a sus necesidades. A menudo, lo que de verdad quieren los padres ancianos es sentirse útiles e independientes. Cuando les dices que no y les pides que te echen una mano en algún sentido, por pequeño que sea, devuelves el equilibrio a vuestra relación. Es un regalo darse cuenta de que, en realidad, tu viaje discurre por un camino distinto al de tus padres. Vuestras trayectorias se cruzan, pero no puedes hacerte responsable de sus vidas. Lo mismo puede aplicarse a tus hijos adultos.

Las diosas alfa reconocen su valor dentro de la «tribu». A pesar de que nuestra cultura tiende menos a la discriminación por edad que hace una o dos generaciones, el viejo mensaje de que el valor de una mujer disminuye cuando entra en la menopausia porque deja de ser físicamente fértil sigue teniendo un enorme poder. Ese mensaje, repetido machaconamente a lo largo de nuestras vidas, hunde sus raíces en la creencia de que la mujer es como un recipiente vacío diseñado exclusivamente para incubar y nutrir a la generación siguiente. ¿De qué servimos cuando ya no servimos para eso? La mayoría de nosotras no cree que dejemos de tener valor cuando se secan nuestros ovarios, pero muchas hemos interiorizado el mensaje de que nuestra valía radica en lo que somos capaces de producir para los demás. De ahí que empecemos a sentirnos culpables por no invertir más tiempo, más energía y más dinero en nuestros hijos adultos, a los que les cuesta llegar a fin de mes, o en nuestros hijos adolescentes, que tienen dificultades para navegar por ese proceloso mar de emociones que es el instituto. Si los problemas de los demás siguen encaramándose a lo más alto de nuestra lista de cosas que hacer, es porque nos empeñamos en demostrar nuestra valía ante nosotras mismas y ante los otros. Sin el equilibrio que se deriva del descanso y del hecho de recibir ayuda de los otros, acabamos por quemarnos. No hay mejor forma de agotar tu energía vital que intentar demostrarle a todo el mundo que eres una buena madre, una buena vecina, una buena hija, y así sucesivamente. Como dice Tosha Silver, la autora de *Outrageous Openness: Letting the Divine Take de Lead* [Escandalosa apertura: dejarse guiar por lo Divino]:

> Acéptate a ti misma absoluta e incondicionalmente. Es uno de los actos más radicales que puedes llevar a cabo en una cultura desquiciada que se beneficia del rechazo que sientes por ti misma.[14]

Cuando entramos en nuestros años intemporales, al fin podemos liberarnos de la necesidad de probarnos ante los demás. Echamos la vista atrás y vemos que no lo hemos hecho tan mal a fin de cuentas. Puede que tengamos algún remordimiento, o puede que hayamos decepcionado a algunas personas, pero eso es parte intrínseca de nuestra humanidad. Ha llegado el momento de centrarnos más en nosotras, en lugar de preocuparnos constantemente por los demás. Según la medicina china y la antigua medicina ayurvédica, a los 60 años las mujeres acaban su vida como sostenedoras del hogar y comienzan a desarrollar su alma. Nuestra fertilidad deja de consistir en tener hijos y empieza a consistir en lo que creamos para nosotras que nos beneficia y beneficia, al mismo tiempo, a quienes nos rodean.

DIOSAS CREATIVAS

Esta nueva forma de creación equivale a ver nuevas posibilidades a cada paso. Las diosas intemporales no sufren de hastío vital. Saben que siempre hay cosas nuevas que aprender y que descubrir, nuevas relaciones en las que embarcarse. Afrontan la vida con entusiasmo y dan rienda suelta a su curiosidad y su espíritu juguetón. Una amiga mía se fue de crucero a una isla tropical en la que había una laguna de color turquesa y, según lo describió ella misma, se sintió prácticamente «borracha de alegría». Subió ilusionada a bordo de un barco que iba a llevar al grupo de turistas a hacer submarinismo a un arrecife de coral. En cambio, dos mujeres que había a su lado, ambas veinte años más jóvenes que ella como mínimo, no pararon de quejarse del ruido que hacía el motor del barco, de lo fuerte que era el viento, y de lo difícil que iba a ser manejarse entre el oleaje cuando saltaran al agua. ¡Eh, oye, que estás en una espejeante laguna tropical, codeándote con los peces! Si ni de eso puedes disfrutar, necesitas volver a conectar con tu espíritu y con los placeres terrenales, para poder tomar parte en el proceso creativo de la propia tierra.

La intemporalidad es una cuestión de vitalidad, la fuerza creativa que alumbra una nueva vida: lo divino femenino que hace que todo suceda. Si entre el enlosado de un patio afloran briznas de hierbas, aunque debajo de las baldosas haya medio metro de grava, es porque la naturaleza, en el acto de crear, se empeña a toda costa en abrirse paso, en salir adelante, en crecer, en avanzar. La vitalidad es nuestro estado natural. La receta antienvejecimiento no es tomar tal o cual suplemento vitamínico, tal o cual pastilla, ni cumplir este protocolo o el de más allá. Lo que te restituye el sentimiento de juventud y la energía rebosante es llevar una vida intemporal.

Soy muy partidaria del ejercicio y de la dieta sana, pero no conseguirás volverte intemporal obligándote a ir a un gimnasio mal iluminado, en un sótano, y poniéndote a sudar en una bicicleta elíptica mientras miras fijamente una pared de cemento o un canal de noticias 24 horas deprimente, ni evitando todos los alimentos que te chiflan. No «luches» contra el envejecimiento cuando puedes bailar con la vida, mover tu cuerpo con alegría. Tampoco lo conseguirás con la combinación perfecta de pesas, ejercicios aeróbicos de baja intensidad y entrenamiento a intervalos. Si tienes pasión por perfeccionar constantemente tu rutina de ejercicio, por exigirte siempre un poco más, adelante, hazlo, no lo dudes, pero no creas que por ello has encontrado la fórmula mágica. La verdadera fuente de la juventud es la fuente de la felicidad, el bienestar y el vínculo con lo que Tosha Silver llama «Divino Amado» (o Dios, y puedes llamarlo como te apetezca: Dios, Diosa, Fuente, Poder Superior, Universo, Todo lo que Hay, o cualquier otro nombre que te llegue al corazón y al espíritu). La receta antienvejecimiento es amar la vida, probar cosas nuevas y paladear las experiencias. El gozo procede de sentirse conectada con la fuerza vital.

Puede que tu piel no tenga ese brillo de los 20 años, pero si te ves a ti misma como una manifestación de lo Divino, como un ser a través del cual obra el Divino Amado, puedes resplandecer de vitalidad. Quizá para ti la intemporalidad equivalga a haber encontrado por fin el valor necesario para dejar de teñirte el pelo y esconder tus canas o, al contrario, empezar a teñírtelo porque así te sientes mejor y te da igual lo que piensen los demás de tu decisión. Eres tú quien tiene que decidir qué te hace sentir intemporal y cómo quieres expresarte. Si tu hija te dice: «Ay, mamá, eres demasiado mayor para ponerte eso», dile: «¡No, de eso nada!» Aprende a plantar cara y a desafiar a los censores culturales de tu alegría y tu libertad, especialmente en el seno de tu propia familia. Tenemos que enseñar a nuestras hijas a ser también intemporales. Deben rechazar la idea de que su valía comienza a declinar a cierta edad, y eres tú quien debe empezar por dar ejemplo.

En lo relativo a la salud física y a la vitalidad, se puede dar marcha atrás al reloj manteniendo una actitud abierta hacia lo novedoso, pero sin tener miedo a aferrarse a lo antiguo si todavía te funciona. Si eres una mujer analógica en una era digital y te niegas a aprender cómo manejar un nuevo dispositivo tecnológico, disfruta del hecho de que, como has vivido ya bastantes años, puedes confiar en tu criterio acerca de si necesitas o no adquirir esa habilidad. Si te apetece probar algo nuevo, pruébalo simplemente porque quieres, no porque temas quedarte rezagada. Por una parte, escuchar nuevos grupos musicales e intérpretes actuales te ayudará a mantenerte intemporal, del mismo modo que pasar tiempo junto a personas veinte, treinta y hasta cuarenta años más jóvenes que tú te ayudará a mantenerte conectada con la actualidad. Descubrirás, además, que el interés por cosas como el arte y la música es absolutamente intemporal. Conozco a veinteañeros que adoran la música de Jimi Hendrix y Bruce Springsteen y a los que les encantan los discos de vinilo. En mi grupo de tango hay gente de entre 25 y 75 años. La edad es lo de menos. Ser intemporal significa que basas tus decisiones no en el miedo a hacer el ridículo, sino en el deseo de sentirte cómoda en tu piel y en un profundo interés por el mundo que te rodea.

LA SAGRADA ENERGÍA FEMENINA

La energía del aceptar y el recibir equilibra la energía del hacer y el actuar por la que nos dejamos arrastrar con excesiva facilidad. Una crisis o una llamada perentoria al cambio puede hacer que nos demos cuenta de que no podemos seguir consumiendo toda nuestra energía vital sin reponerla, haciendo siempre sin recibir casi nunca. Yo a esto lo llamo «donar médula espinal». Y eso es, en realidad, en un sentido energético.

No somos sólo las mujeres las que estamos en transición. En todo el planeta la gente es consciente de que la vida está cambiando. Astrológicamente estamos viviendo lo que se conoce como un «cambio de era», cuando el planeta Tierra regresa a la undécima casilla del zodiaco. Se trata de un momento en el que lo femenino se eleva en pie de igualdad con lo masculino, tanto en nuestro interior como entre hombres y mujeres. Aun cuando no te interese la astrología, seguro que puedes darte cuenta de que la humanidad está experimentando un cambio inmenso y volviendo la espalda a ideas y percepciones ya caducas. Las nuevas tecnologías, y especialmente las tecnologías de la comunicación, han influido enormemente en cómo nos percibimos los unos a los otros y nos han ayudado a vernos como parte de un todo mayor. Se nos rompe el corazón viendo en Internet un vídeo de algo que ha pasado al otro lado del mundo, o nos conmueve hasta las lágrimas el triunfo de un niño al que su padre grabó con su *smartphone* y que aparece en la pantalla del nuestro mientras esperamos en el aeropuerto. Todos percibimos ese hecho irrefutable que tan bellamente ha documentado mi amigo el doctor Larry Dossey en su libro *One Mind: How Our Individual Mind Is Part of a Greater Consciousness and Why It Matters* [Una sola mente: por qué nuestra mente individual forma parte de una conciencia mayor y su importancia]. Estamos verdaderamente conectados con todo y con todos, y a no ser que pensemos seriamente en cómo colaborar con mayor eficacia, los problemas que parecen estar «allí» terminarán por aparecer «aquí» en cualquier momento, si es que no lo han hecho ya. Hoy en día el mundo necesita creatividad a montones si queremos resolver nuestros problemas, y ansía la sabiduría de las mujeres maduras que son dueñas de su propio ser divino.

Estamos entrando en una nueva era de experiencia y restituyendo la sagrada energía femenina, también conocida como *yin* o principio femenino, que ocupó un lugar central en la vida y las creencias de la humanidad durante gran parte de la prehistoria. Lo sagrado femenino condicionó los rituales, las ceremonias, las religiones, los mitos, las leyendas y el arte de las civilizaciones antiguas de todo el mundo durante miles y miles de años, mucho más tiempo que la era, relativamente nueva, de la historia «escrita», que es un mero y fugaz destello en la pantalla. Y según numerosos antropólogos, lo sagrado femenino se veneró en la forma de Gran Diosa o Madre Tierra.[15] Pues bien, ¡es hora de recuperar a Mamá!

Si ese principio femenino perdido te suena a algo muy alejado de tu vida, piensa en los lemas que desde hace algún tiempo oyes continuamente a tu alrededor. Los líderes empresariales afirman que necesitamos trabajadores creativos y con habilidades sociales (léase, que sean intuitivos y capaces de trabajar en equipo y comunicarse con facilidad). Los líderes políticos abogan por poner fin a las disputas partidistas y trabajar todos juntos. Hombres y mujeres se cuestionan la búsqueda incesante de recompensas económicas a toda costa y el sacrificio de tiempo que podrían pasar en tareas solidarias o desarrollando relaciones con otros, incluidos sus propios hijos. La energía femenina supone hacer caso de los mensajes de nuestras emociones y dedicar tiempo al cuidado de nuestros cuerpos físicos y de la tierra misma. Supone escuchar e integrar nuevas ideas y tener en cuenta lo que sienten los demás, y luego ponerlo todo junto para comprender mejor cómo interactuar con el otro de un modo que beneficie a ambas partes. Es lo que hacen automáticamente las buenas madres. Así es como puede obrar en el mundo, del que todos formamos parte, la sagrada energía femenina perdida desde antiguo. Ya hemos probado la guerra y el conflicto, y la alienación de nuestros cuerpos, nuestras emociones, nuestro dolor y nuestras necesidades. ¿Y si ahora probamos otra cosa?

Lo divino femenino también es parte integrante de la vida de los hombres, pese a que con frecuencia se asocie con las mujeres y con nuestra forma de percibir, pensar o comportarnos por contraposición a la del otro sexo. Los hombres tienen un sentir muy profundo, y la mayoría están programados para servir y proteger a quienes aman. Si se mira el símbolo del Tao, que representa el equilibrio entre los principios femenino y masculino, se descubre que en lo masculino hay una parte de energía femenina, y al contrario. Este equilibrio tiene su reflejo en nuestras hormonas: tanto hombres como mujeres tenemos testosterona, la hormona masculina, así como estrógenos y progesterona, las hormonas femeninas. Necesitamos ese equilibrio en nuestras sociedades. Las mujeres han de colaborar con los hombres para crear nueva vida y juntos tenemos que inventar nuevas formas de relacionarnos y cooperar.

Los valores femeninos que fomentan la vida y la cooperación deben equilibrar los valores del patriarcado, o de lo que la estudiosa Riane Eisler, autora de *El cáliz y la espada* (Martínez de Murguía, 1996), denomina «cultura del dominador». Tenemos que aprender a reconectar con lo divino femenino y ser como la luna, que crece y mengua. Nuestros cuerpos están ligados a ese orbe bello y misterioso al que veneraban los antiguos. Creemos, sin embargo, que si queremos ser buenas personas y aportar algo de valor a la sociedad, el sol no puede ponerse nunca en nuestra generosidad y nuestro esfuerzo. Que tenemos que estar constantemente al pie del cañón. Durante miles de años, se ha esperado de nosotros que produzcamos más y más, a cualquier precio, esforzándonos sin descanso. En lugar de cooperar, de colaborar, de crear, los seres humanos hemos estado compitiendo. Ahora que la población humana ha superado los 7.000 millones de personas, vamos a tener que idear formas de compartir los recursos del planeta y de convivir de manera sana y armoniosa para avanzar hacia el futuro.

Hoy en día, es el progreso implacable e irreflexivo y la competición sin colaboración lo que está «anticuado». Nutrirnos de adrenalina, de azúcar, de cafeína ha dejado de ser sostenible. Tampoco funciona ya nutrirnos con pensamientos como «Más vale que me apodere de ello antes de que se lo quede otro» o «Más vale que intente combatir el envejecimiento o alguna persona más joven me tomará la delantera y conseguirá ese puesto, o se quedará con todas las parejas sexuales o sentimentales interesantes». Tenemos que saber cuándo descansar, cuándo recargar energías, y comenzar a visualizar lo que queremos crear a partir de ahora, juntos.

Si tu fuerza vital se está agotando porque intentas constantemente complacer a los demás, o porque engulles comida rápida, o porque no nutres tu alma, va siendo hora de que abandones ese camino tan estresante que conduce al agotamiento y a la enfermedad degenerativa. Ejercita tu poder divino para renovarte y rejuvenecer mediante prácticas cotidianas placenteras y deleitables que son esenciales para el bienestar mental, emocional y físico. Olvídate del concepto de salud como ausencia de enfermedad (como alivio temporal del malestar provocado por el declive físico) y considérala la expresión natural de tu divinidad intrínseca. La fuerza divina es tierna y gozosa. Tiene el poder de reparar, de restaurar y fortalecer tu cuerpo. Sólo podemos acceder a ella, sin embargo, si nos permitimos a nosotras mismas experimentar lo que durante miles de años se nos ha negado a las mujeres: el placer libre de culpa, el amor propio, la alegría.

2

LAS DIOSAS CONOCEN EL PODER DEL PLACER

Nada puede curar el alma si no son los sentidos,
igual que nada puede curar los sentidos si no es el alma.

OSCAR WILDE, *EL RETRATO DE DORIAN GRAY*

La compenetración con mi pareja de tango fue deliciosa. Estábamos abrazados, yo tenía los ojos cerrados y él me sujetaba con firmeza contra su pecho mientras nos movíamos juntos al son de la música. El tango argentino es un baile terrenal que funde las energías masculina y femenina en una meditación en movimiento en la que ambas partes se desplazan al unísono. Este baile, que se basa por completo en la improvisación, brinda al hombre y a la mujer la oportunidad de dar y recibir un placer exquisito.

Aunque no lo pensara de manera consciente, sabía que mi cuerpo y mi cerebro estaban inundados de sustancias químicas naturales, generadoras de un sentimiento de euforia. Me encontraba en un entorno absolutamente seguro, disfrutando del vínculo que me unía a los hombres que me servían de pareja durante esa noche, en la academia de baile. Con el corazón abierto de par en par, experimenté conscientemente una potente embriaguez que más adelante sería capaz de re-crear una y otra vez. Era consciente de lo maravillosamente que le estaba sentando aquello a mi cuerpo.

Cuando terminó la velada, miré por la ventana la calle Congress de Portland, Maine, y vi la nube neblinosa que envolvía las farolas y oí el suave chapaleo de las ruedas de los coches en la calle mojada por la lluvia. Sentí una especie de hormigueo que tardó horas en disiparse, una levedad, un fulgor que no dejarían ningún poso negativo en mí. No engordaría, no me subiría la tensión, no me sentiría culpable ni me aburriría como resultado de aquel capricho delicioso. Más bien al contrario: el tango tiene (es un hecho documentado) multitud de beneficios para la salud. Acababa de descubrir un placer sostenible al que podía entregarme con deleite una y otra vez el resto de mi vida, un placer que contribuiría a mi salud y mi bienestar.

En principio me sentí atraída por el tango argentino porque siempre había querido practicar los bailes de salón, y cuando vi por primera vez bailar el tango, mirando por la ventana de una academia de baile una noche de enero en que nevaba, todas las células de mi cuerpo gritaron «¡sí!» Era profundamente erótico y sensual. Poco sospechaba yo entonces que aquel baile apasionado sería también un medio de conectar mi alma y mi cuerpo de una manera gozosa y reconcentrada. Tardé varios años en aprender a relajarme, a dejarme llevar por la sensación de que un hombre me sostuviera, y al mismo tiempo experimentar con plena conciencia mi propio placer. Aprender ese baile, que se parece más a un arte marcial reflexivo y deliberado que a otra cosa, fue una de las empresas más difíciles, pero también más gratificantes, que me he propuesto nunca. Años después, mi hija Annie, que acababa de instalarse en casa para pasar un año sabático, me dijo: «Mamá, no quiero fastidiarte la diversión, pero después de oírte hablar de lo alucinante que es el tango, y como yo también lo he probado, ¿te importa que yo también vaya?» Así es: mi hija adulta, una sofisticada neoyorquina, quería probar un trocito de mi vida de cincuentona.

Normalmente, cuando oímos la palabra «placer», pensamos en el sexo, pero el placer sexual es una experiencia que involucra a todo el cuerpo y a todos los sentidos. Todo placer es de naturaleza sensual cuando permitimos que nuestro cuerpo se mueva con la energía creativa del universo. La vida misma se transmite sexualmente. Sumergirnos en un estado de vitalidad, ya sea a través de una disciplina como el tango o de cualquier otra actividad que nos haga salir de nuestras cabezas y regresar a nuestros cuerpos, nos permite sentir el milagro de nuestro ser físico. Y, por añadidura, nos ofrece la posibilidad de participar en el alumbramiento de un nuevo mundo al rejuvenecer nuestras células y nuestro espíritu.

No es mi intención denostar el hecho de cuidar y atender a los demás y de contribuir a la salud del mundo, ni el gozo que sentimos al darnos a los demás. Yo misma he experimentado la satisfacción embriagadora que produce atender a alguien en urgencias o durante un parto difícil. Lo que quiero recalcar es la reivindicación del poder del placer, que procede de la fuerza divina del universo. El placer es un don divino. Debería ser una disciplina que practicáramos con regularidad para que la felicidad y la alegría se instalen en nuestro cuerpo y nuestra vida. El placer sostenible es la fórmula definitiva para disfrutar de buena salud.

Todas las diosas del placer están asociadas con la sensualidad, con la vivencia consciente de la experiencia física, sin disociarnos de nuestro cuerpo o nuestro entorno. Proponte encarnar la energía de la diosa y disfrutar del placer, de las sensaciones y alegrías de esa nueva plenitud interior. Abraza tu naturaleza terrenal, sensual y gozosa y deja de volcar todas tus energías en otros. No es ninguna frivolidad. Puede salvarte la vida. A Audre Lorde, la poeta laureada del estado de Nueva York ya fallecida, le diagnosticaron un cáncer de mama con metástasis en el hígado y le dieron seis meses de vida. Siguió viviendo y floreciendo ocho años más. «Me vi obligada a examinar, tanto en mis sueños como en mis pruebas inmunológicas, los efectos devastadores de la extenuación. La extenuación es no dar más de sí. Cuidarse no es un capricho, es preservación del propio yo, y constituye un acto de lucha política», escribió.[1] Hace unos años llevé un paso más allá las enseñanzas de Audre Lorde sobre los beneficios para la salud del cuidado del propio yo. Me invitaron a dar clase en el Programa de Maestría en Artes Femeninas de la escuela Mama Gena de Nueva York. Intuí entonces que lo que estaban aprendiendo y practicando aquellas mujeres (la búsqueda deliberada del placer) sin duda debía estar teniendo un efecto muy positivo sobre su salud. Para probar mi hipótesis, pedí a las que habían experimentado mejoría en su salud que se acercaran al micrófono para hablarnos de su vivencia. Me quedé atónita cuando, una tras otra, nos contaron cómo habían remitido o incluso desaparecido enfermedades y dolencias que iban desde la artritis a los quistes ováricos pasando por lesiones malignas de papiloma y hasta cáncer de intestino, todo lo cual había sucedido después de que esas mujeres optaran por experimentar plenamente el placer, sin pedir disculpas. El placer es, en efecto, una medicina muy poderosa. Sabemos que es así porque nuestros cuerpos están diseñados para repararse y renovarse óptimamente cuando somos felices. Ser intemporal es conocer el tremendo poder del placer para mejorar nuestras vidas y las vidas de quienes nos rodean. Como dice el refrán: «Si mamá no está contenta, nadie está contento». Y cuando las mujeres optan por el placer, el placer fluye en abundancia para todos.

REIVINDICAR EL PLACER

Muchas de nosotras hemos aprendido a la perfección a adaptar nuestros cuerpos a nuestras necesidades mentales. Todo nuestro sistema educativo se basa en ese principio. En nuestros días escolares, aprendimos a estarnos quietecitas en nuestras sillas, a ir al baño sólo durante los descansos y a prestar al maestro toda nuestra atención. La disciplina (es decir, el entrenamiento a través de la práctica para desarrollar un hábito) nos mantiene centradas en hacer lo que creemos que debemos hacer. Pero no estamos diseñadas únicamente para pensar en cosas y emprender acciones que redunden en la supervivencia cotidiana, ni para complacer a los demás. Ni estamos diseñadas para estarnos quietecitas en una silla durante horas, mirando una pantalla. Nuestro cerebro está pertrechado de tal modo que nos permite conectar con la fuerza vital y experimentar en carne propia el placer rejuvenecedor. Hemos olvidado la importancia del placer y debemos acordarnos de experimentarlo con regularidad, como parte de la vida cotidiana.

Hace no mucho tiempo, la neuroanatomista Jill Bolte Taylor dio una conferencia cuyo vídeo se hizo viral y posteriormente escribió un libro en el que hablaba de la experiencia desorientadora pero deliciosa de tener un «derrame de lucidez» que colapsó su cerebro racional y pensante y le permitió sentir el asombro, el misterio y la euforia del hemisferio derecho activado. Hemos aprendido a acallar la actividad del lado derecho de nuestro cerebro. Ello ha reducido nuestra capacidad para relajarnos y disfrutar del placer y de la pura alegría de estar vivos y de participar de la constante creación de belleza que es nuestra verdadera naturaleza.

En su libro *Morir para ser yo* (Gaia Ediciones, 2014), Anita Moorjani explica que tras su experiencia cercana a la muerte (en la que literalmente la declararon muerta de cáncer terminal) comprendió que estamos aquí para disfrutar de la vida. El ascetismo, la frugalidad, la negación del propio yo y la ignorancia de los deseos del cuerpo no deberían ser nuestras metas. Siddhartha, un rico príncipe que se convirtió en Buda, llegó a la misma conclusión después de probar el ascetismo y de subsistir apenas con un grano de arroz al día. Renunciar a sus riquezas no lo condujo a la iluminación. Sentarse sobre la tierra, bajo un árbol, sí. Considéralo una metáfora de la reconexión con la Madre Tierra y su energía nutricia.

Mientras seamos seres vivos en este planeta, deberíamos disfrutar de los sencillos placeres de sentirnos presentes en nuestro cuerpo y conectadas con los demás y con la tierra. Nuestro organismo está diseñado para florecer y repararse a través del gozo terrenal de existir en un cuerpo.

LA BIOQUÍMICA DEL PLACER

Nuestras células cerebrales, nuestra sangre, nuestros vasos sanguíneos y nuestros pulmones producen una molécula indicadora, o gas, llamada óxido nítrico, o NO en sus siglas inglesas (no confundir con el óxido nitroso que emplean los dentistas, más conocido como «gas de la risa»). La producción de óxido nítrico la desencadenan la risa, el orgasmo y otras vivencias placenteras, así como la ingestión de frutas y verduras con elevado contenido en antioxidantes, la meditación y el ejercicio (el óxido nítrico se manifiesta, por ejemplo, en la sensación de «euforia del corredor»). El óxido nítrico relaja las paredes de los vasos sanguíneos, lo que permite que éstos se ensanchen y que fluya más sangre por ellos. De hecho, la Viagra funciona sirviéndose de este proceso natural: desencadena la liberación de óxido nítrico y el flujo de sangre extra al pene da como resultado la erección. De manera parecida, la nitroglicerina puede impedir un ataque al corazón porque también libera óxido nítrico, que ensancha los vasos sanguíneos y alivia su constricción.

La sensación que produce la liberación de óxido nítrico sólo dura unos segundos, pero son unos segundos maravillosos. Genera, como una reacción en cadena, la liberación de otras sustancias euforizantes. Se experimenta un cambio de energía, una relajación exquisita. Tras su liberación en el organismo, el óxido nítrico se alía con los anticoagulantes para impedir apoplejías, ordena a los glóbulos blancos que combatan infecciones y destruyan tumores, equilibra los niveles de neurotransmisores y reduce la inflamación celular. Cuanto más a menudo cree y libere óxido nítrico tu cuerpo, más flexibles, blandos y anchos serán tus vasos sanguíneos porque estarán acostumbrados a relajarse, y mejor será tu circulación. Decir sí al NO ayuda a tu cuerpo a funcionar mejor y previene enfermedades y dolencias graves.

Me parece útil pensar en el óxido nítrico como en la manifestación física de la fuerza vital (llamada también *chi* o *prana*) que anima nuestros cuerpos. Un estudio de la Universidad de Stanford hecho sobre erizos de mar demuestra que se libera óxido nítrico cuando el óvulo y el esperma se encuentran en el momento culminante de la creatividad. Al otro lado del espectro vital, la luz blanca brillante que la gente que ha sobrevivido a una experiencia cercana a la muerte cuenta haber visto en el momento del fallecimiento puede ser el resultado de un estallido de óxido nítrico. Y el óxido nítrico administrado a bebés prematuros consigue poner en funcionamiento sus pulmones, puesto que el tejido pulmonar es de índole eréctil. El óxido nítrico es como el aliento mismo de la vida. Incluso es lo que hace brillar a una luciérnaga.

El investigador Herbert Benson describe el óxido nítrico como un elemento crucial en lo que denomina «culmen» del flujo extático y explica que permite que se efectúen nuevas conexiones neuronales en el cerebro. Las conexiones neuronales son los conductos por los que viaja la información. Es posible que esos cambios cerebrales den como resultado nuevos hábitos mentales. Como afirma Benson, el óxido nítrico es:

> … un mecanismo biológico que de alguna manera abarca la dinámica de las creencias humanas, el proceso creativo, la esencia del desenvolvimiento físico y mental, y hasta la experiencia espiritual.[2]

La ira, el miedo y la pena reducen el óxido nítrico. Si el recubrimiento endotelial de tus vasos sanguíneos está dañado por moléculas radicales libres creadas por el estrés y las toxinas físicas, tu cuerpo no puede liberar suficiente óxido nítrico para reducir la actividad de los radicales libres y el deterioro de los tejidos. El mecanismo del óxido nítrico es un bucle de retroalimentación positiva: si generas más, facilitas a tu cuerpo el que siga generándolo. El placer conduce a más placer. La vida se renueva. En cambio, la ira, el miedo y la pena agotan la vida.

Para ser una diosa sana e intemporal, debes aprender a cultivar tu capacidad de experimentar emociones tales como la alegría y la compasión, liberarte de la pena y el resentimiento y permitirte sentir justa ira cuando es necesario. Por ejemplo, si ves a alguien haciendo daño a un animal o a un niño y defiendes al débil, estás contribuyendo a mejorar tu salud y tu bienestar (siempre y cuando no corras peligro físico al enfrentarte al agresor). Lo más perjudicial que puedes hacer es aferrarte a emociones destructivas.

La bioquímica del placer puede contrarrestar la bioquímica del envejecimiento. El óxido nítrico es el superneurotransmisor que aumenta y equilibra los niveles de todos los demás neurotransmisores: endorfinas, dopamina, serotonina, oxitocina (un neurotransmisor del apego que se libera cuando das de mamar, cuando tienes un orgasmo o incluso cuando disfrutas de la compañía de otras personas) y dimetiltriptamina (DMT), una sustancia que se genera en la glándula pineal del cerebro y que posiblemente condiciona la capacidad de soñar.[3] Aunque tendemos a pensar que los neurotransmisores sólo se generan y operan en el cerebro, en todo nuestro cuerpo hay células capaces tanto de producirlos como de recibirlos. El aparato digestivo produce más serotonina que el cerebro: la genera principalmente como resultado de la ingente cantidad de bacterias sanas que viven en lo que se conoce como microbioma. Cuando tienes una reacción visceralmente negativa a algo, cuando no eres capaz de «tragar» ese algo, es que tus neurotransmisores intentan decirte: «Esto no me sienta bien». Por el contrario, puedes percibir una sensación cálida y alegre en el vientre cuando se liberan neurotransmisores que condicionan el humor como resultado de una experiencia, una idea o una emoción positivas. El secreto está en crear ese sentimiento de calidez mediante la experiencia emocional de un placer genuino que refuerce tu bienestar, tu salud y tu intemporalidad.

¡MERECES GOZAR!

Nos han enseñado que todo lo placentero es sospechoso. Decimos, por ejemplo: «un placer culpable», «delicioso hasta el pecado» o «ya lo pagaremos». Decimos que alguien está «bueno de morirse», o que vamos a «morirnos de risa». Estas frases hechas se basan en la idea de que no podemos asumir en toda su plenitud la belleza de otra persona, o nuestra propia risa. La sola idea de disfrutar sin más, de saborear las experiencias sensuales, nos hace mirar hacia atrás temiendo encontrarnos a cada paso con la policía del placer.

Recuerdo estar sentada en la iglesia, cuando tenía unos 11 años, y recitar la «confesión general» del *Libro de oraciones*, que afirmaba:

Hemos errado y nos hemos apartado de Tu camino como ovejas descarriadas. Hemos seguido en exceso los impulsos y los deseos de nuestros corazones. Y no hay salud en nosotros. Pero Dios Todopoderoso se apiada de nosotros, míseros pecadores.

Recuerdo que pensaba: *¡Sólo tengo once años! ¡No soy tan mala!* Cuando iba a la iglesia, quería sentir la vivencia de lo Sagrado y lo Divino, no quería sentirme como un miserable gusano que pedía perdón por cosas que no podía haber hecho, ni pensado siquiera. Quería sentirme a gusto dentro de mi piel y sentir amor por el Dios que había hecho la luna, las estrellas y las mareas…, además de mi propio cuerpo.

Sentirse mal, sentirse indigno de gozar, forma parte de la herencia de esa cultura nuestra del dominador. En cuanto comenzamos a disfrutar de lo que estamos haciendo, una vocecilla nos susurra: «Cuidado. Desconfía de los placeres del pecado». Si nos permitimos placeres físicos, ¿qué va a impedir que nos convirtamos en pecadores, en hedonistas dominados por el egoísmo que merecen ser castigados por su iniquidad? Negar el placer, demonizarlo, ha hecho que muchas mujeres (y muchos hombres) duden de ese instinto natural que nos dice que, cuando nos sentimos a gusto de cuerpo y de corazón, rebosamos alegría en tal abundancia que se derrama sobre los demás. Cuando reconectamos con el Espíritu, nuestra copa se desborda y se llena continuamente de placer. Disfrutamos sintiéndonos optimistas, percibiendo posibilidades infinitas, porque sabemos que estamos conectados con lo Divino. Estamos rellenando la copa en la Fuente definitiva de toda abundancia, de toda defensa, de todo auxilio: una Fuente de la que también nosotros formamos parte. ¡Qué delicia darse cuenta de que Dios se manifiesta a través de nosotros, como nosotros mismos!

Recuerdo que, cuando estaba casada, evitaba decirle a mi marido que iba a ir a darme un masaje. Me parecía algo tan caprichoso, un antojo tan placentero… Como si el placer fuera algo malo. Pensaba que no estaría de acuerdo con que me gastara el dinero en algo tan «frívolo» como un masaje. La verdad es que nunca me criticó por hacerlo, pero yo tenía interiorizado el mensaje cultural de que las mujeres no deben «malgastar» dinero en placeres propios. Muchas mujeres entregarían sin dudarlo esa misma suma de dinero a sus hijos adolescentes para que disfruten de una excursión escolar, o se lo gastarían en un regalo para un familiar, o lo donarían a una obra benéfica. Pero ¿gastarlo en ellas mismas y en sus placeres corporales?

Es importante no sólo ir a darse el masaje, sino además dárselo sin mala conciencia. Si dudas en gastarte el dinero, intenta encontrar un descuento. Un marido pidió a la academia de esteticistas de su localidad que le enviara mensajes de texto avisándolo de los descuentos para masajes, para poder reenviárselos de ese modo a su mujer. Un hombre que sabe lo beneficioso que es que su esposa se sienta deliciosamente relajada es listo.

Si todavía te cuesta justificar el tiempo y el gasto necesarios para concederte las experiencias placenteras que deseas, piensa en lo sencillo que les resulta a muchos hombres salir a divertirse con sus amigos o darse el gustazo de jugar nueve hoyos de golf o de ir a un concierto caro. Ellos no han recibido machaconamente el mensaje cultural según el cual cuidar de sus necesidades y deseos es un acto de egoísmo, así que no se agobian ni se preguntan: *¿Qué va a pensar la gente?* o *¿De verdad debería gastarme el dinero en esto?*

La renuncia es un valor puritano que no conduce a aliviar el estrés y la inflamación, ni a experimentar estallidos de óxido nítrico. Moralidad y austeridad son conceptos que han quedado inextricablemente unidos en nuestro modo de pensar. Se trata de una mentalidad obsoleta. Los cuerpos de las mujeres, como la Madre Tierra, están diseñados para ser una fuente rebosante de placer. Son un reflejo de esa Tierra, la madre que saca adelante la vida sirviéndose de la energía del sol y de todos los elementos. El sol alimenta las plantas, las plantas alimentan a los animales y a los seres humanos, y todos florecemos en abundancia. Los insectos ponen infinidad de huevos para que de ellos brote nueva vida, o para que sirvan de alimento a otros animales. Los árboles esparcen más semillas de las que podrán germinar nunca, y los pájaros se las comen. Tenemos derecho a disfrutar de la cosecha de la tierra, desde la fruta y la verdura fresca que brotan de ella hasta el aroma telúrico del suelo empapado por la lluvia y fertilizado por las lombrices. ¡Ése es el verdadero paraíso terrenal!

No te niegues el placer. Sé directa, en vez de pedir disculpas o recurrir a artimañas. Aprende qué es lo que te hace disfrutar, lo que quieres y lo que mereces, y pídelo. No te conformes con lo que crees que debería «bastar» para satisfacerte. Si te apetece pasarte toda la noche viendo telebasura o ir a hacerte la pedicura en lugar de asistir a una reunión de la comunidad de vecinos a la que dijiste que irías por pura obligación, hazlo.

Puede que esos placeres sencillos parezcan obvios, pero lo cierto es que reducen el estrés y, por tanto, la inflamación. Incluso puede que experimentes un estallido de óxido nítrico.

Mi receta para mantener un buen estado de salud es sentir más placer cada día. Tómate un minuto para dejar este libro y hacer una lista de tantas actividades y experiencias placenteras como se te ocurran. Piensa tanto en las grandes como en las pequeñas: calentar el asiento del coche en un día gélido; abrir la puerta una mañana especialmente límpida y oler el aire; disfrutar de los primeros instantes de placer cuando te metes en un baño caliente; reconocer que has alcanzado un nuevo nivel de forma física y que te sientes absolutamente a tono con tu cuerpo... ¿De qué forma puedes tener esas experiencias más a menudo? ¿Cómo puedes convertir en placeres suculentos todas esas actividades cotidianas y aburridas que haces mecánicamente? ¿Y si, mientras haces la limpieza, escuchas una buena selección de temas de rock que tengas grabados o buscas música en una emisora *online*? Te cambiará el humor completamente. Y disfrutarás mucho más de la limpieza.

PLACERES RITUALES

Para ser una diosa del placer, no hace falta que abjures por completo del chocolate, de la comida rica o del alcohol. De hecho, los estudios que se han hecho sobre personas centenarias que han conservado la salud hasta esa edad muestran que dichas personas disfrutan de cosas como el alcohol, los puros habanos o el chocolate como rituales de placer. La palabra clave es «ritual». Si te detienes a disfrutar con calma, conscientemente, del ritual, aunque lo hagas a diario, tu cuerpo asimilará esa comida, esa bebida o ese cigarro de manera muy distinta a como lo haría si lo consumieras a la carrera, o si lo utilizaras como un medio de evadirte de tu ira o tu tristeza. En el ritual, se consume de manera consciente. Piénsese en la ceremonia japonesa del té: es una experiencia que no conviene acelerar, que se disfruta plenamente cuando las personas se toman su tiempo.

Si te apetece comer tarta de chocolate, no compres la más barata o una muy procesada. Compra o haz la chuchería, el antojo, de la mejor calidad posible y presta atención mientras lo saboreas sin prisas. Conviértelo en un ritual. ¿Recuerdas la escena de *Cuando Harry encontró a Sally* en la que Meg Ryan finge un orgasmo durante la comida? ¡Haz tú lo mismo! Y no me refiero a que finjas un orgasmo. Permítete sentir el deseo de gemir o de suspirar de deleite por lo maravilloso que es darte ese gustazo. Si no es así, ese capricho azucarado no merecerá la pena y harías mejor en disfrutar de otros placeres que sientas de verdad exentos de toda mala conciencia.

Lo que estoy describiendo es muy distinto de beber, fumar o comer como adicciones. He llegado a la conclusión de que la gente se divide en dos grupos: los moderados y los abstinentes. Los moderados son capaces de disfrutar de una tarrina de helado y conformarse con eso. Los «abstinentes» consideran que, si pruebas un poquito de helado, inevitablemente acabarás comiéndote todo el envase, y que una galleta nunca es suficiente. Tienden a funcionar mejor cuando se abstienen de probar el azúcar por completo durante cinco o seis días por semana, y dejar uno o dos días para comer todo lo que les apetezca. ¿Tú eres moderada o abstinente? Si «no puedes comer sólo una», como decía el anuncio de televisión, es de especial importancia que eches mano de todas las demás opciones a tu alcance en la búsqueda del placer.

¡Son tantas las alternativas! Siéntate en tu jardín con unas amigas una cálida noche de verano y mete los pies en una piscinita para niños llena de agua fría. Búscate un balancín de porche y siéntate a mecerte suavemente mientras contemplas los colores del atardecer. Camina descalza por la hierba o por la arena de la playa. Sal al bosque a darte una caminata. Deja que la tierra te renueve. Ábrete para recibir el prana y la energía de la naturaleza que está en todas partes, a tu alrededor.

Busca el placer en tu propio cuerpo, no sólo sexualmente, sino también en un plano sensual. Hay verdadero deleite en los sabores, los olores, las vistas, los sonidos y las sensaciones táctiles tales como la caricia profunda de un masaje o la leve de un tejido suave o de una pluma sobre tu piel. Cuando te sientes a gusto con tu ropa, se nota en tu actitud y tu humor. Si no puedes tener placer, busca al menos la comodidad. Abandona la ropa rígida y ponte algo que fluya. Si te gusta el olor, ponte perfume, aunque no tengas que ir a ningún sitio especial. Rocía con él la habitación. Hay empresas que cobran un montón de dinero por el «diseño aromático» que da a una tienda un ambiente agradable y sugerente. Utiliza los olores para convertir tu casa o tu coche en un entorno más placentero. Y pon música o grabaciones de sonidos naturales y sedantes cuando estés trabajando o haciendo las tareas domésticas. Esas actividades también pueden convertirse en rituales de placer.

LAS «ALERAS»

Creo firmemente en las ventajas de tener «aleras» que te ayuden a encontrar tiempo para el placer. Consigue que una o dos amigas se comprometan a ir contigo al grupo de meditación, a una cata de comida orgánica o a la noche de bailes folklóricos en el centro municipal, para que entre todas os animéis a no faltar a la cita. Y si a tus amigas o a tu pareja no les interesa una actividad concreta, no tienes por qué privarte de ese placer. A mi modo de ver, una de las mejores cosas de las redes sociales es que puede ser un medio para encontrar a personas que tienen tus mismos intereses. Si se usan bien, puedes entablar conversación con alguien del mundo virtual y traducir eso en un encuentro cara a cara en una cafetería, un evento o una clase. Asegúrate, en todo caso, de tener experiencias de socialización analógicas y gozosas. La comunicación humana es principalmente no verbal, de modo que, cuando te reúnes físicamente con gente, la comunicación puede ser mucho más rica.

Disfruta, además, de las experiencias de tus amistades. A menudo la gente se deprime o siente envidia cuando lee los *posts* de otras personas en las redes sociales cuando tratan de vacaciones, logros, etcétera. Sin embargo, la gente que publica comentarios positivos o que comparte historias y vídeos optimistas en las redes sociales afirma sentirse más contenta como resultado de ello. Si quieres ser feliz, tienes que desprenderte de la creencia de que la vida es un juego de suma cero constante: que si eres feliz, de algún modo tienes que estar robándole a alguien su felicidad. Despréndete de la vieja idea de que la cantidad de dinero, placer, alegría o descanso es limitada: sencillamente, no es cierto. En lo relativo al goce de vivir y a la felicidad, puedes entrenar a tu cuerpo para que sienta esas emociones cada vez más manteniendo simplemente una actitud consciente y viviendo con plenitud la inmediatez del presente. Tu triunfo no es la derrota de otro. Cuando a alguien le van muy bien las cosas, una parte de ti también se anima, a no ser que te dejes vencer por los celos y el resentimiento. Cuando te cruces con una chica preciosa por la calle, no pienses: *Ojalá tuviera yo su cuerpo y su piel*. Piensa: *Es parte de mí*. Sonríe y disfruta de su belleza. Intégrala en tu experiencia. También tú eres parte de ella, y ella puede experimentar tu sabiduría, porque tú la pones en juego en el mundo. Puede experimentar el gozo de tu vivencia del placer cuando le sonríes.

Ejercicio: presume, da gracias y date el gustazo de desear algo

Leí por primera vez acerca de este ejercicio en *Mama Gena's School of Womanly Arts: Using the Power of Pleasure to Have Your Way with the World* [La Escuela de Artes Femeninas de Mama Gena: cómo utilizar el poder del placer para sacar el máximo partido a la vida] (Simon & Schuster, 2002), de Regena Thomashauer. Me parece fantástico para aprender a relativizar las experiencias cotidianas y a recordar que las dificultades nos preparan para saber valorar más profundamente lo bueno que tenemos. Hacer este ejercicio te ayudará a recordar lo importante que es disfrutar de la vida, en vez de cumplir mecánicamente tu lista de Cosas que Hacer. Mama Gena llama «trinidad» a esta experiencia: presumir, dar gracias, desear.

Primero, identifica algo de lo que puedas presumir. ¿De qué puedes sentirte orgullosa ahora mismo?

Segundo, identifica algo que valores mucho o por lo que te sientas afortunada. ¿A cuál de las cosas buenas de tu vida quieres rendir tributo?

Tercero, identifica algo que desees. Si el dinero, el tiempo y las leyes de la física no lo impiden, ¿qué desearías ahora mismo?

Intenta hacer este ejercicio cotidianamente, anotando las preguntas en un diario y reflexionando sobre ellas. Y comparte esta experiencia en tus conversaciones con otras personas. A mí me encanta formular estas tres preguntas cuando como o ceno con mis hijas o mis amigas. Invita a tus «aleras» (o «aleros») a compartir también su lista de ese día. Siempre levanta el ánimo de todo el mundo, y seguramente también genera óxido nítrico.

PLACER Y OPTIMISMO

El pesimismo puede ser una mala costumbre, al igual que el pensamiento negativo o la autodescalificación. Y te puedo asegurar que se trata únicamente de eso: de hábitos de pensamiento con los que puede romperse. Quizás hayas crecido en una familia que era propensa a la depresión y que prefería identificarse con ella diciendo: «En esta familia somos así». Me da igual cuál sea tu cultura familiar o si tu cerebro está programado para la negatividad: tienes el poder de cambiarlo. Las investigaciones del doctor Joe Dispenza, documentadas en su libro *El placebo eres tú* (Urano, 2014), demuestran que es cierto que «las neuronas que se encienden juntas, se conectan juntas». En primer lugar, tienes que proponerte cambiar tus hábitos mentales. Después, tienes que llevarlo a la práctica. Tienes que generar nuevos estados sensoriales asociados con las emociones más exaltantes de felicidad y alegría. Tienes que verte y que sentirte actuando de manera nueva y optimista y apuntalar esa nueva conducta mediante la afirmación y la reflexión sobre el propio yo, escribiendo un diario, por ejemplo. Las investigaciones demuestran que adoptar hábitos de gratitud se traduce en un mayor optimismo. Puedes tomar la decisión consciente de instaurar costumbres que fomenten el optimismo y el placer y mejoren tu estado anímico mediante los alimentos saludables, la terapia, el ejercicio, el humor, la práctica de programas en doce pasos como el de Al-Anon u otros, o incluso mediante el simple reconocimiento y la expresión de la gratitud.

Emplea un lenguaje positivo cuando hables de tu vida. Si sientes que tienes una agenda «muy apretada» o que llevas una «vida de locos», eso te pesará como un lastre, te estresará mentalmente y hará más difícil que aflojes el ritmo, que te relajes y sientas la levedad del placer. Sírvete del lenguaje para reforzar el gozo de estar ocupada. Di, por ejemplo: «¡Esta semana tengo una agenda interesantísima!»

¿Te han dado alguna vez un premio? ¿Tienes objetos que recuerden tus logros, tu brillantez o tu belleza? Exhíbelos en tu casa o en tu despacho, en lugar de guardarlos en un cajón para evitar que alguien piense que «te lo tienes muy creído». Créetelo y disfruta.

Cuentan que Abraham Lincoln afirmó una vez que «la mayoría de la gente es tan feliz como se mentaliza para serlo». Mentalízate para ser más feliz y lo serás, siempre y cuando perseveres ejercitándote en el placer. ¡Debes actuar! Elegir ser una persona positiva y optimista es una disciplina y requiere tesón. Es mucho más fácil ser pesimista que alegre. No te permitas el lujo inverso de ver siempre la botella medio vacía.

Cuando te comprometes con la práctica del optimismo, es más improbable que caigas de nuevo en el modelo de la medicina occidental que tiene por lema: «¿Qué es lo próximo que se va a averiar?» Nuestro sistema médico se centra en encontrar e identificar problemas y opera sobre la profecía autocumplida que afirma: «Tu cuerpo va a

Unas palabras sobre la depresión

En la depresión intervienen la química cerebral y los neuro-transmisores, en los que puede influirse de muy diversas mane-ras, entre ellas, por ejemplo, a través del ejercicio regular. Puede que decidas tomar un antidepresivo que afecte a tu química cerebral y a tu estado depresivo, pero ten presente que los fár-macos que se emplean para tratar la depresión y la ansiedad deberían ser un complemento, no un sustituto, del trabajo que consiste en analizar tus emociones y desarrollar nuevos hábitos mentales y físicos como parte del proceso de curación. Aunque te resulte difícil ser positiva y optimista, haz un esfuerzo por adquirir hábitos que refuercen un estado de ánimo positivo y oblígate a cambiar lo que sea necesario.

La depresión puede ser un síntoma de inestabilidad del azú-car en sangre, una señal de que te sientes desconectada de lo Divino o incluso un síntoma de que tienes bajo el nivel de vita-mina D, o las tres cosas juntas, así que cerciórate de elevar tus niveles de vitamina D. También puede ser un indicio de que estás posponiendo una decisión difícil, como acabar con un matrimonio insatisfactorio o con una mala situación laboral. Si te mantienes en esa situación, te será mucho más difícil adoptar un estado de ánimo positivo y vivir intemporalmente.

Dicho esto, si tus síntomas de depresión y letargo son graves, debes plantearte muy seriamente encarar el problema. No dejes para más adelante lo de pedir ayuda a un profesional médico. Ten presente que la medicación en caso de problemas psiquiátricos puede ser un auténtico salvavidas. Si la necesitas, no dudes en tomarla. Considérate afortunada por tenerla y no la dejes.

Y, lo que es más importante, haz algo (lo que sea) por emprender el camino de la recuperación. Limpia un cajón, barre el umbral de tu puerta, trabaja como voluntaria en un refugio para animales. Mi colega Bob Cooley dice que la cura para la depresión es la creatividad. Estoy completamente de acuerdo. La tristeza tiene como función avisarte de que debes llorar una pérdida y cuidarte mejor, no debe convertirse en una dolencia crónica. ¡El estado natural de tu ser es la alegría! Recuperarse de la depresión es posible si estás dispuesta a ponerte en marcha en algún sentido.

averiarse, así que ándate con ojo». Elige pensar de otra manera. Tu cuerpo no es una creación defectuosa que sólo espera la ocasión de traicionarte o castigarte. Los reveses de salud y los malos resultados en los análisis son mensajes que te envía avisándote de que no lo estás tratando bien. Escucha esos avisos y cambia de hábitos para ayudar a tu cuerpo a restablecerse. Recuerda que tu organismo se regenera constantemente a nivel celular. ¡Cada tres días tienes una membrana estomacal nueva! Olvídate de esperar un mal diagnóstico. Disfruta de tu cuerpo en su estado de salud presente al mismo tiempo que te esfuerzas gozosamente por hallar un mayor placer, un mayor bienestar, una alegría más intensa. El cuerpo se regenera dentro del entorno que crean tus ideas, tus emociones y tus expectativas, así que asegúrate de que sean positivas.

EL VERDADERO CUIDADO DE UNO MISMO

Ya he tocado de pasada la cuestión de lo que «merecemos». Que conste que la mala conciencia y la vergüenza acumuladas durante milenios caerán sobre ti a plomo en cuanto te abras al placer. Puede que empieces por preguntarte si eres una egoísta o una egocéntrica por querer disfrutar de más alegrías y hacer realidad tus deseos. El miedo a ser egoísta está imbricado en nuestro lenguaje: «No te las prometas tan felices», «No eches las campanas al vuelo», «No te des tantos aires», «Que no se te suba a la cabeza». ¿Te asusta que la gente piense que «te lo tienes muy creído»? Sólo una de cada cinco personas es verdaderamente narcisista. Esas personas acaparan todo el oxígeno de la habitación, satisfacen sus deseos a expensas de los demás y culpan a otros de sus problemas. Tienen dentro un vacío que no puede llenarse por grande que sea el cariño y las atenciones que se les demuestren, y tienden a rodearse de personas sacrificadas. Si en tu vida hay un o una narcisista, ten presente que no es posible ni deseable intentar llenar ese vacío.

Tienes que superar el hábito crónico de sacrificarte para restablecer el equilibrio en tu vida y en la de quienes te rodean. Si te preocupas constantemente por los sentimientos de los demás, puede que seas demasiado empática, excesivamente pusilánime y que necesites urgentemente cuidarte más a ti misma. Como escribe Amanda Owen, autora de *The Power of Receiving* [El poder de recibir] (Tarcher, 2010): «Quienes tienen problemas para dar atraen a quienes tienen problemas para recibir». Y si te preocupa estar convirtiéndote en una narcisista, eso significa que no lo eres. Créeme, los narcisistas no reflexionan acerca de cómo les perciben los demás, ni sobre sus propios defectos.

El autosacrificio es la otra cara del egocentrismo. El deseo de llamar la atención haciéndote la mártir está sustentado por esa cultura del dominador que se beneficia de que las mujeres estén constantemente volcándose en los demás a fin de conseguir reconocimiento social. Y todos sabemos lo difícil que es convivir con un mártir que intenta hacernos sentir culpables y que se enfada si no reconocemos constantemente cuánto hace por los demás. Cuando das en exceso, entras en un estado de desequilibrio. Entonces el placer se deseca y experimentas un resentimiento crónico que con frecuencia se traduce en enfermedad. Para ser una diosa intemporal, debes descubrir qué te hace gozar y, acto seguido, desprenderte de la culpa.

Piensa en la práctica del placer como en una inversión en salud. El seguro sanitario más fiable y eficaz es tener un corazón alegre y un cuerpo que goza de cuidados y placeres. El difunto Peter Calhoun, ex pastor episcopaliano convertido en chamán, señalaba que todas las culturas nativas saben que la curación no se da a través del intelecto, sino mediante experiencias de placer y éxtasis físico muy primordiales. Pasar cinco minutos bailando una canción de amor en la cocina, o acariciar a tu perro o a tu gato, que te brindan su cariño incondicional, puede cambiar muchas cosas si lo haces con la suficiente frecuencia.

Cualquier placer puede ser tuyo si lo haces tuyo. A mí me gusta recorrer esas casonas que se utilizan como escaparates de exposición para obras de caridad, mansiones espectaculares cuyas habitaciones han sido redecoradas por diseñadores, y fijarme en su estética. Antes me costaba imaginarme sintiéndome a gusto en una casa así. Me parecían demasiado opulentas para mí. El solo hecho de recorrerlas hacía que me sintiera como una advenediza. Nunca voy a poder permitirme vivir en una casa así, ¿a quién quiero engañar? Ahora me paseo por ellas como Pedro por su casa. Incluso cojo la tarjeta que me da el encargado de las vitrinas. ¿Por qué no imaginar formas de conseguir placer, ya sea rediseñando mi cocina o disfrutando de una de esas habitaciones de exposición? Los niños sueñan despiertos continuamente, pero a los adultos se nos ha enseñado a avergonzarnos de sacar partido a una de nuestras mayores fuentes de placer: ¡la imaginación! Los centros de placer de tu cerebro no saben que en realidad el *jacuzzi* del hotel no es tuyo cuando te sumerges en él. Ignoran que el cuadro que ves en un museo no puedes quedártelo. Sólo saben que en ese momento estás en la gloria y disfrutando de la experiencia.

En Italia, la gente de todas las clases sociales considera un tesoro el arte público. Hasta los que tienen dificultades económicas «poseen» el arte que constituye el legado de su pueblo. Los italianos sí que saben. Piensa en todas esas películas en las que alguna americana o inglesa falta de placeres va a Italia y zozobra en el lujo del placer estético y sensual, lo cual atrae a un hombre del que ella decide disfrutar o no, dependiendo de su humor. *Come, reza, ama; Un abril encantado; Bajo el sol de la Toscana; Locuras de verano; Una habitación con vistas...* Todas esas películas demuestran la importancia de aflojar el ritmo y reservar tiempo para el placer. Los griegos también saben de esto: fíjate, si no, en la película *Yo amo a Shirley Valentine*, en la que una inglesa inmersa en un matrimonio embrutecedor vuelve a encontrar el placer yéndose sola de vacaciones a Grecia y reconectando consigo misma. La protagonista toma la valiente decisión de consagrarse a su propio placer, lo que finalmente salvará su matrimonio.

Todos debemos recordar el gozo pausado y relajante que constituye estar con otros seres humanos, admirar un paisaje bonito y compartir buena comida, risas y conversaciones. Si en el grupo hay una cascarrabias, dale mentalmente un papel en tu película deliciosa. Puede que sea ese personaje interpretado por Maggie Smith cuya ironía puedas disfrutar sin tomarte sus comentarios demasiado a pecho. Sonríe ante lo previsible de sus quejas, pero no te dejes afectar por su energía depresiva.

¡Y baila! Las diosas mueven el cuerpo. Todas las culturas indígenas se han servido del baile para celebrar la vida. Nos curamos a través del baile, del movimiento, del sonido y de las lágrimas. Eve Ensler, autora de *Los monólogos de la vagina*, lanzó el día de San Valentín de 2013 un movimiento global llamado One Billion Rising (www.onebillionrising.org): un llamamiento a la gente de todo el mundo a celebrar la resistencia y la fuerza vital de las mujeres que han sufrido abusos sexuales (aproximadamente mil millones) mediante el acto de levantarse de la silla y pasar unos minutos bailando alegremente. Hay un tiempo para la pena, pero después tenemos que bailar. A muchas mujeres les gusta el baile, pero no lo practican. ¿Por qué nos negamos ese placer?

Yo bailo en mi salón, que ocupa el centro exacto de mi casa conforme a los preceptos del *feng shui*. (El *feng shui* es el arte chino de ubicar las cosas en el espacio de modo que faciliten el fluir de la energía vital.) Durante más de treinta años sólo utilicé esa habitación cuando organizaba fiestas, así que estaba casi siempre desprovista de vida. Luego quité todos los muebles para poder usar la habitación, que tiene el suelo de tarima, como salón de baile o de yoga. Ahora la utilizo con regularidad. Un año di una fiesta de tangos en el aniversario del 11 de Septiembre para homenajear a los que sobrevivieron y se ayudaron entre sí, así como a los que murieron. Uno de los invitados me dijo después, con voz quebradiza, que su hermano había muerto en los atentados del 11 de Septiembre de 2001, cosa que yo no sabía. Añadió en voz baja: «Esto me hacía muchísima falta», y me dio un gran abrazo. ¿Hay mejor forma de honrar el recuerdo de quienes han muerto que fundirse en un abrazo y bailar con otro ser humano al son de una música deliciosa?

Tú también puedes hacerlo. Abre tu casa, tu alma y tu salón. La vida no está hecha para vivirla con fundas de plástico en los sofás o con un velo de tristeza que amustie el espíritu.

Grábate esto en la memoria: *sentir placer es crucial para gozar de una salud rebosante de vitalidad.* No es un acto de egoísmo. Es un regalo que te haces y que les haces a quienes te rodean. Tu gozo les da permiso para gozar ellos también. Genera un círculo de alegría y celebración que se va ensanchando paulatinamente y que mana de ti en oleadas, animando a los demás.

Ejercicio: placeres álgidos

Piensa en dos o tres momentos de tu vida en los que hayas experimentado un placer álgido. Tómate un momento para recordar esos instantes con exquisito detalle. Recrea los olores, los sonidos, los pormenores sensoriales y las experiencias emocionales que tuviste entonces. Vuelve a generar esos sentimientos y revive cada instante exquisito. El cuerpo no distingue entre el acontecimiento real y lo que estás imaginando, de forma que, al recrear esos momentos, alteras tu bioquímica y liberas óxido nítrico, endorfinas y serotonina que estimulan la circulación y la regeneración celular.

Con frecuencia olvidamos disfrutar del placer de las cosas sencillas y sólo nos acordamos del disfrute al contraponerlo con una experiencia desagradable. Siendo adolescente, fui a una excursión en canoa por el río y la canoa volcó accidentalmente. Tuve que pasar el resto de la excursión empapada y muerta de frío hasta que finalmente llegamos a un hotel, donde pude darme un baño caliente. Hoy en día todavía recuerdo el placer del baño en contraste con el frío que me había calado hasta los huesos y que, sin embargo, había conducido a ese instante de calidez y bienestar. Si todo fuera agradable, nos aburriríamos y dejaríamos de disfrutar de los placeres sencillos de la vida, como estar secos, cómodos y calentitos. Piensa en un momento en el que sentiste con especial intensidad el contraste entre el displacer y el placer que vino a continuación. Revive ese momento. De este modo puedes entrenarte para no caer en el hastío y aprender a extraer verdadero placer de los momentos más insignificantes.

¡RÍE Y ANÍMATE!

Está demostrado que la risa tiene muchos beneficios para la salud, entre ellos reducir la inflamación, bajar la presión sanguínea, fortalecer las defensas, mejorar la memoria y la circulación y aumentar la oxigenación de la sangre. También disminuye el dolor al incrementar los niveles de betaendorfinas, que son neurotransmisores de la sensación de bienestar.

Mi lema es que vale la pena reírse de todo aquello que vale la pena tomarse en serio. Una noche, hace muchos años, cuando yo estudiaba arpa, estaba ayudando a una compañera de nuestro conjunto de arpas del Cleveland Institute of Music a sacar su instrumento de la residencia de ancianos en la que acabábamos de actuar. Mientras acarreábamos el voluminoso instrumento por un pasillo, oí de pasada que una anciana le decía a otra: «Hoy ha sido un buen día. No se ha caído nadie». Rompí a reír y tuve que apoyar en el suelo mi lado del arpa. Conseguí recuperar el aliento lo suficiente para decirle a mi amiga: «Cuando mi definición de lo que es un buen día sea que "no se ha caído nadie", habrá llegado la hora de hacer mutis por el foro». Mi humor negro dejó horrorizada a mi compañera, pero creo firmemente que, cuando pierdes tu sentido del humor, pierdes tu vitalidad. Y a partir de ese momento sólo esperas a que llegue el final.

La risa profunda procedente del vientre te inunda de óxido nítrico. El Buda risueño del budismo nos recuerda la naturaleza curativa, de afirmación de la vida, que tiene la risa. Ojalá hubiera más tradiciones espirituales que nos ayudaran a animarnos. El hecho de que algo sea trascendental no significa que no pueda ser también para troncharse de risa.

Ríe y diviértete. Cuando te abres a recibir placer, la risa viene sola. No tengas miedo de aligerar tu lista de cosas por hacer, ni de poner el placer en primer término.

EL PAPEL DE LOS HOMBRES EN EL PLACER DE LAS MUJERES

Hoy en día hay muchos hombres que lo están pasando mal. Históricamente, la tasa de suicidios masculina ha sido siempre mayor que la femenina, debido en buena parte a que las mujeres son más proclives a consultar con un terapeuta. En Estados Unidos, la tasa de suicidio de hombres de mediana edad ha alcanzado máximos históricos porque ellos se sienten desconectados de la fuerza vital.

Ten presente que muchos niños han oído una y otra vez frases como «Pórtate como un hombre» o «No seas nena» desde que eran muy pequeños. Para sobrevivir en nuestra cultura, han tenido que inhibir sus sentimientos de tristeza o de miedo a una edad muy temprana. De resultas de ello, un número muy elevado presenta ira y tristeza reprimidas que pueden traducirse fácilmente en agresividad o depresión. Los hombres necesitan ayuda para acceder a sus sentimientos, en lugar de oír constantemente «te aguantas».

El hecho de hallarse desvinculados de sus sentimientos hace que les cueste conectar con los nuestros, lo que a su vez les dificulta el apoyar el placer de las mujeres. El deseo más profundo de un hombre es servir a la Diosa: es decir, servir a la vida. Es ésta una verdad que recogen las leyendas artúricas y las historias de guerreros valientes que protegen a su pueblo. Fíjate en los cómics y en las películas de ciencia ficción que cumplen el papel de nuestros nuevos mitos. El hombre siempre está intentando servir y proteger a las mujeres, o lo femenino.

El problema es que, a la hora de servir a las mujeres en la vida real, muchos hombres actúan con torpeza porque no escuchan lo que de verdad quieren y necesitan las mujeres. Si les ayudamos a servir a nuestra energía divina y les elogiamos por lo que hacen por nosotras, incluidas las pequeñas cosas que nos hacen la vida más agradable, querrán esforzarse más aún por nosotras.

Para recibir la ayuda y el placer de los hombres, debes empezar por hacer peticiones, no exigencias, de modo que su ego no se rebele. Si no, tienden a cerrarse en banda. Ten presente que los hombres que forman parte de tu vida pueden aportarte placer, así que procura reconocer su labor en ese sentido. Puede ser algo tan sencillo como darles las gracias por abrirte una puerta. Sí, ya sé que eres perfectamente capaz de abrirla tú misma, pero recuerda que también hay que cultivar la habilidad de recibir.

Cuando das prioridad al placer y a la diversión, los hombres también se suben al carro. Te encuentran atractiva a la edad que sea porque vives intemporal y gozosamente. ¿Quién no se sentiría atraído por una persona así? Para usar una metáfora sacada del baile, yo me he pasado la vida esperando a un hombre que estuviera dispuesto a salir a bailar conmigo. Cuando por fin salí sola, descubrí que había un montón de hombres y mujeres deseosos de bailar. Siempre encuentro hombres dispuestos a participar en el baile y a servirme de pareja. (Naturalmente, yo también tengo que cumplir mi parte del trato y hacerlo bien para que sea un placer bailar conmigo.) Para bailar con un hombre, no tengo por qué salir con él, porque el baile lo llevo en el cuerpo. Puedo ir a cualquier ciudad del mundo y bailar el tango con desconocidos que ni siquiera hablan mi idioma. Los hombres se lanzan con entusiasmo cuando se sienten valorados por la energía femenina.

Puede que para ti el hecho de recibir placer adopte una forma muy distinta a tener una pareja de baile a fin de honrar tu naturaleza divina. Puede que la pareja que te apoya no sea un hombre: puede que sea una mujer que se siente atraída por ti y que no tiene mala conciencia por desear y recibir placer. Aun así, ábrete a la posibilidad de que los hombres que forman parte de tu vida y de tu entorno os sirvan y ayuden a ti y a otras mujeres.

Los hombres no tienen por qué salir perdiendo porque las mujeres sean dueñas de sus placeres, como si las mujeres fuéramos las «vencedoras» de no sé qué competición. Cuando estamos en equilibrio, cuando encarnamos los principios femeninos de la receptividad, el placer y la vinculación con la tierra, todo el mundo sale beneficiado. Una mujer que es dueña de su placer hace más satisfactoria la vida de un hombre. Lo que puede descargar a un hombre de responsabilidades agobiantes no es que una mujer se encargue de pagar las facturas o de llevar la casa, sino que rebose entusiasmo y pasión por la vida.

Desde hace muchísimo tiempo, las mujeres hemos intentado hacerlo todo. Enfadarse con los hombres, guardarles rencor o rechazarlos no conduce a una vida plena y gozosa. Invitarlos a dar un paso adelante y a apoyar a las mujeres a la hora de reivindicar el placer, sí.

¡IRRADIA PLACER!

El fulgor de la alegría es algo innato en ti. No tienes que pedir permiso para buscar o recibir placer. Tu felicidad sirve al mundo y a ti misma, mantiene en niveles altos tu irradiación de energía.

Funciona así: el campo electromagnético de tu corazón se extiende más allá de tu cuerpo e interactúa con el campo de energía que todos compartimos, de modo que estás pertrechada de manera natural para volcarte hacia fuera y conectar con el placer. La irradiación de ese campo de energía se manifiesta en el universo mediante el campo electromagnético. Los científicos conocen estos campos, pero no necesariamente reflexionan sobre ellos adoptando un punto de vista metafísico. Hace poco se descubrió una nueva partícula, el bosón de Higgs, la evidencia material que estaban buscando los físicos teóricos para explicar cómo se transforma en materia la energía. Catherine Ponder, ministra de la Iglesia Unitaria, llama al bosón de Higgs «sustancia divina». Otros lo han denominado «la partícula Dios». Cuando te diviertes, tu energía se transforma, y lo mismo puede decirse del campo energético que te rodea, lo que a su vez da forma a la realidad física al generar óxido nítrico y endorfinas en tu organismo. La forma en que se manifiesta esa energía procedente del placer en el mundo físico de más allá de tu cuerpo es un misterio maravilloso.

Así pues, adopta este lema: *pasarlo bien es importante.* Es lo que te hace intemporal. Inventa una aventura placentera, sal al mundo y ponla en práctica, y es muy probable que alguien quiera sumarse a ti en esa empresa. Vete en coche a la ciudad a dar una clase de tango. Alquila una cabaña en el bosque para pasar un fin de semana con tus amigas durante los meses más oscuros del invierno. Saca la baraja o el tablero, reúne a unos cuantos amigos y pártete de risa por cualquier pregunta tonta.

El tiempo del placer es el ahora. Me acuerdo de cuando acabé mi periodo de formación como médica residente, a los 30 años. No había parado de estudiar desde que estaba en la escuela infantil, y mis compañeros de estudios estaban eligiendo especialidades posdoctorales. Yo me preguntaba cuándo tendría oportunidad de dejar de perseguir la zanahoria y de divertirme por fin un poco en el presente, en lugar de dejarlo siempre para más adelante. Por eso rechacé una plaza para subespecializarme en tocoginecología. ¿Y tú?

Puede que aprender a bailar el tango o a cantar en público no sea como dar de comer a los sintechos o trabajar como voluntaria en un hospital para enfermos terminales, pero son empresas placenteras que tienen su importancia. Se nos ha enseñado que, para ser buena, una mujer debe pasar su tiempo libre dando sin descanso, sirviendo a los demás de manera altruista, sin preocuparse nunca de sí misma. El tango es algo que sólo tiene que ver conmigo, con el hecho de existir en mi cuerpo y sentir placer, pero que yo baile el tango brinda a los demás permiso para entregarse a sus propios placeres. El gozo comienza en nuestros cuerpos, en forma de óxido nítrico y neurotransmisores. Después, esa energía positiva repara nuestras células e irradia hacia el exterior para curar a los demás y al propio planeta. Bailar es una forma de sanar. De hecho, cualquier experiencia extática puede ser curativa, no sólo para ti, sino también para los demás. La psicoterapia puede ayudarte a pensar de manera distinta y a romper patrones de pesimismo o de introspección negativa. Pero debemos ser alegres, bailar e incorporar conscientemente el placer a nuestras vidas.

La vida es demasiado corta para conformarse con las peores butacas de la platea, así que compra las mejores o averigua cómo puedes convertirte en acomodadora espontánea para sentarte en el foso de la orquesta. Conecta con lo que de verdad te hace sentir bien. Conviértete en una Diosa Alfa, intemporal y gozosa. Haz del placer un sacramento. Será un regalo que te hagas a ti misma y al mundo.

3

LAS DIOSAS SE SIRVEN DEL PODER CURATIVO INTERIOR

*Mujeres, zambullíos en lo más hondo de vuestro poder
primigenio, más allá de las apariencias, las costumbres y las
religiones actuales. Sumergíos en el conocimiento que habéis
tenido siempre y que siempre tendréis: un conocimiento que no
puede abarcar religión alguna, que ninguna cultura podrá
jamás definir. Zambullíos en vuestro vientre y en el cerebro
que reside en él: el cerebro primigenio, vuestra voz primera,
la voz que nunca os traicionará y que siempre os conducirá
hacia la verdad del amor en acción, del existir en paz
y alegría: la Voz de la Vida misma.*

PADMA Y ANAIYA AON PRAKASHA, *WOMB WISDOM:
AWAKENING THE CREATIVE AND FORGOTTEN POWERS OF THE
FEMININE* [LA SABIDURÍA DEL VIENTRE MATERNO: DESPERTAR A
LOS PODERES CREATIVOS OLVIDADOS DE LO FEMENINO]

Toni tuvo una recaída en su linfoma de Hodgkin, un tipo de cáncer que afecta a la sangre y a los ganglios linfáticos. El linfoma de Hodgkin tiende a reducir la hemoglobina (los glóbulos rojos de la sangre), y Toni estaba en el hospital, con fiebre y anemia. Su hemoglobina presentaba niveles peligrosamente bajos. Se le prescribió una transfusión. Ella, que conocía el poder de la mente para influir en el cuerpo, le preguntó a su médico si podía esperar un par de horas y luego repetirle los análisis. Llamó entonces a una pareja de sanadores naturales que atendían por teléfono y, con su asistencia, visualizó células sanguíneas sanas y potentes viajando a través de su sistema circulatorio. Efectivamente, cuando se repitieron los análisis se vio que sus niveles de hemoglobina se habían disparado de golpe. De hecho, tenía tantos glóbulos rojos como si le hubieran hecho la transfusión de una unidad de sangre.

Cuando Toni me contó esta historia, no me sorprendí. Me acordé de cuando estudiaba en la facultad de medicina y nos enseñaban a ver la salud desde un punto de vista mecanicista, sin tener en cuenta el poder de la mente para condicionar la salud. A la influencia de las emociones y los pensamientos sobre nuestro cuerpo físico se la conoce como «efecto placebo». Este poderoso efecto se considera, en el mejor de los casos, una curiosidad médica y, en el peor, un fenómeno que dificulta el análisis de la eficacia de los nuevos fármacos. A lo largo de décadas de experiencia tratando a pacientes y participando en infinidad de estudios científicos, he aprendido que el efecto placebo es una medicina física muy eficaz. Se puede utilizar de manera consciente para mejorar la salud. ¿Por qué no íbamos a sacarle partido?

«CUERPO, SÁNATE»

De niñas nos asombra la capacidad que tiene nuestro cuerpo para curar un arañazo en la rodilla o un hueso roto. De mayores, en cambio, olvidamos con frecuencia la notable capacidad del cuerpo para regenerarse. La clave de esta regeneración es comprender que existe un equilibrio entre inmunidad y patógenos. Ninguno de nosotros está exento de enfermar. Todo cuerpo tiene dentro células cancerosas, además de microorganismos que pueden causar enfermedades si no se los mantiene a raya. Todos portamos tóxicos artificiales en nuestro torrente sanguíneo y nuestros órganos. Es imposible llevar una vida perfectamente sana, libre de todo patógeno. De hecho, el miedo a que los patógenos te hagan enfermar deprime el sistema inmune, lo que aumenta la probabilidad de que, en efecto, enfermes.

La medicina occidental tiene su origen y su raíz en el estudio de la patología, el paradigma de la guerra y la lucha contra el invasor. La salud y las cosas que contribuyen a ella casi nunca se estudian, ni se enseñan. De modo que desde el mismo útero se nos programa para pensar en nuestro cuerpo y nuestro entorno como en zonas de guerra que exigen un arsenal de pastillas y procedimientos quirúrgicos con los que combatir a los gérmenes y al propio cuerpo. Hemos pasado por alto durante mucho tiempo el poder de nuestro sistema inmune y de nuestra capacidad innata para mejorar nuestra inmunidad. La mentalidad médica (y el miedo que la impulsa) tiene que desaparecer. Es hora de reivindicar la sabiduría y el poder de la sanadora interior.

No cabe duda de que la medicina occidental puede ser muy útil a la hora de tratar ciertas dolencias agudas. Cuando te caes de una escalera y te rompes un brazo o sufres una conmoción cerebral, quieres, naturalmente, que te lleven a urgencias para que te atiendan. Soy una gran admiradora de la medicina occidental y de su notable capacidad para reemplazar una cadera desgastada o tratar un trauma agudo. Cuando una enfermedad pone en riesgo la vida, queremos poder acceder a los mejores análisis y tratamientos médicos. Pero la mayoría de las dolencias físicas no son agudas: se desarrollan con el tiempo, tras un largo proceso en el que podemos intervenir en cualquier momento. Como afirma el reputado microbiólogo Myron Wentz, «tardamos mucho en morir y poco en vivir». La mayoría de las dolencias físicas no están causadas simplemente por un virus o por un solo agente físico. Tienen siempre una vertiente mental, emocional y espiritual o energética. La mejor forma de abordar los problemas de salud es identificarlos y tratarlos a través de un acercamiento holístico (mente-cuerpo-espíritu) al bienestar, no sólo mediante una intervención física.

Las enfermedades y trastornos forman parte intrínseca de la naturaleza. La enfermedad puede darnos ese empujoncito que necesitábamos para mirar hacia dentro y encarar las emociones que llevábamos toda una vida evitando. Hace años, el doctor Bernie Siegel, junto al que copresidí la Asociación Americana de Medicina Holística, afirmó que «el problema fundamental al que se enfrentan la mayoría de los pacientes es la incapacidad para quererse». Es muy cierto, y no sólo en el caso de los enfermos, sino de todos nosotros. El reto es aprender a amarnos a nosotros mismos igual que nos ama el Espíritu: de manera incondicional. Deberíamos querernos no por nuestros logros o por lo que hacemos por los demás, sino simplemente porque somos seres únicos. Es el principal mensaje que transmiten las personas que han estado al borde mismo de la muerte y han retornado a la vida. Se nos quiere y se nos valora mucho más de lo que creemos. Y podemos aprender a cuidarnos desde el amor (física, emocional, mental y espiritualmente) como cuidaríamos a un hijo muy querido. De esa forma, nuestra vitalidad se dispara automáticamente.

A las mujeres se nos ha enseñado a ser perfeccionistas, a estar continuamente de guardia, a hacer cosas por los demás sin pararnos a descansar hasta que no es absolutamente necesario. Con excesiva frecuencia comemos a la carrera, o pasamos horas y horas sentadas conduciendo o trabajando delante del ordenador. El ejercicio puede parecer otra cosa que encajar en una lista de cosas que hacer ya de por sí muy llena. Nos agotamos de cuerpo y de espíritu al intentar llevar a cabo todo lo que creemos que debemos hacer.

Pero nuestros cuerpos no están hechos para pasar largos periodos en posición sentada, ni para nutrirse de comida basura comprada en la ventanilla de un restaurante de comida rápida y consumida a toda prisa cuando el semáforo se pone en rojo. El descanso y el sueño son esenciales, como demuestra demoledoramente Arianna Huffington en su libro *Thrive* [Florecer] (Harmony, 2014). Llevar una vida falta de movimiento, de sueño y de comida nutritiva es extenuante y no sólo te envejece rápidamente, sino que sobrecarga tus sistemas inmune, endocrino y nervioso central. Para mí, el sueño es la medicina primordial. Dormir a pierna suelta resuelve casi todos mis problemas en el plazo de una o dos noches, porque estimula la vitalidad, del mismo modo que la estimula el hecho de liberarte de las emociones y creencias que te impiden expresar tu naturaleza divina. Y el movimiento cotidiano continuo (tan sencillo como levantarte y volver a sentarte unas 32 veces al día, cuando estás delante del ordenador o viendo la tele) fortalece las defensas y permite que los efectos saludables de la gravedad redunden en tu beneficio.

Es natural que tu sistema inmune sufra altibajos. Puede observarse cómo los linfocitos, o glóbulos blancos de la sangre, forman en la pared del útero espirales que crecen y decrecen con el ciclo menstrual, igual que la luna. De ahí que tengas las defensas bajas justo antes del periodo, y quizá notes que eres más propensa a coger resfriados o a sufrir migrañas y otros achaques durante esos días, justo antes y al principio de la regla (si es que sigues menstruando, claro está). Esa caída mensual de las defensas tiende a desaparecer después de la menopausia. Para reforzar tu sistema inmune, debes poner especial atención en cuidarte, razón por la cual el ciclo menstrual es una herramienta tan eficaz para aprender el arte del cuidado propio. No cuidarse, no dedicarse la debida atención, suele tener como resultado la aparición de calambres y síndrome premenstrual.

La maravillosa sanadora interior que todas llevamos dentro recibe su poder del sanador primordial: el Amor Divino (Dios). Cooperar con esa fuerza, permitir que aliente nuestras vidas, es la clave para curar nuestras heridas enconadas. La solución radica en pedir al Amor Divino que se lleve nuestra ira, nuestra tristeza y nuestro resentimiento por los traumas enquistados del pasado. Sólo cuando despertamos a nuestra sensibilidad exquisita y a nuestra naturaleza empática, somos capaces de reconocer la necesidad de curarnos. El dolor, en sus muchas manifestaciones (tanto físicas como emocionales), es en realidad el camino más eficaz hacia el Amor Divino. Sólo la conexión directa con lo Divino puede curarnos definitivamente.

El sanador primordial, el Amor Divino, es una especie de jardinero interior. Cuida las plantas sin preocuparse de que las malas hierbas ahoguen los brotes y tapen la luz del sol. Propicia el nuevo crecimiento. No es un guerrero dispuesto a luchar contra una enfermedad o contra un virus y a echarlos a patadas con ayuda de un ejército bien engrasado de pastillas y procedimientos médicos. Es un sanador que conoce el poder que entraña la capacidad del cuerpo de generar y regenerar células, tejidos, órganos y sistemas biológicos sanos. De ahí que podamos recurrir a él en busca de ayuda, en lugar de esperar sencillamente que nos cure un médico. Los médicos pueden ayudarnos a sanar, pero quienes de verdad se encargan de esa tarea son el propio cuerpo y lo Divino.

Hablando del cuerpo, una diosa ha de desembarazarse de esa creencia tan arraigada de que su cuerpo es impuro, feo o defectuoso. Hemos sido educadas en la creencia de que la experiencia de lo Divino es trascendente y de que el cuerpo, por el contrario, es sucio e impuro: hace caca, pis y sangra. Pero pese a que nos hayan enseñado a ver nuestro cuerpo como algo feo, sólo a través de él descubrimos nuestra naturaleza divina. Debería maravillarnos lo bellamente diseñados que están nuestros cuerpos y sus sistemas, y disfrutar de ese don precioso que consiste en contar con una sanadora interior: la capacidad de estimular nuestras defensas, de eliminar toxinas y reparar nuestras células. Somos un reflejo de la capacidad de la Madre Tierra para reciclarse y regenerarse: reabsorbemos las hormonas que no necesitamos cuando han cumplido su función, desechamos lo que ya no nos hace falta y creamos nuevas células y redes neuronales.

El cuerpo no está sin civilizar, no necesita que lo domen. Es el recipiente de nuestra energía vital creativa y el templo en el que debemos experimentar el paraíso terrenal: para eso está diseñado. Cuando tomamos conciencia de que estamos aquí para gozar del paraíso terrenal, empezamos a darnos cuenta de que nuestros cuerpos son el único lugar desde el que podemos hacerlo. Dejamos de negar nuestras necesidades y empezamos a liberarnos de las viejas toxinas emocionales y físicas que taponan nuestros centros de energía, a posesionarnos de nuestra energía y nuestra vitalidad y a despertar a nuestra sanadora interior. Es entonces cuando tiene lugar la verdadera magia: de la reinvención de nuestras vidas al renacer de nuestra salud.

MÁS QUE UNA SIMPLE RECETA

Mi comprensión de nuestra capacidad para conectar con la sanadora que todas llevamos dentro ha ido evolucionando con el paso de los años. En la facultad de medicina aprendí a coger un caso clínico, a hacer un diagnóstico, a identificar el tratamiento adecuado, a dar consejo (y quizá también una receta) y a mandar a la paciente a su casa confiando en que hiciera lo más adecuado para su salud. Posteriormente, me di cuenta de que ayudar a las mujeres a recuperar la salud es un proceso que implica muchas más cosas que unos cuantos consejos edificantes y una receta.

En la década de 1980, las mujeres acudían en manada a mi consulta porque tenía fama de tomarme en serio los síntomas del síndrome premenstrual, lo cual era poco frecuente entre los tocoginecólogos de aquella época. Les prescribía una dieta reductora del estrés: reducir la cafeína, el azúcar, el alcohol y el tabaco y tomar vitamina B, progesterona natural, y otros suplementos. Al poco tiempo de seguir mi consejo, mis pacientes me contaban que los síntomas habían desaparecido. Pero tres meses después muchas volvían al punto de partida. Habían dejado que las sustancias que debían evitar volvieran a colarse subrepticiamente en sus vidas, y su estrés cotidiano se mantenía en los mismos niveles que siempre. Ni que decir tiene que los síntomas también volvían a hacer acto de presencia.

¿Por qué mis pacientes no seguían obedeciendo las indicaciones de su doctora? No sabía cómo motivarlas para que adoptaran ese cambio de hábitos de manera permanente. Creía que la sensación de hinchazón, los dolores de cabeza, la irritabilidad y los cambios de humor serían estímulo suficiente para que respetaran el régimen que les había prescrito.

Al hablar con ellas, sin embargo, comencé a distinguir pautas comunes: traumas infantiles, abusos sexuales, recuerdos de maltrato, problemas conyugales sin resolver y toda clase de conflictos emocionales que afloraban durante los días previos a la menstruación. Comencé a establecer una relación entre traumas no resueltos y síntomas del síndrome premenstrual. Fue entonces cuando me di cuenta de que el ciclo menstrual nos brinda cada mes una oportunidad muy potente de conseguir una sanación profunda.

En aquel momento comencé a plantearme por qué tantas mujeres sufrían como parte de un ciclo biológico perfectamente natural que seguía el ciclo lunar de 28 días. ¿Por qué el Creador nos había hecho así? Con el paso del tiempo me di cuenta de que yo también me sentía profundamente sensible y en contacto con mi espíritu justo antes de tener la regla y durante los dos primeros días del periodo. Empecé a ver que no sólo era una experiencia de lo más corriente, sino también un don, una oportunidad para renovarme a todos los niveles. Piénsalo de este modo: justo antes y durante la regla, sube la marea. Y todo lo que hay en el fondo, todas esas cosas que no quieres ver, afloran a la superficie. La intensidad de tus emociones sirve como indicador de tus verdaderas necesidades: de descanso, de comida nutritiva, de placer, de cuidado, etcétera. Y eso no es malo. Sentir ira, tristeza, miedo o celos es una oportunidad de transformarte con la ayuda de la biología. Sírvete de tus emociones como de un sistema de navegación que te dirige hacia tus verdaderas necesidades. Aprende de lo que pueden enseñarte tus sentimientos.

Mientras estaba documentándome acerca de cómo viven las mujeres la menstruación en diversos lugares del mundo y a través de la historia, leí que ciertas tribus nativas de Norteamérica confiaban en el conocimiento intuitivo de las mujeres menstruantes para guiar a la tribu. Se me ocurrió que una mujer que se esfuerza por asumir un trauma o un abuso enquistado podía pasar ese momento tan sensible, justo antes y durante el periodo, en un estado de restauración y regeneración semejante al del propio útero. Podía sentirse en hondo contacto con la voz de su alma. Como escribí en *Cuerpo de mujer, sabiduría de mujer*:

> El flujo y reflujo de los sueños, de la creatividad y de las hormonas asociado con diferentes fases del ciclo nos brinda una oportunidad profunda de ahondar en la conexión con nuestro conocimiento interior. Para muchas mujeres se trata de un proceso gradual, un proceso que pasa por desenterrar nuestra historia personal y a continuación, día a día, pensar de manera distinta nuestros ciclos y convivir con ellos de forma consciente.[1]

Latham Thomas, autora de *Mama Glow: A Hip Guide to Your Fabulous Abundant Pregnancy* [Mamá radiante: guía de bolsillo para un embarazo maravilloso y feliz] (Hay House, 2012), profesora de yoga y *coach*, vive esta sabiduría en medio del ajetreo de Nueva York. Todos los meses se toma unos días libres durante su menstruación y los dedica a rejuvenecer. Del mismo modo que las mujeres indígenas se trasladaban a una tienda aparte mientras duraba su menstruo, Latham celebra así la naturaleza sagrada de ese momento. Es consciente, además, de que ese ritual de cuidado de sí misma, aplicado conscientemente, le proporciona energía y resistencia más que suficientes para compensar lo que quizá de otro modo podría considerarse una pérdida de tiempo. Esta pausa que se dedica a sí misma mensualmente resulta aún más asombrosa teniendo en cuenta lo difícil que a la mayoría de nosotros nos resulta desconectar en cualquier momento dado, y más aún en esta época de sobrecarga informativa.

Según Eric Schmidt, director ejecutivo de Google, actualmente los seres humanos producimos más información en apenas dos días de la que hemos producido desde los albores de la civilización hasta el año 2003.[2] A pesar de la revolución que han supuesto las tecnologías de la información, nuestra naturaleza cíclica ha permanecido inalterable durante milenios. Seguimos estando fuertemente ligadas a las mareas y la luna. Nuestras necesidades emocionales profundas no desaparecen sólo porque cada vez tengamos más cosas que hacer.

Para conseguir transformarse, una mujer tiene que entrar en contacto con las emociones que permanecen escondidas bajo la superficie de su conciencia. Tiene que entender que cada una de esas emociones es indicadora de una necesidad genuina. Necesita descansar y recibir apoyo, y escuchar a su sanadora interior, que la insta sabiamente a cambiar de hábitos.

Es precisamente cuando reunimos el valor necesario para hacerlo, cuando experimentamos la salud y el bienestar que constituyen nuestro derecho natural de diosas.

TU SISTEMA DE NAVEGACIÓN EMOCIONAL

La sanadora interior sabe que las emociones son un potente sistema de navegación capaz de guiarnos hacia lo que la sanadora Mercedes Kirkel denomina nuestros «atributos divinos». Las más densas y turbias, tales como la ira y la pena, hay que expresarlas y transformarlas para poder florecer. Esta liberación curativa la experimentamos a través del llanto, el movimiento y el sonido. Las culturas matriarcales de la antigüedad comprendían el poder del baile y el canto para sanar a la tribu y reconectar a la comunidad con la fuerza vital propiamente dicha. Al bailar, cantar o recitar, la gente experimentaba el abanico de las emociones al completo, de la alegría a la tristeza. Al fluir las lágrimas, la pena y la ira abandonaban el cuerpo y retornaban a la Fuente sagrada. Como escribía la autora Rita Schiano «Las lágrimas son un regalo que nos hizo Dios. Nuestra agua bendita. Nos curan al fluir».

Las así llamadas emociones «negativas» son un síntoma contundente de la existencia de necesidades insatisfechas, necesidades que forman parte de nuestra condición humana. Para la mayoría de nosotros, esto constituye una revelación. Todos tenemos la necesidad de entablar vínculos, de intimidad, de aprobación, de seguridad, de cariño, de enraizamiento y de descanso, por mencionar sólo unas cuantas necesidades. (En la página web del Center for Nonviolent Communication [Centro para la Comunicación No Violenta], www.cnvc.org, puede encontrarse una lista fabulosa de necesidades humanas, además de un inventario de emociones.) Pero a la mayoría se nos ha inducido a creer que debemos supeditar de un modo u otro nuestras necesidades a las necesidades de los demás. Cuando esto sucede, nuestras emociones tienen que gritar cada vez más alto (con frecuencia a través de síntomas psíquicos) para llamar nuestra atención.

La próxima vez que sientas ira o resentimiento, siéntate a hablar con ese sentimiento, no te culpes a ti misma por lo que sientes, ni culpes a otra persona. No mates al «mensajero». Quédate con lo que estás sintiendo para poder descubrir cuál es el mensaje que hay detrás. Luego pregúntate: «¿Qué es lo que necesito en este momento y no tengo?» A continuación, haz explícita esa necesidad. He aquí un ejemplo: tienes prisa, estás esperando para aparcar en un sitio concreto y alguien se te cuela y aparca antes que tú. En ese momento sientes ira o frustración. Tómate un momento y deja que el sentimiento te embargue por completo. Siente esa emoción plenamente, sin intentar cambiarla. Luego pregúntate: «¿Qué necesito?» La respuesta podría ser una de las siguientes: más tiempo libre para no ir siempre con prisas; respeto por parte del otro conductor; dormir más para no estar siempre tan alterada. El simple hecho de reconocer una necesidad es el primer paso para conseguir satisfacerla.

El doctor Mario Martínez señala asimismo el valor de la justa ira: esa que se inflama cuando se comete una injusticia con alguien que nos rodea o con nosotras mismas. Por ejemplo, si alguien se pone grosero con una camarera que te está atendiendo, es absolutamente saludable expresar qué sientes al respecto, en lugar de permanecer en silencio. Debemos permitirnos sentir esa justa ira cuando lo reclama la situación y emprender alguna acción saludable de acuerdo con las circunstancias, aunque a veces esa acción sólo pueda consistir en esperar a llegar a casa para desahogarnos.

Afirma que tienes el poder de cubrir esa necesidad, ya sea a través de otra persona o a través de tu vínculo con lo Divino. Al escuchar el mensaje que te transmiten tus emociones y prestarles la atención que merecen, puedes experimentar la existencia intemporal, en lugar de verte lastrada por viejos resentimientos y pensamientos que te afectan a nivel celular. Puedes incorporar alegría, generar óxido nítrico y conectar con la sabiduría de tu sanadora interior para restaurar tu cuerpo, tu mente y tu espíritu.

CÓMO FUNCIONA TU SANADORA INTERIOR

Las enfermedades no surgen de la nada. Son el resultado final de un proceso que tarda tiempo en desarrollarse. Son, literalmente, un desequilibrio del sistema que suele ser consecuencia de años y años de negligencia y abandono de todo aquello que genera buena salud, como el placer, las emociones exaltantes y la justa ira, cosas que, en su mayoría, no nos han sido transmitidas culturalmente. Si se escuchan los mensajes que envía el cuerpo y se les hace caso, con frecuencia pueden prevenirse enfermedades o se les puede poner remedio antes de que se cronifiquen.

La mayoría de nosotras compartimos la creencia, apoyada culturalmente, de que la enfermedad y las dolencias físicas son inevitables. Son normales en nuestra cultura, sí, pero si nos fijamos en las denominadas Zonas Azules del globo, tales como Okinawa (Japón) o Icaria (Grecia), lugares con una concentración inusualmente alta de personas mayores sanas, en las que reparó por primera vez el viajero y explorador Dan Buettner, descubrimos que la mala salud no tiene por qué ser la tónica dominante.

Las enfermedades degenerativas crónicas más frecuentes hoy en día (dolencias cardiovasculares, artritis, cáncer, demencia y diabetes) tienen su origen en la presencia crónica de niveles elevados de cortisol, la hormona del estrés. Los niveles elevados de cortisol, unidos a una dieta rica en azúcares que causa el desequilibrio de los niveles de glucosa en sangre, ocasionan resistencia a la insulina, inflamación crónica y oxidación, que son la causa primera de todas las enfermedades degenerativas crónicas. La inflamación, si no se controla, daña los tejidos que recubren los vasos sanguíneos, y los vasos sanguíneos dañados atraen a las plaquetas, que se acumulan y se adhieren a sus paredes formando placas. El resultado es el endurecimiento de las arterias, que también tiene lugar en el cerebro. La oxidación causa, a su vez, daño celular que afecta especialmente a las mitocondrias, los centros energéticos de las células.

La inmensa mayoría de los cánceres también se desarrollan con el tiempo y por etapas. En un cuerpo sano, las células se reproducen y luego mueren para ser sustituidas por otras nuevas, menos propensas a mutaciones. Uno de los efectos esenciales de la muerte celular, o apoptosis, es la eliminación de las células mutadas antes de que puedan replicarse y comenzar a formar tumores. La muerte celular la desencadenan las mitocondrias. Si el ADN de una célula está dañado por una mutación (en la mayoría de los casos, por más de una), puede que las mitocondrias de esa célula no cumplan su función como es debido. La célula dañada sigue viviendo y reproduciéndose, alimentada por promotores biológicos tales como el exceso de estrógenos o glucosa y las grasas trans. Al cúmulo de células mutadas que resulta de ello se le denomina desde hace mucho tiempo «carcinoma in situ», es decir, un cáncer (carcinoma) situado en un lugar concreto y bien delimitado (in situ). Ello significa, además, que el cáncer, todavía microscópico, no ha invadido los tejidos circundantes. Al carcinoma in situ se le denomina con frecuencia cáncer en fase 0: una denominación desacertada que ha inducido a miles de personas a recibir tratamientos que no necesitaban. Ello se debe a que hasta hace poco no entendíamos la biología de este tipo de células. El investigador H. Gilbert Welch, experto en diagnóstico del cáncer, llama a este tipo de cúmulos «cosas con las que moriremos, pero de las que no moriremos».[3] En la inmensa mayoría de los casos, el sistema inmune impide que las células anómalas sigan creciendo. Por desgracia, son estas mutaciones benignas e inofensivas las que con más frecuencia se detectan en las pruebas de cribado.

También es cierto que, cuando el sistema inmune no destruye las células anómalas, éstas pueden convertirse en un cáncer invasivo si se forma una red de vasos sanguíneos que les aporte nutrientes. En ese caso, las células se disgregan y viajan a través de la corriente sanguínea hasta otras partes del cuerpo, produciéndose entonces lo que se conoce por «metástasis». Las fases del cáncer se determinan conforme a su grado de metástasis, siendo la fase 4 la más invasiva y extendida. Casi todas las muertes por cáncer se producen en esta fase.

Ahora, pongamos las cosas en perspectiva. La forma convencional de abordar el cáncer es el «diagnóstico precoz», debido a la creencia de que eliminar el cáncer mediante la cirugía, la radiación o los fármacos cuando se halla en sus primeras fases de desarrollo es la forma más eficaz de curarlo. Por desgracia, este enfoque dista mucho de ser benigno. Hay que tener en cuenta que todos producimos diariamente células cancerosas y que nunca nos enteramos porque nuestro cuerpo tiene la capacidad de curarse a sí mismo. Un estudio publicado en el número de noviembre de 2008 de la revista *Archives of Internal Medicine* hizo un seguimiento de más de 200.000 mujeres de nacionalidad noruega con edades comprendidas entre 50 y 64 años, durante dos años consecutivos. La mitad se sometieron a mamografías y reconocimientos periódicos, mientras que la otra mitad no llevó a cabo ningún examen regular. Las mujeres sometidas a pruebas de cribado presentaban un 22 por ciento más de cáncer de mama que el grupo que no se sometió a ellas. Los investigadores concluyeron que probablemente las mujeres que no habían sufrido pruebas periódicas tenían el mismo número de cánceres, pero sus cuerpos habían corregido las anomalías por sí solos.[4]

¿Qué sucede cuando aplicamos métodos demasiado agresivos al intentar «arreglar» problemas que nuestro cuerpo podría solventar de manera natural? Desde 1980, cuando comenzaron a aplicarse masivamente las mamografías, se ha diagnosticado a 1,3 millones de mujeres con presunto cáncer de mama que en realidad no era más que un carcinoma ductal in situ que nunca se habría manifestado clínicamente. Se ha diagnosticado a demasiadas mujeres y a continuación se las ha sometido a un tratamiento desproporcionado que puede incluir mastectomías bilaterales, radiación o fármacos para erradicar el cáncer. Sólo en 2008 se sobrediagnosticó de cáncer de mama a 70.000 mujeres. Aunque es evidente que algunas se beneficiaron de un diagnóstico temprano, no puede decirse lo mismo de la inmensa mayoría.[5] (En el capítulo 4 hablaré con más detalle de la salud mamaria.)

Todas conocemos a mujeres que han muerto de cáncer de mama, de modo que parece una amenaza muy tangible para nuestra salud. Aun así, la mayoría de las mujeres sobrestima su riesgo a morir de esta enfermedad. Entre un 60 y un 80 por ciento de los casos de cáncer de mama se producen en la posmenopausia, no son agresivos y no evolucionan en metástasis. Así pues, si bien el cáncer de mama puede darse en mujeres más jóvenes o ser agresivo, ninguna de esas dos circunstancias es la más corriente. Resulta fácil olvidarlo cuando pasas por el parque de tu barrio durante el mes de concienciación contra el cáncer de mama y ves un campo lleno de siluetas rosas de mujeres que representan las muertes por cáncer de mama, una instalación ideada para asustarte y empujarte a hacerte una mamografía. La educación y la concienciación respecto a cualquier enfermedad puede distorsionar nuestra percepción del riesgo y generar un montón de miedo innecesario. (Para más información sobre el cáncer de mama en la posmenopausia, véase www.breasthealthcancerprevention.com.)

Si queremos promover la concienciación, he aquí de lo que tenemos que ser conscientes en todo momento: de que el cuerpo es una creación maravillosa diseñada por el Creador para hallarse en constante estado de regeneración y repararse a sí misma, a fin de mantener todos sus sistemas en funcionamiento. Las células se reemplazan constantemente por otras sanas. Tu cuerpo está diseñado para interferir en la evolución de una enfermedad en cualquier momento e impedir, frenar o revertir el proceso a fin de devolverte a tu estado de salud natural. Tu sistema inmunológico está diseñado para ponerse en marcha y combatir cualquier patógeno o germen que penetre en el organismo. Al tomar decisiones que fortalecen tu sistema inmune (como, por ejemplo, encontrar cosas que te produzcan alegría), éste se vuelve más capaz de asediar, debilitar y eliminar los patógenos.

Las herramientas de la medicina occidental deberían emplearse cuando es apropiado hacerlo, pero no como primer y único recurso para preservar la salud y fomentar la intemporalidad. Un médico puede ayudarte a vigilar síntomas de desequilibrio y a prestar atención a las señales que indican que debes tomar medidas para fortalecer tu salud, pero quien de verdad cura es el Creador que opera dentro de ti. La verdadera salud procede del Amor Divino e insufla vitalidad a tu cuerpo.

LA PRESCRIPCIÓN DE MEDICAMENTOS

Un 75 por ciento de las personas mayores de 65 años se medican y toman, de media, cinco fármacos distintos.[6] La mayoría de esos fármacos son innecesarios. La «tribu» con la que me relaciono vive una realidad completamente distinta. He oído decir a mi amiga y colega la doctora Gladys McGarey: «Noventa y tres años y ni un solo fármaco». Gladys sigue promoviendo activamente el cambio de la cultura médica, participando en campañas de presión en Washington y viajando por el mundo para mejorar la salud materna y fetal. El hecho de que aceptemos irreflexivamente que existan «fármacos para personas mayores» indica una mentalidad que impulsa a la gente a ver el envejecimiento como un proceso inevitable de declive y deterioro.

Si tienes una dolencia crónica que hay que tratar, puedes beneficiarte de la acción de medicamentos que atajan los síntomas y que, en algunos casos, detienen procesos como la inflamación o controlan estados como la tensión alta. Pero hazte un favor a ti misma: cada día, cuando te tomes tu medicina, afirma tu capacidad para estar bien, sana y completa. Es muy posible que tu necesidad de tomar esa pastillita desaparezca por sí sola. ¡Entre tanto, da gracias por tener a mano un medicamento útil!

A pesar de que la medicina occidental se centra demasiado en la cirugía y la farmacología, hay algunas noticias esperanzadoras en el frente médico. Las mejoras incluyen el tratamiento en equipo, como en el caso de los tocoginecólogos que reúnen equipos de obstetricia compuestos por profesionales médicos de distintas áreas. Kaiser promueve las citas conjuntas para diabéticos y otros grupos de enfermos que pueden intercambiar consejos y formar círculos de apoyo y bienestar, tanto *online* como presenciales. Las facultades de medicina enseñan a sus estudiantes que la inflamación y la enfermedad tienen su proceso, y los tocoginecólogos están cuestionando por fin la alta tasa de cesáreas y partos inducidos, que han duplicado la tasa de mortalidad maternal en los últimos treinta años. La inducción del parto también ha contribuido al nacimiento de demasiados bebés prematuros, ¡simplemente porque nos sentimos impulsados a intervenir! En este sentido, el embarazo constituye una metáfora excelente: el cuerpo tiene su propio tempo interno, y debemos dejar de intervenir agresivamente para intentar controlarlo. Conforme vaya aumentando el número de pacientes y de médicos que reconocen esta realidad, iremos viendo más cambios en nuestros sistemas sanitarios. Pero más vale que esperes sentada. Accede a tu poder de sanación ahora. Está ahí, esperándote.

¡NO TEMAS A TUS GENES!

Los genes son un mapa, no un destino. Me preocupa que tantas mujeres se hayan dejado influir para someterse a intervenciones quirúrgicas drásticas por miedo a que sus genes las traicionen. En la actualidad hay mujeres que se someten voluntariamente a una doble mastectomía no sólo después de tener cáncer de mama, sino, en ocasiones, sólo por miedo a poder desarrollarlo porque son portadoras de una mutación genética que podría suponer un riesgo elevado para ellas. Toda mujer merece respeto por decidir sobre su salud, pero la historia que nos cuentan los medios de comunicación viene a decirnos, poco más o menos: «Madre valiente sacrifica sus pechos para que sus hijos no sufran». No sabemos, en ningún caso dado, cómo se ha calculado el riesgo de desarrollar un cáncer, y asignar una cifra al riesgo que corre un individuo es muy difícil con nuestros conocimientos actuales. Lo que los medios de comunicación suelen ignorar por completo es el papel que desempeña la epigenética, es decir, la expresión de los genes, en el desarrollo de la enfermedad. Los científicos saben ahora que nuestro ADN contiene no sólo un código en forma de genes, sino también algunos de los resortes que activan ciertos genes en determinado momento y hasta un grado concreto. Y sobre la epigenética tenemos más control del que suele creerse.

En la década de 1990, cuando comenzó el Proyecto Genoma Humano, los investigadores creían que iban a identificar más de 120.000 genes. Sin embargo descubrieron, para su asombro, que sólo tenemos 25.000: menos de los que hay en una mazorca de maíz o en una mosca de la fruta. Lo que determina la inmensa mayoría de nuestras experiencias no son los genes, sino la *expresión* de los genes. La ciencia de la epigenética está aún en sus albores, pero sabemos ya que la expresión de los genes está fuertemente influida por las creencias y las emociones, así como por el estilo de vida. El denominado ADN «basura», que al principio se pensó que era código duplicado sobrante, puede ser la clave para entender la expresión genética y para aprender cómo influir en ella. El hecho de que inicialmente se creyera que esta parte esencial de nuestro ADN era «basura» sólo porque no le veíamos propósito alguno dice mucho sobre nuestra cerrazón de miras respecto a la increíble complejidad del organismo humano.[7]

Los científicos saben que el ADN refleja la herencia genética de tus padres, de los padres de tus padres y de tus ancestros. Cabe asimismo la posibilidad de que también refleje sus experiencias emocionales. A medida que los investigadores vayan descubriendo más cosas sobre nuestro ADN, tal vez descubramos que los traumas de nuestros antecesores han quedado grabados en forma de código en nuestras células. Diversos experimentos con ratones demuestran que la aversión a ciertos olores se transmite a la progenie cuando los padres han sido adiestrados para evitar determinado olor recibiendo una descarga eléctrica cada vez que lo percibían.[8] Sabemos que un historial familiar de dolencias coronarias puede tener como resultado que miembros cercanos de una misma familia tengan en común genes y marcadores genéticos, pero, si echamos la vista atrás, a menudo vemos en la historia de una familia corazones atormentados, rotos o a los que se ha impedido amar plenamente. La gente de mi familia tiende a morir prematuramente de alguna enfermedad cardiovascular. Mi abuela materna murió de un infarto a los 68 años. Mi madre, que tiene casi 90, dice sin embargo: «Eso a mí no me incumbe». Ella no vive sometida a las restricciones emocionales que tuvo que soportar su madre, y lleva una vida activa y saludable. Si en efecto tiene un «mal gen» relacionado con las enfermedades coronarias, no se ha manifestado aún y puede que nunca lo haga.

Las energías ajenas a nuestro cuerpo también influyen sobre nuestra salud. Nadie es una isla, y las creencias de nuestro entorno cultural y de nuestros familiares y amigos siempre nos afectan. Puede que también te descubras haciendo tuyas empáticamente las emociones de otras personas, lo cual afectará a tus niveles de estrés. ¿Nunca has terminado una conversación o incluso una llamada telefónica con la sensación de que podrías echarte y quedarte dormida de inmediato? Se debe a que tu interlocutor te ha vaciado, literalmente, de energía vital. El doctor Mario Martínez señala que la vivencia que tenemos de nuestra salud depende también en gran medida de las creencias propias de nuestro entorno cultural. Las migrañas son un ejemplo de ello: se perciben y se tratan de manera muy distinta según los países. En Francia se consideran relacionadas con el hígado. En Inglaterra se cree que tienen un origen digestivo. Y en Estados Unidos se piensa que son neurovasculares. De ahí que los tratamientos difieran de país en país.

La radiación y la contaminación son sólo dos agentes externos que influyen en lo que ocurre en nuestro cuerpo y en la expresión de unos u otros genes. La radiación ocasiona daños en el ADN que pueden derivar en cáncer a menos que se ataje el proceso de degeneración celular. Por suerte, la luz del sol (que produce radiación) también ayuda a que el cuerpo genere vitamina D, un nutriente esencial para la buena salud. De hecho, los expertos calculan que tener niveles óptimos de vitamina D reduce el riesgo de padecer cáncer ¡a la mitad!.

Es contraproducente preocuparse por la genética y por si heredemos las enfermedades y dolencias frecuentes en nuestra familia. Lo problemático no es la genética en sí, sino la preocupación por que pueda tocarte una enfermedad terrible, unida a las situaciones de estrés prolongado causadas por un sistema de creencias pusilánime y pesimista. El hecho de que tengas el gen de una determinada enfermedad no significa automáticamente que ese gen vaya a expresarse. Se calcula que el 80 por ciento de las enfermedades comienza en la mente. El sanador metafísico Edgar Cayce afirmaba: «El espíritu es la vida; la mente, el constructor, y lo físico, el resultado». Dicho de otra manera: trabaja con el Espíritu para diseñar la casa (tu salud) y deja que tus ideas, creencias y emociones sirvan para edificarla. Si te gusta más la idea del jardín como metáfora, puedes pensar en el Espíritu como en el viento, la lluvia y el sol. La mente planta las semillas y el cuerpo es el jardín. ¿Vas a plantar miedo o vas a plantar fe y a abonarla con una mentalidad positiva y con costumbres saludables?

Cuando optas por cuidarte concentrándote no sólo en la salud física de un órgano o de un sistema concretos, sino relajándote en tu unicidad con el Creador (física, emocional y espiritualmente), estás influyendo en la expresión de tus genes. Ama y vive con plenitud de corazón, libre de cualquier miedo a lo que pueda estar codificado en tu ADN. No puedes cambiar tus genes, pero tus patrones emocionales heredados sí. He aquí una oración que puede inspirarte: «Divino Amado, por favor, hazme cambiar para que confíe plenamente en mi cuerpo y en mis genes».

DEJA QUE TU SANADORA INTERIOR GUÍE TUS DECISIONES

¿Debes hacerte pruebas para saber si tienes genes que, de llegar a expresarse, causarían una enfermedad o una dolencia grave? Mi opinión es que debes decidir basándote en lo que pienses hacer con esa información, y preguntarte si de verdad necesitas esa información. ¿Vas a introducir cambios positivos en tu estilo de vida para reducir tus probabilidades de desarrollar esa enfermedad? Si es así, ¿por qué no los haces de todos modos? Y si vas a servirte de los resultados negativos como excusa para no cuidar al máximo de tu cuerpo, ¿de qué crees que serviría hacerte las pruebas? Menos del 5 por ciento de los cánceres están asociados con la genética. Descubrir que tienes, pongamos por caso, la mutación del gen BRCA1 asociada con el cáncer de mama no significa que vayas a tener cáncer de mama. Pero descubrir que la tienes tampoco significa que no vayas a desarrollar el cáncer. Es más: las pruebas genéticas pueden ser muy poco fiables porque suelen secuenciar una pequeña muestra de tu genoma completo, de modo que tomar una decisión basada en un test genético es como intentar descubrir la personalidad de un individuo mirando su fotografía.

En el historial familiar de una mujer llamada Naomi está muy presente un trastorno autoinmune que afecta a los pulmones, mortal y para el que no existe tratamiento. No se puede ralentizar su desarrollo, ni tiene cura: la única esperanza es un trasplante de pulmón. Naomi ha perdido a varios familiares cercanos por culpa de la enfermedad, entre ellos a su madre, y sabe que, si quisiera, podría hacerse diversas pruebas clínicas para determinar sus probabilidades de desarrollarla. También hay un test genético que demostraría si ha heredado una mutación que puede estar asociada con la enfermedad. Sin embargo, ha decidido no hacerse pruebas genéticas ni análisis de la función pulmonar, y ha optado por llevar una vida lo más saludable posible y por mantenerse informada de los avances médicos que permiten abrigar esperanzas para las personas que desarrollan la enfermedad. En sentido figurado, respira a pleno pulmón: libre del miedo a decepcionar a los demás, a herir sus sentimientos. El perfeccionismo y el afán por complacer a los demás, afirma ella, constituyen un rasgo de su familia que se niega a perpetuar con su conducta y a transmitir a sus hijos.

Naomi afirma que, cuando era niña, veía que, cada vez que su madre o la hermana de su madre se enfadaban la una con la otra, evitaban la confrontación y se quejaban a su madre, que a su vez trasladaba el mensaje a la otra hermana. Como nunca se enfrentaban directamente, las tres sufrían unos niveles de ansiedad muy altos. ¿Cómo vas a relajarte cuando nunca sabes si alguien a quien quieres está enfadado contigo? Naomi creció siguiendo el patrón de conducta de su madre, es decir, intentando leerle el pensamiento a la gente, andándose siempre con pies de plomo y preocupándose constantemente por si alguien estaba enojado con ella. En cierto momento se dio cuenta de que sus pautas de conducta ansiosas resultaban demasiado penosas para seguir manteniéndolas. Comenzó a hacer ejercicio con regularidad y a someterse a terapia cognitiva conductista para aprender a romper los mecanismos mentales de su ansiedad. Cuando su madre desarrolló la enfermedad y tuvo que empezar a usar bombonas de oxígeno para respirar, Naomi se inició en la práctica de la meditación autoconsciente. «Cuando vi lo aterrorizada que estaba mi madre por no poder respirar con facilidad y le oí decir que su mayor miedo era morir asfixiada, comprendí que aprender a respirar en todos los sentidos de la palabra era esencial para mi bienestar. Supe que tenía que aflojar el ritmo, centrarme en mi vida y dejar de correr de acá para allá preocupándome por todos y por lo que pensaran de mí.»

Naomi siente que se está sirviendo de su sanadora interior como inspiración para cobrar conciencia de todas las facetas de su ser y no tener que desarrollar la enfermedad. Los trastornos autoinmunes, un 80 por ciento de los cuales se dan en mujeres, aparecen cuando el sistema inmune ataca los tejidos del propio cuerpo: básicamente, es el organismo el que se ataca a sí mismo. Resulta interesante que muchas mujeres desarrollen enfermedades de tipo autoinmune después de sufrir el estrés crónico de tener que cuidar durante años a sus padres ancianos o enfermos.

Naomi no tiene ningún interés en seguir ese camino. La ira y la inflamación celular presentes en su cuerpo y en su espíritu no le estaban haciendo ningún bien, y decidió que prefería estar sana y feliz a aferrarse a su viejo resentimiento, aunque creyera tener todo el derecho a sentirlo. «Era horrible tener que dedicar tanto tiempo a cuidar a los demás, y que mi decisión de dar tanta prioridad a mis padres tuviera como consecuencia el descuido de las necesidades de mi familia y de las mía propias, pero era decisión mía y opté por aceptar que yo la había tomado, aunque no estuviera satisfecha con las consecuencias», explica.

Lo peor que puedes hacer por tu salud es aferrarte a la ira, al miedo y a la tristeza, en lugar de liberarlos. Necesitas que tu energía vital sea fuerte para que pueda apoyar la reparación y la regeneración celulares, reducir los niveles de inflamación y cortisol, estabilizar el nivel de azúcar en sangre y disminuir el estrés oxidativo (la actividad de los radicales libres en el cuerpo, de la que hablaremos más adelante). Naomi está escuchando a su sanadora interior y tomando decisiones inspiradas, decisiones guiadas por lo divino, no fundamentadas en el miedo. Es consciente de la importancia de fortalecer sus defensas aprendiendo a aceptarse, desprendiéndose de su ansiedad respecto a la opinión que tengan los demás sobre ella, y manteniéndose en contacto con su sanadora natural.

Disminuir los estresores emocionales y evitar los tóxicos ambientales son dos cosas que pueden ayudar a tu sanadora interior tanto a cuidar el jardín de tu salud como a elegir que no se expresen los genes de la enfermedad. ¡Y también es importante relajarse y darse cuenta de que es imposible evitar todos los tóxicos constantemente!

¡QUE NO TE ASUSTEN LOS RESULTADOS DE TUS ANÁLISIS!

Las cifras de una prueba diagnóstica pueden ser indicadores útiles de la existencia de una dolencia que es necesario tratar, pero no les atribuyas demasiada importancia ni dejes que te preocupen. Según Gerd Gigerenzer, director del Centro Harding de Berlín y autor del libro *Risk Savvy* [Entendido en riesgos] (Viking, 2014), tanto médicos como pacientes tienden a sobrestimar el riesgo de contraer enfermedades de toda índole, lo que conduce, en general, a un exceso de procedimientos innecesarios. Lo cierto es que tus pensamientos y creencias tienen un impacto mucho mayor sobre tu salud que los resultados de tus análisis médicos (al igual que tienen un impacto mucho mayor sobre tu salud que tus genes). Una vez vi a un hombre en la unidad de cuidados intensivos, intubado y con un nivel de oxígeno tan bajo que debería haber estado inconsciente, incorporarse y escribir su testamento y últimas voluntades en un bloc amarillo. Debería haber sido imposible, pero su mente obligó a su cuerpo a seguir su dictado. También he visto mucha gente sana y llena de energía de más de 80 años con niveles de colesterol por encima de 300. Por suerte, nadie les recetó estatina para disminuir un nivel de colesterol, que, evidentemente, no les estaba ocasionando problemas de salud.

Las pruebas médicas son mucho menos fiables de lo que piensa la mayoría. ¿Cuánta gente ha ido al médico y ha salido convencida de que estaba fuerte como un roble porque los resultados de sus análisis eran buenos, y al día siguiente le ha dado un infarto? Y, al contrario, ¿a cuánta gente que se sentía perfectamente no le han diagnosticado una enfermedad incurable y ha muerto en cuestión de meses? Cuando a un paciente se le da una mala noticia, suelen ser la propia noticia y la reacción de estrés hormonal que genera lo que precipita el curso de la enfermedad. De hecho, la investigación ha demostrado que las hormonas del estrés producen sustancias que aceleran el crecimiento de ciertos tipos de cáncer.[9]

A veces los resultados de los análisis evidencian la existencia de un problema y, al repetirse las pruebas, dan resultados normales. Yo he mandado al quirófano a varios pacientes sólo para descubrir que la anomalía que iba a tratar había desaparecido ya. Esto es algo que sucede con más frecuencia de la que nos hacen creer. Además, los médicos también somos humanos y nos equivocamos. Un mismo informe de biopsia pueden leerlo cinco patólogos distintos y dar cinco interpretaciones divergentes. Otras variables que pueden afectar a la precisión de cualquier prueba médica son el laboratorio en el que se analizan los resultados, quién está de guardia esa jornada y la hora del día a la que se interpretan los análisis.

El problema de las pruebas de cribado es que, cuando encuentras una anomalía, estás obligado a seguir buscando más cosas: los médicos no queremos «perdernos» nada. Es algo que forma parte del sistema y de nuestro adiestramiento. Tanto a los médicos como a los pacientes les cuesta adoptar una actitud de «ya veremos» y poner el énfasis en adoptar hábitos de vida más saludables. Un ejemplo de ello es el examen pélvico bimanual. Si no tienes ningún síntoma de enfermedad o trastorno de salud, no hay razón para que tu tocoginecólogo se ponga los guantes, te meta dos dedos en la vagina y te presione el vientre para palpar tu útero y tus ovarios. A mí me enseñaron a hacerles esto a todas las pacientes. Y en más ocasiones de las que me atrevo a admitir palpaba algo de lo que no estaba muy segura y mandaba a la paciente a hacerse una ecografía.

Después, si no obtenía resultados concluyentes, tenía que darle cita para una laparoscopia: una operación que requiere anestesia general. En la mayoría de las ocaciones todo era normal. En cambio, a veces encontraba cosas que no me esperaba (como una endometriosis) en una mujer completamente sana y sin ningún síntoma. La experiencia me ha enseñado que tener un diagnóstico no significa que de verdad estés enferma.

Cada vez somos más conscientes de que hemos sido demasiado agresivos al tratar síntomas que indican que *podría* darse un problema en el futuro. Ya he hablado de los inconvenientes de las mamografías, que, debido a las nuevas máquinas de alta resolución, detectan cada vez mayor número de lesiones que no tienen por qué causar ningún problema de salud. La citología vaginal es otra prueba que habría que replantearse. No hay prácticamente ningún motivo para que una mujer se haga anualmente un test de Papanicolau si está sana. En Estados Unidos estamos gastando 5.400 millones de dólares anuales en citologías vaginales y 1,2 millones en análisis de seguimiento para descubrir a un 1 por ciento de mujeres cuyas células cervicales indican que podrían tener alguna patología. El cáncer cervical está en declive, y en 2002 la tasa era ya de apenas 8,2 por 100.000 mujeres. La Sociedad Americana de Colposcopia y Patología Cervical recomienda ahora que las mujeres se hagan pruebas para detectar el cáncer cervical cada cinco años, y no anualmente, si su citología cervical (es decir, el test de Papanicolau) da negativo y no indica la presencia de VPH (virus del papiloma humano).[10] Y por suerte la inmensa mayoría de las mujeres con un sistema innume sano eliminan por sí solas el VPH de su organismo. Dicho de otra manera, que este virus no representa un problema en la inmensa mayoría de los casos.

Naturalmente, si tienes dolores, si manchas, si notas hinchazón o secreciones anormales debes averiguar qué está pasando en tu cuerpo y en tus emociones. Pero si caes en el error de pensar que los análisis médicos equivalen al cuidado de la salud, no conseguirás conectar con tu yo más sano y vitalista. Te encontrarás en una especie de limbo, esperando a que pase algo malo, en vez de en un estado de florecimiento y esplendor vital. Adelante, hazte pruebas, pero, si no te gustan los resultados, aborda el problema con el poder de la mente y de las emociones, y luego vuelve a hacerte las pruebas. Y no te sorprendas si el resultado es muy distinto.

Hay, sin embargo, ciertas pruebas que pueden ayudarte de verdad a mejorar tu salud. Chequear el nivel de azúcar es una de ellas. Tu nivel de azúcar en sangre no debería exceder los 85 mg/dl y, una hora después de comer, no debería ser superior a 120 mg/dl. Es útil tener un glucómetro (se pueden comprar en cualquier gran almacén por unos 15 o 20 euros) y utilizarlo con regularidad para saber exactamente qué comidas y actividades elevan en exceso tu nivel de azúcar en sangre. También es útil medir el nivel de insulina, y es una excelente idea chequear los niveles de vitamina D. Para la vitamina D, hazte un análisis de sangre 25(OH)D, no un 1,25(OH)2D. Es el 25(OH)D el que te dirá cuánta vitamina D tienes en sangre. Puedes hacerlo a través de tu médico de cabecera o de un laboratorio *online* (consulta en el apartado «Recursos» los laboratorios *online* que recomiendo). Tu nivel de vitamina D debería estar entre 40 y 80 ng/ml, y por lo general hacen falta al menos 5.000 UI de vitamina D por día para alcanzar esos valores y mantenerlos. Conviene que te asegures de que tu tensión arterial está en torno a 120/70, punto arriba, punto abajo. Fíjate en que los valores que cito aquí para el azúcar en sangre son más bajos de lo que establece la medicina convencional, y los niveles de vitamina D más altos. Ello refleja la diferencia entre niveles óptimos y niveles mínimos. Las diosas intemporales siempre buscamos lo óptimo.

Así pues, aunque la medicina moderna y las pruebas diagnósticas tienen su lugar, nunca subestimes el poder de tus creencias para mejorar tu salud, o para empeorarla. El doctor Andrew Weil, escritor y experto en terapias alternativas, me dijo hace años que uno de los mayores pecados de la medicina moderna es su capacidad para minar la seguridad de las personas respecto a sus propias percepciones. Si crees que tus sensaciones respecto a tu estado de salud contradicen los resultados de tus pruebas médicas, cuestiona los resultados. Ed Koch, ex alcalde de Nueva York conocido por su campechanería, solía situarse junto a las bocas de metro para estrechar la mano de los transeúntes y preguntarles: «¿Qué tal lo estoy haciendo?» Las pruebas médicas son para preguntar «¿Qué tal lo estoy haciendo?» y comprobar si, en efecto, te estás cuidando bien o no. No están hechas para provocar ansiedad respecto a posibles indicios de desastre.

Y recuerda esto: da igual cuál sea tu diagnóstico, siempre hay esperanza. En los últimos veinte años hemos avanzado mucho en la comprensión de las relaciones mente-cuerpo y de su influencia sobre el estado físico. Así, por ejemplo, en su libro *El placebo eres tú*, el doctor Joe Dispenza documenta una extensa investigación (hecha utilizando modernas técnicas de análisis neuronal) que demuestra que es del todo posible aprender a cambiar la biología de nuestro cerebro y de nuestro cuerpo dominando el poder del placebo. Es decir, que, cuando esperas que algo funcione, funciona de verdad. Y en sus estudios de personas con cáncer avanzado que han experimentado una reversión inexplicable, la doctora Kelly Turner, autora de *Las nuevas claves de la curación natural del cáncer y otras enfermedades* (Ediciones Gaia, 2015), ha identificado numerosos factores que favorecen la supervivencia incluso cuando se agotan los recursos de la medicina moderna. Muchos de esos factores son idénticos a los que recomienda el Programa Diosa Intemporal, tales como liberar las emociones reprimidas, aceptar el apoyo social, ahondar en la comunicación espiritual, cambiar de dieta, etcétera.

Cuanto antes reacciones ante cualquier dolencia, mayores serán tus posibilidades de solventarla para bien, y eso incluye cosas tan fastidiosas como las alergias. Confía en el Amor Divino y haz uso del efecto placebo generando creencias positivas sobre tu salud y tu capacidad de retornar a un estado de bienestar. Reconoce el poder de la mente para crear la enfermedad y también la salud. Y evita hablar crónicamente en términos negativos de ti misma, un hábito éste en el que caemos demasiadas mujeres. Es increíble la cantidad de veces por hora que podemos fustigarnos con autocríticas. La escritora Anne Lamott afirma que la mente es con excesiva frecuencia una mala vecina ¡y que no deberíamos llamar a su puerta solas!

No es mi intención dar a entender que, si tienes problemas de salud, en cierto modo la culpable eres tú. Nada de eso. La mente es poderosa, pero también lo son la mentalidad colectiva y la Mente Divina. No siempre podemos saber todo lo que sucede, cuál es el plan de la providencia o por qué desarrollamos una enfermedad, pese a nuestros esfuerzos por mantener una actitud positiva. Lo que sí sabemos es que, viendo cada circunstancia de la vida como una oportunidad para disfrutar de una salud más profunda, de un amor más profundo y de una conexión más honda con nosotras mismas y con los demás, optimizamos nuestra salud y la salud de nuestro entorno social.

HAZ CASO A TU INSTINTO

Para despertar a tu sanadora interior, tienes que escuchar lo que te dicen tu intuición y tu instinto respecto a tu propio cuerpo. Si un médico te da un consejo que te chirría, que no cuadra con tus circunstancias personales, haz caso de tu sentimiento de resistencia y ahonda en él. A veces sabemos que algo no nos conviene, aunque no podamos explicar el porqué. Otras veces, cuando te pones a investigar un poco, te das cuenta de que tanto la investigación como la lógica respaldan tus intuiciones.

Nos han inculcado a machamartillo que no debemos confiar en nosotras mismas, sólo en nuestros doctores, pero nuestro cuerpo y nuestro espíritu no nos mienten. Puede que te descubras teniendo un sueño simbólico que esclarezca tu situación, o puede que sientas un pesar o una resistencia emocional que no procede del miedo, sino de una certeza íntima. Si eso ocurre, no hagas oídos sordos. Cuando mis pacientes se enfrentaban a una operación, yo solía decirles que podían llamarme en cualquier momento para cancelarla. Les decía que de buena gana las sacaría en camilla del quirófano antes de empezar el procedimiento si, el día previsto para la operación, cambiaban de idea. Créeme, esta licencia para escucharte a ti misma reduce eficazmente el miedo y despeja el camino para que tu sanadora interior pueda manifestarse.

No todos los consejos médicos son adecuados para todas las personas, pero me siento obligada a reprochar a los medios de comunicación su constante alarmismo, que asusta a la gente y le inculca una mentalidad borreguil. La vacuna contra la gripe es un ejemplo de ello. La vacuna contra el herpes, otro. No puedo menos que reparar en que el número de personas que han contraído herpes se ha disparado desde que se universalizó el uso de la vacuna. ¡Son los mismos virus, por el amor de Dios! Hay que preguntarse qué está pasando aquí. Y las pruebas que apoyan el uso extensivo de la vacuna contra la gripe, que está formulada basándose en la conjetura de qué virus afectarán a la gente en temporada de gripe, son mucho menos concluyentes de lo que se ha hecho creer al público en general. Lo que de verdad se nos está vendiendo aquí es un sentimiento de seguridad. Si no ponerte la vacuna de la gripe hace que te sientas muy vulnerable, entonces puede venirte bien vacunarte. A fin de cuentas, nuestro sentimiento de seguridad influye de manera directa y poderosa en nuestras defensas. Pero, dado que las vacunas no son cien por cien seguras, te recomiendo que fortalezcas tu sentimiento de seguridad por otras vías que no entrañen riesgos innecesarios. Está comprobado que la vacuna de la gripe (que, dicho sea de paso, contiene casi siempre mercurio, una conocida neurotoxina, como conservante) también ha provocado trastornos autoinmunes en algunos casos. Y no es eficaz al cien por cien. Todos conocemos a personas que después de ponérsela han tenido la peor gripe de su vida. La mentalidad borreguil que impulsa a la gente a ponerse automáticamente una vacuna o a tomarse una pastilla por temor a quedarse sin ella no está generando inmunidad general. Si te pones la vacuna de la gripe todos los años, pregúntate si lo haces para evitar cuidarte de otras maneras. Al igual que en el caso de las pruebas de cribado, la cuestión es por qué no te estás cuidando como es debido.

La alternativa a ceder al miedo y a ponerse automáticamente la vacuna de la gripe (o a tomarse un fármaco de estatina, o a hacerse una histerectomía, o a adoptar cualquier otra decisión simplemente porque te han dicho que «es lo mejor» en tus circunstancias) es seguir la fórmula básica de la salud:

~ Aumenta la capacidad de tu cuerpo para defenderse de gérmenes y virus.

~ Reduce la inflamación y la actividad de los radicales libres que dañan células y tejidos.

~ Dale a tu cuerpo tiempo, espacio y entorno para repararse y curarse a sí mismo cuando sea necesario, para lo cual tendrás que tomar buenos suplementos antioxidantes.

~ Utiliza todo aquello por lo que te sientas atraída (cirugía, medicamentos, lo que te parezca bien y te haga sentir a gusto) para controlar el deterioro, el daño y los síntomas cuando sea necesario.

En lo relativo a cualquier vacuna, fármaco u operación, lee acerca de sus pros y sus contras y consulta la opinión de más de un médico si estás pensando en someterte a una intervención quirúrgica. Después, consulta a tu sanadora interior. Si te parece bien y tiene sentido *para ti* someterte a un tratamiento determinado, despréndete de cualquier miedo. Eleva una plegaria de agradecimiento al recibirlo, imbúyete de Amor Divino y pide al Espíritu que lo utilice para protegerte y ayudarte a restablecer tu salud. Si recibes un diagnóstico médico o un resultado que te asusta, respira hondo un par de veces para relajarte y conecta con el Creador y con esa vocecita que suena dentro de ti. Entrega tu diagnóstico y tu cuerpo al Creador como una ofrenda. El Divino te hizo. El Divino sabe qué hacer. Ahora, espera su guía.

He aquí una oración que yo uso constantemente: «Con mi espíritu y la ayuda de los ángeles, concentro Amor Divino en todo mi organismo y atraigo el Amor Divino hacia mi (zona del cuerpo que te preocupa). Pido que este problema se resuelva con Amor Divino, conforme a la voluntad del Creador». Después de decir esto, respira hondo, retén el aire cuatro segundos y exhala luego por la nariz, a impulsos, como si te estuvieras sonando los mocos. Concéntrate suavemente en esa parte de tu cuerpo e imagina cómo el Amor Divino la llena de luz y curación.

Ten presente que lo que estoy describiendo es un proceso espiritual, no un proceso mente-cuerpo. Cuando pides sinceramente la Ayuda Divina, siempre llega. El Amor Divino hace el resto del trabajo. Después de pedir ayuda al Amor Divino, presta atención a su consejo. Hace poco, mientras acompañaba a una amiga en este proceso, le pedí que hiciera la petición y que me dijera qué «oía» o «veía» después. Contestó: «Tristeza». Luego se limitó a pedir que el Amor Divino la liberara de la tristeza.

Ahora que ya has oído hablar de tu sanadora interior, que opera con la guía y la asistencia del Amor Divino, vamos a repasar algunas dolencias comunes y las pruebas que se utilizan para diagnosticarlas desde la perspectiva de quien sabe que su sanadora interior se ha puesto manos a la obra. Sean cuales sean tus preocupaciones de salud, puedes trasmutar cualquier miedo o ansiedad en acciones que nutran el jardín de tu salud. Y recuerda que la sanadora interior funciona únicamente en un entorno de fe y confianza. Siempre puedes utilizar la siguiente oración para aquietar tu mente mientras esperas a que se haga la claridad: «Divino Amado, hazme cambiar para convertirme en una persona que confía en tu divina guía y que sabe que el siguiente paso le será revelado».

4

LAS DIOSAS ENTIENDEN LAS CAUSAS DE LA SALUD

*He llegado a creer que el cáncer es la metáfora
física de la necesidad extrema de crecer.*

Doctor Lewis Thomas, ex director
del Memorial Sloan-Kettering Hospital

Hace poco, una conocida publicación femenina me pidió diez
consejos de salud. Suelo recibir peticiones de ese tipo, porque
todo el mundo quiere recetas sencillas para una buena salud.
La editora quería que les proporcionara una lista de cosas del tipo
«disminuir el consumo de azúcar», «beber más agua» y «tener buenos
amigos». Y todo eso está muy bien, pero también mencioné que era
importante tener una relación con lo Divino. La editora me dijo: «La
nuestra es una revista convencional, y hablar de Dios puede resultar
chocante para nuestras lectoras. ¿Puedes, por favor, sustituir ese consejo por otro como "hacerse chequeos regulares"?» Hay que tener en
cuenta, no obstante, que los chequeos regulares no mejoran la salud, y

que el 90 por ciento de los ciudadanos estadounidenses afirma creer en Dios. Sin embargo, la editora de una revista no quiere «tocar ese tema» porque nos han enseñado a colocar la espiritualidad en un casillero y la salud en otro.

Cuando reconectas con el Espíritu Divino y con tu propio espíritu, viéndote como una diosa, tu enfoque sobre la salud cambia por completo. Te das cuenta de que tienes más poder del que pensabas para generar bienestar porque no estás sola en ese empeño: cuentas con la ayuda de la fuerza divina femenina que sabe cómo limpiar las toxinas de sus aguas, podar lo que ha crecido en exceso y envejecido y dar nueva vida. Naturalmente, todas queremos que nuestra salud no se agote antes que nuestra esperanza de vida, y es posible que así sea y que disfrutemos hasta el final de una salud excelente. Sin embargo, para ello hay que reconocer la necesidad de acceder a tu sanadora interior, cuya sabiduría y cuyo poder proceden del Espíritu. La buena salud comienza río arriba, cerca de las fuentes, con las emociones y los pensamientos, no con suplementos vitamínicos o pruebas médicas (aunque también puedan ayudar).

Si padeces una enfermedad o un trastorno de salud crónico, seguramente ya sabes cómo funciona tu dolencia, al menos rudimentariamente, y sabes que el estrés empeora los síntomas mientras que el cuidado de tus necesidades corporales los mejora, a veces de manera drástica. Pero tengas o no un problema de salud, conviene que te desprendas de la idea de que la salud viene determinada por la genética o por el paso del tiempo.

Con excesiva frecuencia, los debates acerca de la salud de las mujeres de más de 40 años se centran en las fluctuaciones de las hormonas sexuales (estrógenos, progesterona y testosterona), la enfermedad y el declive. Resulta fácil olvidar que nuestros cuerpos están diseñados para reparar y restituir nuestras células y para equilibrar nuestra bioquímica. Tú, sin embargo, vas camino de adoptar un enfoque completamente nuevo sobre la salud, y respecto a cómo equilibrar tus sistemas para optimizar el funcionamiento de tu organismo.

Sí, tu sistema hormonal influye en tu estado de salud, pero las hormonas a las que más atención debes prestar a partir ahora son las del estrés. También tienes que vigilar la cantidad de horas que dedicas al sueño y al descanso, porque debes darle a tu cuerpo tiempo para recargarse y generar células nuevas y sanas. Y en lugar de preocuparte por las enfermedades del corazón, el pecho, el útero, los ovarios y el cerebro, debes apoyar a tus órganos con buenos nutrientes, pensamientos y emociones agradables, y actividades que son de vital importancia para tu salud física, y no me refiero únicamente a mover el cuerpo. Hablo de escuchar a tu alma intemporal y de expresar amor, creatividad y alegría. Cuando pienses en los problemas de salud típicos de las mujeres, aunque des a tu cuerpo todo el apoyo físico que necesita, quiero que te olvides de lo literal y que empieces a ver tu estado físico como un reflejo de tu estado de bienestar emocional, mental y espiritual. Tu corazón no es solamente un músculo, ni tu pelvis el lugar donde tu cuerpo puede alojar a un bebé. ¡Eres mucho más que la suma de tus partes!

El doctor Mario Martinez describe la enfermedad como un desequilibrio de nuestros sistemas corporales que, con el tiempo, conduce a una patología mensurable. La medicina moderna no es más que el estudio de esa patología. Cuando abordamos lo que el doctor Martinez llama las «causas de la salud», nos mantenemos muy por delante de la curva de la patología. Según el doctor Martinez, las causas de la salud son: las emociones exaltadas tales como la compasión, la alegría y el amor; la cognición elevada (centrándose en lo positivo); y la justa ira, es decir, que una se permita a sí misma enfadarse cuando se atenta contra su inocencia. No importa si esa agresión tuvo lugar hace años: sentir justa ira y darle salida puede mejorar tu salud. Al margen de cuál sea tu diagnóstico o tu estado de salud, has de saber que puedes mejorar si adoptas conductas e ideas que de verdad mejoran tu estado general, y no te limitas a tratar la enfermedad.

LOS SECRETOS DE LAS HORMONAS

Se habla mucho de las hormonas, pero lo cierto es que, durante la menopausia y la perimenopausia, la hormona que más debe preocuparnos no son los estrógenos ni la progesterona, ni siquiera la testosterona, sino el cortisol. El cortisol, una hormona del estrés, está diseñada para que el cuerpo la utilice en situaciones de estrés agudo, a fin de ayudarnos a afrontar rápidamente el peligro físico. Imagínate convertida en una cavernícola que arroja una piedra contra una serpiente venenosa que está a punto de atacar, o que sale corriendo a toda velocidad. El cortisol activa además temporalmente el sistema inmune en caso de que el peligro no sea una serpiente, sino una bacteria o un virus que ha penetrado en tu organismo. Desencadena una respuesta inflamatoria en la que los glóbulos blancos se congregan en torno al patógeno para aislarlo antes de atacarlo. Esta respuesta del sistema nervioso simpático ocurre con mucha rapidez. El problema es que, si el cortisol y su compañera, la epinefrina (adrenalina), no desaparecen rápidamente de tu organismo y permanecen en él durante días o incluso semanas o meses, surten el efecto contrario: es decir, deprimen tus defensas y merman tus energías. El miedo, la ira, la tristeza y el resentimiento crónicos mantienen demasiado tiempo las hormonas del estrés en tu organismo, deprimiendo tus defensas, adelgazando tu piel y tus huesos, haciéndote engordar y allanando el camino para que se manifieste la enfermedad (depresión, cáncer y enfermedades cardiacas incluidas). Si alguna vez has visto a alguien hincharse como un globo por tomar dosis elevadas de esteroides tales como la prednisona, ya conoces el efecto que surte el exceso de hormonas del estrés.

Los estrógenos, la progesterona y la testosterona reciben mucha más atención mediática que el cortisol y la adrenalina, a pesar de que es mucho menos probable que afecten negativamente a tu salud. Es cierto que la cantidad de estas hormonas presente en el organismo cambia durante el periodo de transición que constituye la perimenopausia, y que a veces ese cambio ocasiona síntomas incómodos. Sin embargo, no hay nada en la menopausia que, de por sí, tenga que sumirte en una especie de infierno hormonal, abocándote a estar constantemente irritada y a tener la sensación de estar perdida en un desierto sexual. Es un mito que la menopausia clausure para siempre los ovarios de una mujer sana y feliz y la haga marchitarse hasta convertirla en un vieja asexuada. Cuando termina la perimenopausia, las hormonas vuelven al nivel de la preadolescencia, y no hay nada de malo en ello. La fatiga, el insomnio, la baja libido, la pereza mental, la irritabilidad y los sofocos (sobre todo cuando impiden el sueño) no tienen por qué formar parte de la experiencia de la perimenopausia y la menopausia. Y estos síntomas pueden reducirse de manera natural con un aporte externo mínimo de hormonas cuando se hace necesario.

Veamos cómo pueden desequilibrarse las cosas. Al disminuir los ovarios su producción hormonal, tus glándulas adrenales se hacen cargo en parte de la labor de generar progesterona, estrógenos y testosterona, así como DHEA, que sirve como componente para la fabricación de otras hormonas. Pero si tus glándulas adrenales (órganos del tamaño de una nuez situados encima de los riñones) producen cortisol y adrenalina en exceso, empezarán a agotarse, sobrecargadas por el trabajo de generar las hormonas del estrés. Estas glándulas son capaces de realizar varias tareas a la vez, pero deben establecer una jerarquía de prioridades. Y, al favorecer tu necesidad de hormonas del estrés, desequilibrarán la producción y el metabolismo de tus otras hormonas.

Cuando sufres un desequilibrio hormonal causado por la sobreproducción de cortisol, notas sus efectos. Sientes un intenso deseo de tomar azúcar, sobre todo en torno a las cuatro de la tarde, hora a la que el cortisol alcanza su mayor nivel de manera natural. Si recurres a un pastel en vez de salir a dar un corto paseo para ayudar a que tu cuerpo haga descender el nivel de cortisol, estarás estimulando más aún las glándulas adrenales, obligándolas a liberar aún más cortisol, lo que a su vez hará aumentar tu nivel de azúcar en sangre. Las cuatro de la tarde son como la fase SPM (síndrome premenstrual) del ciclo diario. En esos momentos, conviene que salgas a caminar un rato, que eches una siesta o que reconectes con tus sentimientos y tu sabiduría interior, no que recurras al azúcar. Si eres consciente de la relación entre tu azúcar en sangre, tus emociones, tu dieta y tus hábitos de ejercicio y eres capaz de controlarlos, será mucho menos probable que reacciones a tus picos de cortisol consumiendo azúcar o alcohol, lo que sólo empeorará tu estado hormonal.

Si te han extirpado el útero y/o los ovarios (o si estás tan estresada por culpa de los cambios hormonales que no puedes esforzarte en hacer ejercicio, cambiar tus hábitos alimenticios o experimentar placer a través del sexo o de otra manera), tal vez tengas que chequear tus niveles hormonales y tomar las medidas necesarias para ajustarlos, sobre todo mediante hormonas bioidénticas o fitoestrógenos como la *Pueraria mirifica* (véase el apartado «Recursos»). Hay tres formas de testear los niveles hormonales: el análisis de saliva, el de sangre y el de orina. Después de haber trabajado durante muchos años con estos tres tipos de análisis, mi favorito (y el que considero más fiable en la actualidad) es el análisis serial de orina, que cuantifica no solamente los estrógenos, la progesterona y la testosterona, sino también los patrones de liberación de la hormona del estrés. (Más información en www.precisionhormones.com y en «Recursos».)

Si los resultados de los análisis y los síntomas confirman que estás baja de estrógenos, te sugiero que pruebes a tomar un fitoestrógeno, es decir, un estrógeno derivado de plantas (encontrarás más detalles acerca de éste y otros productos y suplementos en el apartado «Recursos»). Hay mucha confusión sobre este tema, y muchas mujeres se preocupan innecesariamente por que tomar un suplemento como el cohosh negro, la maca, la linaza o la *Pueraria mirifica* pueda producir cáncer. Permíteme ser muy clara: no hay ninguna prueba sólida que vincule las fitohormonas con el cáncer. Si pudieras mirar al microscopio las moléculas de esteroles vegetales como los fitoestrógenos, verías que su estructura química es completamente distinta a la del estrógeno de los mamíferos. Estas sustancias no pueden estimular el crecimiento de tejidos sensibles a los estrógenos como lo haría una hormona artificial. Y, dicho sea de paso, el brócoli, los cacahuetes, las almendras, las manzanas y muchos otros alimentos corrientes también contienen fitoestrógenos.

Ten presente, además, que a menudo no hay correlación alguna entre cómo se siente una mujer y sus niveles hormonales. He visto mujeres con niveles muy bajos de estrógenos y testosterona cuyo apetito sexual gozaba de inmejorable salud, y otras que presentaban niveles perfectamente saludables de testosterona y estrógenos y que en cambio carecían por completo de impulso sexual. Si sólo haces caso de las pruebas médicas para determinar lo que te está pasando en lugar de fiarte de tus sensaciones, puedes asustarte y empezar a tomar medicamentos o suplementos que no necesitas.

SUEÑO Y REGENERACIÓN CELULAR

El insomnio es una de las quejas más comunes entre las mujeres. El sueño es, sin duda, la manera más eficaz de metabolizar el exceso de hormonas del estrés, que son las verdaderas culpables del desequilibrio hormonal. Dormir bien es absolutamente esencial para la buena salud hormonal, y reducir el estrés mejora el sueño.

Por suerte, cambiar algunos hábitos de vida muy sencillos puede ayudarte a mejorar tu capacidad para conciliar el sueño y dormir a pierna suelta toda la noche. Prueba lo siguiente: saca de tu dormitorio todos los aparatos electrónicos, incluidos los relojes con pantalla luminosa, o al menos tápalos durante la noche. No trabajes con el ordenador ni con ningún dispositivo portátil (una tableta, por ejemplo) antes de irte a la cama.[1] Y adopta la costumbre de acostarte todas las noches más o menos a la misma hora para dormir cómo mínimo ocho horas. No veas las noticias ni una película que pueda excitar tus emociones antes de acostarte, ni hagas ningún ejercicio que exija un gasto importante de energía. Si presientes que se avecina un sofoco, cierra los ojos e imagina algo refrescante, como estar sentada dentro de un iglú. O quítate una capa de ropa y ponte delante de un ventilador. Yo soy muy partidaria del cojín Chillow, que se llena de agua y se mete dentro de la funda de la almohada, donde permanece fresca toda la noche. La investigación ha demostrado asimismo que meditar durante veinte minutos (con la práctica, por ejemplo, del «reflejo de relajación», cerrando los ojos y repitiendo para tus adentros un mantra como «paz» o «inhala» y «exhala») reduce notablemente los sofocos al disminuir el nivel de hormonas del estrés que contribuye a generarlos. De hecho, todo lo que puedas hacer para disminuir la cantidad de hormonas del estrés reduce también los sofocos. (Puedes encontrar más ideas para tratar de manera natural los síntomas de la menopausia en *La sabiduría de la menopausia*.)

Cuando los problemas para dormir y los sofocos asociados a la perimenopausia se vuelven demasiado molestos, yo recomiendo un suplemento herbal, la *Pueraria mirifica*. Otros suplementos útiles son la valeriana, la melatonina y las sales de Epson, y quizá también quieras probar los geles, los aceites y las sales de baño que facilitan la relajación.

Pueraria mirifica: A-ma-ta

Después de pasar tantos años en primera línea del frente de la salud femenina, me interesan desde hace tiempo los tratamientos naturales de los síntomas de la menopausia y la perimenopausia, así como las sustancias que ayudan a mejorar la salud femenina a todos los niveles. Hace unos años recibí inesperadamente una llamada del doctor Sandford Schwartz, de Tailandia, un investigador originario de Nueva York que tenía amplia experiencia en el uso terapéutico de una hierba, la *Pueraria mirifica* (PM). Sandy, como le llaman, me convenció para que investigara las propiedades de esta sustancia y probara a usar la variante patentada denominada puresterol. Hay numerosas subespecies de PM y, para que sea eficaz, la planta adecuada ha de ser recogida en el momento preciso por recolectores expertos. A continuación hay que estandarizar los componentes activos. Eso es el puresterol: un extracto estandarizado y patentado de un tipo concreto de PM de Tailandia, donde se cultiva de modo sostenible. Impresionada por la investigación y por los resultados de los que informaban las usuarias, fundé mi propia empresa como modo de dar a conocer esta sustancia. El nombre de la empresa, A-ma-ta, deriva del vocablo tailandés que significa «intemporal». Quería que las mujeres de todas partes tuvieran la oportunidad de encontrar alivio para sus síntomas perimenopáusicos y menopáusicos mediante el empleo de esta hierba, y que experimentaran sus efectos «rejuvenecedores». Nunca pensé que acabaría creando mi propia empresa, pero ello me ha permitido controlar la calidad del producto y asegurarme de que sus usuarias reciben la cantidad adecuada y la formulación correcta. Se ha demostrado que la *Pueraria mirifica* fortalece la masa ósea, tonifica los pechos y alivia la sequedad vaginal,[2] además de engrosar las paredes de la vagina, que tienden a adelgazarse con el tiempo, lo que puede provocar molestias durante el coito.[3]

Las mujeres que ya han usado A-ma-ta cuentan que los resultados son excelentes, y a mí esto me llena de ilusión. «No sabía qué podía esperar, si es que podía esperar algo», escribió una usuaria en la página web de A-ma-ta. «Pero a las dos semanas de empezar con las gotas, en fin, digamos que estoy alucinada con el "rejuvenecimiento" drástico que está teniendo lugar ahí abajo. Sorprendida, encantada e impresionada.» Otra mujer escribía: «Llevo dos días tomando A-ma-ta y, señoras..., funciona de verdad. Tengo más energía, me siento más calmada, más descansada, y los sofocos son menos frecuentes y mucho menos intensos». Otra contaba que, después de tres días tomando A-ma-ta, «me dormía de verdad a una hora decente y me despertaba descansada y sin los ojos irritados. Después de un par de semanas [...] funcionó mejor, me siento tranquila, alegre y equilibrada. Estoy deseando ver y sentir los cambios positivos que se darán en el futuro».

Si has probado estos sencillos remedios contra el insomnio y el problema persiste, es probable que tu cuerpo esté intentando llamar tu atención sobre problemas más profundos. Sue, una mujer de mediana edad que estaba pasando por un divorcio, se despertaba todas las noches a las tres de la madrugada y, por más que hacía, no conseguía romper esta pauta. Por fin dejó de luchar contra el insomnio y decidió tener siempre a mano papel y lápiz para anotar los sueños y las ideas cargadas de inspiración que surgían a raudales a esas horas de la noche. Al cabo de un mes, se dio cuenta de que había una serie de historias que querían brotar de ella. Comenzó a esperar con ilusión esos momentos de inspiración nocturnos, y con el tiempo reunió suficiente material para escribir un libro.

Mi amigo el doctor Wayne Dyer escribe todos sus libros de madrugada. Cree que es entonces cuando Dios nos visita más claramente. Y aunque a mí no me gusta especialmente escribir a una hora tan temprana (mis mejores sueños se producen siempre entre las 7:30 y las 8:30 de la mañana), soy consciente de que las cuatro de la madrugada se considera la hora más *yin* (oscura) de la noche. Es probable que sea a esa hora cuando el flujo creativo es más poderoso. De hecho, es la hora más frecuente para que den a luz tanto las hembras animales como las humanas. Puede que sea también la hora en que nuestra alma tiene la voluntad de manifestarse para ayudarnos a dar a luz a nuestro yo más elevado. De modo que, en lugar de luchar contra el insomnio, tal vez te apetezca verlo como un don que te conecta con tu flujo creativo.

UN CORAZÓN SANO

Si el cáncer de mama tiene como distintivo un lazo rosa, las enfermedades coronarias en mujeres tienen también desde hace poco su propio distintivo (un vestido rojo), por ser la principal causa de muerte entre la población femenina, por encima del cáncer de mama. A la mayoría de la gente se le ha lavado el cerebro para que crea que, para morirse, hay que estar enfermo. Esta creencia, que nos roba vitalidad, se ve reforzada por todas esas campañas de recaudación de fondos y concienciación, ninguna de las cuales ha conseguido disminuir el riesgo de contraer la enfermedad que sea. Puede incluso que sea al contrario, dado que aquello a lo que nos resistimos persiste. Es la Ley de la Atracción: nos convertimos en aquello que más nos preocupa y que más ocupa nuestra mente. Así pues, como primer paso para tratar las dolencias coronarias, el cáncer de mama o cualquier otra enfermedad, empecemos por abonar la idea de que es perfectamente posible morirse durmiendo, sin estar enferma, cuando llega tu hora. Recuerda cuál es la meta: ¡feliz, sana, muerta!

Las enfermedades del corazón suelen desarrollarse muy lentamente en la mayoría de las mujeres. De hecho, en el curso del estudio Bogalusa de la Universidad de Tulane, que se extendió durante un periodo de 44 años, los médicos descubrieron arterioesclerosis (el comienzo del taponamiento de las arterias, que conduce con el tiempo a una dolencia cardiaca) en niñas de 5 años de edad.[4] De modo que tienes años por delante para afrontar y revertir esta dolencia si vigilas tu salud.

Hay también factores hormonales que todas las mujeres deberían conocer. En su investigación con monos rhesus (y más tarde con humanos), el doctor Kent Hermsmeyer demostró que la progesterona natural, a diferencia de la sintética como la Provera, hace que las arterias coronarias se relajen.[5] Muchas mujeres que han sufrido una angina de pecho (dolor cardiaco) harían bien en utilizar progesterona natural, pero conviene que eviten la versión sintética. El famoso estudio Iniciativa para la Salud de las

Mujeres, que se interrumpió bruscamente en 2002, utilizó principalmente Prempro, un compuesto hormonal, para el tratamiento de los síntomas de la menopausia. Los investigadores descubrieron que el uso de este compuesto artificial estaba relacionado con el incremento de la tasa de mortalidad por enfermedades cardiovasculares. De hecho, el estudio demostró que las mujeres que tomaban esta hormona artificial tenían un riesgo más elevado de contraer una enfermedad cardiaca, *además de* cáncer de mama. Desde entonces, los profesionales médicos han cambiado de enfoque y actualmente recomiendan dosis mínimas de la hormona durante periodos de tiempo lo más breves posibles para aliviar los síntomas.

He aquí otra buena noticia: el corazón es muy tolerante. A fin de cuentas, perdonar es una de sus principales tareas. Necesita y quiere sentirse libre, y acarrear resentimientos es una carga demasiado pesada. Mucha gente que ha sufrido ataques al corazón se ha curado gracias a que ha vivido desde entonces auténticamente, apoyando la sabiduría de su corazón, una sabiduría que gira en torno a la pasión, a la compasión y al hecho de amar profunda y libremente. «Sacarse las cosas del pecho» a través del perdón es más importante que el efecto que surten las hormonas sobre tu corazón. Y la persona más importante a la que tienes que perdonar eres tú misma. Desprenderse de autocríticas amargas y de decepciones es esencial para tener un corazón sano y conseguir la intemporalidad.

REPARAR UN CORAZÓN ROTO

El año posterior a mi divorcio tuve mi primer acceso de dolor de pecho. Tenía que ir a recoger a mi hija pequeña, que entonces tenía 16 años, a su campamento de verano, y había estado fantaseando con nuestro reencuentro y con el alegre viaje de regreso a casa. La mayor se había ido a estudiar fuera, así que me encontraba de pronto con un nido vacío y con una cama desierta después de veinticuatro años de matrimonio. Cuando nací, el Sol y algunos otros planetas estaban en Libra, el signo de la complicidad, de modo que mi estado natural es tener pareja. Mi alma, sin embargo, había decidido que ya iba siendo hora de que me actualizara en ese sentido. Tenía que aprender a estar sola sin caer en el pánico, y el universo se había asegurado de que empezara a perder a seres queridos para que aprendiera a desprenderme de mi apego a los demás.

Fui, en efecto, a recoger a mi hija al campamento, pero enseguida se quedó dormida en el coche y tuve que conducir tres horas sin hablar con nadie. Era muy consciente de estar a solas con mis pensamientos.

Cuando llegamos a casa, entró de un salto y se puso a llamar a sus amigos. ¡Adiós a nuestro efusivo reencuentro! Me sentí como un estorbo: era solamente la que pagaba las facturas y conducía el coche.

Mientras estaba parada en el camino de entrada a casa, sentí por primera vez un acceso de dolor pectoral. El dolor me llegaba hasta el cuello, y enseguida comprendí que estaba relacionado con mi corazón. Sabía también, sin embargo, que no era un infarto. Aun así, me tomé la tensión y me hice un electrocardiograma para salir de dudas. Todo estaba bien. El propósito de ese dolor era hacerme despertar y cobrar conciencia de mi necesidad de crecer y de ser generosa, de modo que mi hija no tuviera que sofocar su propio crecimiento para suplir mi necesidad de compañía.

Durante los años siguientes experimenté ese mismo dolor de corazón unas dos veces al año. Era siempre una especie de toque de atención para hacerme cobrar conciencia de que había alguna enseñanza emocional difícil de aprender que aún no había asimilado. El dolor nunca duraba más de quince minutos. Mi familia es propensa a las dolencias cardiacas, pero también a otras cosas: a «limar asperezas», a «mantener la paz» y a «callarse las cosas». Me costaba desahogarme y ser sincera al cien por cien sobre mis verdaderos sentimientos, sobre todo si eran incómodos. Todas esas emociones penosas tenían su origen en la aflicción de no tener la relación amorosa que anhelaba.

La verdad es que tenía que sanar de muchas cosas. Sabía racionalmente que tenía que «completarme»: descubrir cómo estar «plena y completa, sin que me faltara nada», como dice la ministra unitaria Jill Rogers en su taller «Los Siete Pasos Sagrados». Pero una cosa es entender algo racionalmente y otra muy distinta incorporarlo: sentirse de verdad plena y completa y sin que te falte nada, tengas o no tengas pareja. ¡Sobre todo si eres una mujer sola que ha entrado en sus años intemporales y a la que le encantan las novelas románticas!

No me faltaban atenciones masculinas, sobre todo desde que había aprendido a dejarme llevar por un hombre bailando el tango. Ocurría, sin embargo, que la mayoría de los hombres que se sentían atraídos por mí sólo me interesaban como amigos, y los dos que me gustaban no estaban disponibles. Era una pauta descorazonadora para mí. Pensaba: *Ay, gracias Dios mío. Por fin conozco a un hombre que de verdad me gusta, que no está celoso de mi éxito y que se siente atraído por mí. Pero otra vez no está disponible emocionalmente porque tiene problemas personales que resolver. ¿En serio? ¿Es una broma o qué?* ¡Ah, el drama de mi desamor! «¿Acaso es mi destino estar sola para siempre?», exclama ella al caer a tierra entre sollozos desgarradores.

El primer paso para curar de verdad mi corazón consistió sencillamente en reconocer mis verdaderos sentimientos, sin juzgarme, sin
buscar subterfugios ni sentir vergüenza. Y estoy absolutamente convencida de que, si no me hubiera esforzado en serio por subsanar mis
patrones de conducta pasados y mi forma de entender las relaciones
con los hombres (sobre este tema volveremos en el capítulo siguiente),
tarde o temprano me habría dado un infarto. O quizás habría desarrollado cáncer de mama. Por el contrario, conseguí transformar mi aflicción en un corazón sabio y curado, lleno de compasión por mí misma
y por los demás. Y así pude desprenderme de mi necesidad de aferrar-
me compulsivamente a las personas a las que amaba.

Hay mucha gente que es adicta al tabaco, al alcohol o a la comida.
Mi adicción eran, en cambio, las relaciones personales (una adicción a
la que se suele llamar «codependencia»). Al reconocer sin ambages esta
pauta de conducta por lo que de verdad era y encomendarme a Dios
(¡como un millón de veces!), conseguí restablecer mi corazón y devol-
verle la salud. Ahora tengo un corazón libre, pleno y feliz. ¡Qué revelación! ¡Qué alivio! Esto sí que es prevención de las enfermedades cardiacas. Lo mismo quiero para ti.

Cómo amar tu corazón

~ *Toma conciencia de que tu corazón es el centro energético de tu
   cuerpo.* Al igual que el Sol es el centro de nuestro sistema solar,
   tu corazón es el «sol» central que suministra energía a todos los
   sistemas de tu organismo.

~ *Reconoce que tu corazón siempre gana.* Cuando hay un conflicto
   entre lo que piensas y lo que sientes, siempre vencen tus
   sentimientos. Si no haces caso a tu corazón cuando intenta
   expresar lo que siente, quizás enferme para que le prestes
   atención. A veces, cuando se acaba una relación de pareja,
   cuando una vida toca a su fin o perdemos un empleo, utilizamos
   la expresión «No había puesto el corazón en ello», y es la verdad
   literal. Si no pones el corazón en algo, ¿para qué lo haces?

~ *Perdónate a ti misma y a los demás.* El perdón es una poderosa
   medicina física. La investigación ha demostrado que el
   resentimiento y la hostilidad son factores de riesgo muy

importantes en los casos de infarto. Por otro lado, esa otra expresión, «Un corazón alegre es la mejor medicina», también es cierta. Aferrarse al rencor y a la ira envejece. El perdón no depende de la otra persona. Depende de que una quiera recuperar su propia valía desvinculándola de la persona o las circunstancias que le hicieron daño y liberándose de las trampas del pasado.

~ *Céntrate en lo que amas y en lo que te parece bello para aplacar el reflejo de luchar o huir.* Las investigaciones del destacado neurólogo Richard Davidson, de la Universidad de Wisconsin, han demostrado mediante resonancias magnéticas de cerebros sanos que una estructura denominada giro fusiforme, situada en la parte inferior del cerebro, funciona como contrapunto a las amígdalas, el centro primitivo que señala el peligro y el reflejo de luchar o huir. El giro fusiforme reconoce las cosas que amamos y apreciamos. Cuanto más nos centramos en lo que amamos y valoramos, mayor realce cobra la función del giro fusiforme y más se aplacan las amígdalas. Nos reprogramamos para el amor, no para el miedo.

~ *Genera coherencia cardiaca.* La coherencia cardiaca se produce cuando eliminas la irregularidad de tu ritmo cardiaco, de modo que tu corazón no pase bruscamente de un estado de relajación a latir a toda prisa en respuesta a un peligro intuido en situaciones en las que no existe verdadero riesgo para tu seguridad. Puedes entrenar a tu corazón para que reaccione menos a los estresores emocionales, de modo que no experimentes con regularidad, en la vida cotidiana, el reflejo de luchar o huir. Un modo de conseguir esta coherencia cardiaca y de optimizar la variabilidad de la frecuencia cardiaca es utilizar un dispositivo de biorretroalimentación como el emWave del Instituto HeartMath. También puedes meditar, practicar la respiración consciente o, como decía antes, pensar frecuentemente en lo que valoras y amas. Escucha música y ve películas que te hagan sentir que amas y eres amada. Dedica tiempo a mirar fotografías de cosas que te gustan: tus hijos, cachorros de perro, bebés dormidos, cuadros, paisajes, etcétera. Con el tiempo, puedes aprender a generar este estado de salud cardiaca simplemente conectando con las emociones exaltadas asociadas con las cosas que amas.

~ *Escucha lo que de verdad hay en tu corazón.* Cambia tus viejos hábitos de pensamiento y tus creencias o libérate de ellos si ya no te sirven. Mi dolor de pecho está curado, y también mi corazón. Me siento absolutamente feliz y a gusto con mi vida porque he aprendido a anteponer lo Divino, en vez de dar prioridad a un hombre. A decir verdad, llegar a este punto ha sido más duro que aprobar la carrera de Medicina, que soportar varios juicios o que pasar por un divorcio. Pero también ha sido infinitamente más gratificante y exaltante, y es el trabajo para el que nací. Por fin he conseguido que se dé dentro de mí el santo matrimonio de lo femenino y lo masculino: el *hieros gamos.* También tu corazón fue diseñado para sentirse completo, pleno y curado, con independencia de que tengas pareja o no. Una vez que hayas transformado tu dolor y establecido una relación sólida con el Divino Amado que obra dentro de ti, descubrirás que la alegría y el optimismo son el estado natural de tu ser. Por tanto, el vivir intemporalmente es lo más natural.

~ *Consume alimentos de calidad, sobre todo verduras, así como grasas saludables para apoyar la salud de tu corazón y expresar tu amor hacia él, pero no te obsesiones con lo que comes.* Evita todo lo posible la comida procesada, el azúcar refinado y las grasas trans (aceites hidrogenados o parcialmente hidrogenados que se encuentran a menudo en los *snacks* y los postres envasados). En los últimos setenta años ha aumentado enormemente la cantidad de estos alimentos en nuestra dieta, al mismo tiempo que disminuía la ingesta de vegetales ricos en antioxidantes. Ese cambio dietético ha coincidido con el aumento de las enfermedades cardiovasculares. Las grasas trans y los azúcares provocan un estrés oxidativo que es tóxico para el recubrimiento endotelial de los vasos sanguíneos a menos que tu organismo disponga de suficientes antioxidantes para contrarrestar su efecto.

~ *Experimenta emociones exaltadas.* Introduce con regularidad en tu vida cotidiana actividades placenteras que abran tu corazón y ayuden a mantenerlo en forma. Bailar, ir al cine o a conciertos, comer con tus amigas, dar o recibir masajes, jugar con tu gato o tu perro... Aquello que te haga sentir bien, hazlo con frecuencia. Tendemos a consumir demasiado azúcar o a beber demasiado alcohol porque surten el mismo efecto que un opiáceo y embotan las emociones dolorosas. La solución para dejar de hacerlo es buscar activamente el placer y el bienestar. Los humanos estamos programados para ello. Sin embargo, importar «placeres» químicos no es una solución sostenible. Crea adicciones. En lugar de hacerlo, concédete el lujo de hacer cosas que sean placenteras por sí mismas.

~ *Muévete y disfruta moviéndote.* El cuerpo está diseñado para moverse de modo que la sangre, el fluido linfático y el oxígeno puedan circular. El ejercicio fomenta la salud cardiaca, pero el movimiento placentero es especialmente beneficioso para el corazón. Y recuerda que el simple hecho de levantarte unas 32 veces al día si trabajas sentada delante de un ordenador obra maravillas para impedir que se acumulen las toxinas y que se produzca daño celular.

~ *Conecta con el Amor Divino.* Este factor provee de energías a tu corazón más que cualquier otra cosa. Pídele a lo Divino que te ayude a sentir esa conexión y luego mantén los oídos bien abiertos. Di: «El Amor Divino se manifiesta ahora en mi corazón y suministra energía a mi vida».

EL COLESTEROL Y EL CORAZÓN

Siguen circulando los mismos mitos acerca del colesterol y el corazón, a pesar de que la investigación ha confirmado que el colesterol nutricional y el colesterol alto *no* son factores de riesgo que propicien las enfermedades cardiovasculares. De hecho, tu cerebro y tu sistema nervioso se componen en gran medida de colesterol, una sustancia vital que fabrica el propio cuerpo, razón por la cual, cuando consumes productos animales, estás consumiendo colesterol. Se utiliza para producir vitamina D y ciertas hormonas, entre otras funciones. De hecho, cuando tienes demasiado bajo el colesterol, tu cuerpo no fabrica hormonas suficientes para que tu organismo funcione correctamente. A menudo resulta de ello una depresión, y cuanto más bajo sea tu colesterol, más baja será tu testosterona y tu impulso sexual. El colesterol es un componente muy importante para la producción de hormonas relacionadas con la libido. Las

moléculas llamadas LDL (lipoproteína de baja densidad) y HDL (lipoproteína de alta densidad) son en realidad portadoras del colesterol que
llevan esta sustancia vital a las células que lo necesitan y transportan el
exceso hasta los órganos encargados de procesarlo y excretarlo.

La HDL tiene por función transportar el colesterol sobrante para
que el hígado pueda metabolizarlo. La LDL se encarga de depositar el
colesterol en los receptores de las membranas celulares, y sólo constituye un problema cuando se oxida por efecto de los radicales libres. Un
radical libre es una molécula que se ha vuelto inestable al haber perdido
un electrón y que intenta recuperar ese electrón robándolo en otra zona
del cuerpo. Los médicos acostumbran a llamar «colesterol malo» a la
LDL, pero se trata de una descripción inadecuada. Hay más de un tipo
de LDL. La LDL-B, una molécula densa y pequeña, tiene más probabilidades de oxidarse que los otros tipos de LDL, la LDL-A y la LDL-1.
La LDL oxidada es grande y pegajosa y no interactúa adecuadamente
con los receptores celulares encargados de absorber el colesterol. Retiene el colesterol y acaba pegándose al recubrimiento de las arterias in-
flamadas y formando el principio de una placa. Para contrarrestar este
proceso, hay que asegurarse de que el organismo recibe suficientes antioxidantes para impedir que se oxiden la LDL y el recubrimiento basal.
Son los radicales libres los que hacen que la LDL se oxide, no el colesterol nutricional.

Adopta una dieta libre de grasas trans, que aumentan la LDL mala
y disminuyen la HDL buena, y de un exceso de azúcar, que propicia la
oxidación de la LDL. Una dieta rica en azúcares y baja en fibras aumenta la grasa presente en la sangre (los triglicéridos), que luego se almacena en tu cuerpo. Y recuerda que hasta los cereales integrales se transforman en azúcar. Hay personas que tienen mucha mayor sensibilidad
a los cereales que otras, así que presta atención a cómo te sientan los
cereales y vigila tus niveles de azúcar en sangre.

Los triglicéridos (TG) son otro factor de riesgo relacionado con las
enfermedades cardiovasculares. Sus altos niveles están casi siempre asociados a una dieta hiperglucémica que dispara con regularidad los niveles de azúcar en sangre. En general, los niveles de TG deberían ser de
150 o inferiores. En los análisis del colesterol que utilizan la mayoría
de los médicos, la HDL tiene que estar por encima de 45 (lo ideal es que
esté por encima de 67) y la LDL en 130 o menos. La ratio de HDL
respecto al colesterol total (el colesterol total dividido por la HDL) es
un indicador mucho más preciso para calcular la posibilidad de que se
desarrolle una dolencia cardiaca que el colesterol total por sí solo. Si tu

ratio es de 4,0 o inferior, estás bien. No dejes que te receten estatinas basándose sólo en la cifra total de colesterol.

Actualmente hay disponible, no obstante, una prueba de colesterol aún más exacta: el perfil de lípidos NMR, que cuantifica el número y el tamaño de las partículas de LDL y HDL y mide el nivel de TG. Como sucede con la LDL, no todas las partículas de HDL son iguales. La HDL-1 es más pequeña y densa que la HDL-2, y es más fácil que se oxide. Las que interesan son las partículas más grandes y ligeras que pueden extraerse del consumo de grasas saturadas. Si tus niveles de LDL son muy bajos, puede deberse a que tienes un montón de pequeñas partículas de LDL-B y no muchas de LDL-A. Un nivel elevado de LDL puede no ser un problema si indica sencillamente que tienes gran cantidad de partículas de LDL-A, grandes y ligeras. Los niveles altos de HDL en un test de colesterol normal también pueden inducir a error: es muy saludable tener alta la HDL si no se trata de las partículas más pequeñas y densas. Ten presente que tu médico tendrá que pedir este tipo de prueba del colesterol a través de Internet (véase el apartado «Recursos»).

Para tener un corazón sano, come huevos y carnes orgánicas de pescado y animales criados de manera lo más natural posible. Los cereales integrales y los azúcares que no se ingieren con fibra en forma de fruta entera constituyen un problema. Yo abogo por la llamada dieta paleolítica, la que se aproxima más a lo que comían nuestros ancestros antes del surgimiento de la agricultura 10.000 años atrás, cuando los cereales como el trigo y el arroz se convirtieron en el alimento básico de la dieta humana. Come principalmente vegetales, pero también huevos, carnes, pescado y frutos secos, así como aceites saludables tales como el aceite de oliva orgánico y el aceite de coco, y una pequeña cantidad de azúcares naturales como la miel, los frutos rojos y la estevia. Puedes seguir este tipo de dieta incluso si eres vegana y prescindes de los alimentos de origen animal. (De todo esto hablaremos con más detalle en el capítulo 8.) Adoptar una paleodieta aumentará tu consumo de grasas saturadas, pero *no* dará como resultado niveles perjudiciales de colesterol ni dañará tu corazón.

Si quieres proteger tu corazón, reduce la inflamación celular y el deterioro de las paredes de las arterias disminuyendo el estrés y el consumo de azúcares, expresando tus sentimientos y moviendo tu cuerpo de forma placentera. Hacer ejercicio regular, meditar y centrarse en las causas de la salud aumentan los niveles de HDL saludable. Si a tu médico y a ti os preocupa tu colesterol, extrema la cautela con el uso de estatinas, que se recetan en exceso. El colesterol alto no ocasiona dolencias cardiacas. La inflamación celular, sí. Bajar la LDL utilizando estatinas no previene la enfermedad: de hecho, la mitad de las personas que desarrollan una enfermedad cardiaca ni siquiera tienen el colesterol alto. Si tu nivel total de colesterol es inferior a 240-270 mg/dl y el de HDL está en 60 o por encima, no te recomiendo las estatinas para reducir el colesterol. Tienen efectos secundarios graves, entre los que se incluyen el riesgo de padecer cáncer de mama, la demencia, el dolor muscular (conocido como miositis) y el infarto, debido a que pueden reducir drásticamente la cantidad de coenzima Q10, un nutriente vital que produce energía en la mitocondria celular. Ten presente, además, que las estatinas son menos eficaces en mujeres que en hombres. Y que un colesterol excesivamente bajo, sobre todo en mujeres mayores de 50 años, se asocia con la muerte prematura, la depresión y un mayor riesgo de padecer cáncer. Si tienes una enfermedad cardiovascular, las estatinas pueden reducir los accidentes cardiovasculares como el infarto, pero no la mortalidad en general. Dicho de otra manera: si tienes una dolencia cardiovascular, empieza a tomar medidas para mejorar la salud de tu corazón, pero no corras a medicarte con estatinas.[6] El colesterol alto no es, en resumen, la causa de la mayoría de los ataques al corazón. Y reducir el colesterol sin tratar la inflamación celular y tomar conciencia de lo que anhela tu corazón no resulta muy eficaz.

UNOS PECHOS SANOS

¿Sabías que el Mes de Concienciación contra el Cáncer de Mama lo inventó una empresa que fabrica y vende máquinas para hacer mamografías? Vamos a cambiar la cantinela sobre nuestros pechos: en vez de decir «cómo evitar el cáncer de mama y cómo detectarlo tempranamente», digamos «cómo tener unos pechos saludables y disfrutar de ellos». ¿Qué te parecería un mes nacional de la salud mamaria en el que las mujeres pusieran el acento en expresar cotidianamente el amor que sienten por sus pechos? (Y sí: en este ejercicio puede ayudarte tu pareja.)

Me preocupa que las mujeres, sometidas a esta presión social, piensen en sus pechos como en dos lesiones potencialmente premalignas alojadas en su torso. Cuando te toques los pechos, no lo hagas con la misión de buscar y erradicar un posible tumor, ni les digas a tus hijas o a tus nietas que lo hagan. Por el contrario, piensa en tus pechos como en «cojines del corazón» que se nutren del campo de energía de tu corazón amante. Cuando los toques, hazlo con amor. Dales un buen masaje desde el pezón al corazón, y desde el corazón a los ganglios linfáticos de la axila. Afirma su capacidad de estar sanos.

Las mamas representan la capacidad nutricia y los lazos profundos que puede crear el amor. También representan la abundancia de la Madre Tierra, que nos sostiene y genera la vida y los alimentos que necesitamos para prosperar físicamente. Aunque tu madre no te diera el pecho o nunca hayas amamantado a un bebé, tus pechos portan la energía del amor y el cuidado nutricio. Si te has desvinculado del amor, si te han traicionado o has inhibido tus sentimientos por miedo, esas experiencias emocionales pueden afectar al centro energético del corazón, lo que a su vez altera el funcionamiento de las células y tejidos de la mama.

Hay una anécdota que cuento en *Cuerpo de mujer, sabiduría de mujer,* y que merece la pena repetir aquí. Una vez vino a verme una paciente con dos grandes quistes llenos de líquido en el pecho izquierdo que habían aparecido prácticamente de la noche a la mañana. Cuando le pregunté qué estaba pasando en su vida afectiva, me contó que su hija pequeña, su «nena», acababa de irse de casa para estudiar en la universidad. Dos días antes de su marcha, había muerto su querida gata de 24 años. La noche previa a la aparición de los quistes, soñó que estaba amamantando a su hija pequeña, la que acababa de irse a la universidad. Cuando extraje el fluido de sus pechos, nos quedamos las dos atónitas al comprobar que ¡era leche! Evidentemente, su cuerpo tenía algo que decir respecto a su necesidad de nutrir y ser nutrida después de esas dos grandes pérdidas. Fue de esta paciente de quien aprendí que eso que llamamos la «leche de la bondad humana» es algo más que una metáfora. Su cuerpo la había materializado literalmente.

Cuando entramos en la fase de nuestras vidas en la que nuestros hijos ya no necesitan nuestros cuidados maternales como cuando eran pequeños (o cuando nuestras relaciones de pareja, negocios o proyectos creativos estaban empezando), tenemos que descubrir qué hacer con la leche de nuestra ternura que es nuestro regalo al mundo. Para fortalecernos y tener unos pechos saludables, necesitamos encontrar nuevos cauces para nuestra capacidad nutricia. Al mismo tiempo, debemos entender que el amor exige reciprocidad. Si das demasiado a otros sin cuidarte a ti misma o no te permites confiar en los demás y recibir su amor, es probable que sufras un bloqueo energético del *chakra* del corazón, el centro energético de tu pecho que está conectado con el campo de energía de todo tu cuerpo y que afecta de manera determinante a la salud de tus pechos. Y este bloqueo energético puede manifestarse físicamente en forma de enfermedad si se prolonga lo suficiente en el tiempo.

Unos pechos sanos son unos pechos amados. A las mujeres se nos ha enseñado a sentir vergüenza o pudor respecto a nuestros pechos. A menudo el mensaje que se nos transmite es que, para tener poder, necesitamos unos pechos grandes, firmes y llamativos con los que atraer a los hombres. De ahí que la cifra de mujeres que han recurrido a los implantes mamarios haya pasado de 101.176 intervenciones en 1997 a 330.631 en 2012, según la Sociedad Americana de Cirugía Plástica Estética.[7] Pero no es el tamaño o la forma de los pechos lo que nos confiere verdadero poder o atractivo. Lo que nos convierte en diosas bellas y poderosas es nuestra relación con nuestros pechos y con lo que representan: la capacidad de dar y recibir alimento, cuidado y placer de una manera equilibrada.

Si estás pensando en ponerte implantes mamarios, puede que sea una decisión acertada, pero infórmate bien de sus desventajas. Un 40 por ciento de las mujeres que se someten a este tipo de intervenciones pierde la sensibilidad del pezón, que constituye una parte muy importante de la sexualidad para la mayoría de las mujeres. Además, si no los masajeas frecuentemente, los implantes acaban por encapsularse en tejido cicatricial, lo que hace que parezcan muy duros a la vista y al tacto. Las prótesis actuales no presentan riesgo de rotura y parecen mucho más naturales, pero no dejan de ser objetos extraños colocados justo encima del corazón, y pueden por tanto actuar como barrera que impida el paso de la energía amorosa entre un corazón y otro. Los implantes mamarios también multiplican por 18 la probabilidad de desarrollar un tipo raro de cáncer de mama llamado linfoma anaplásico de células grandes.[8] Pese a todo, la mayoría de las mujeres están muy contentas con sus implantes, y no hay por qué avergonzarse de tenerlos. Desde tiempo inmemorial, todas las culturas humanas tienen sus adornos predilectos para realzar la belleza, ya sean tatuajes tribales, anillos alrededor del cuello para alargarlo o prótesis mamarias. Eres tú quien debe decir qué te hace sentir bella y deseable y decidir a continuación si quieres tomar alguna medida para transformar tu cuerpo.

Al margen de cuál sea su tamaño o su forma, aquí tienes algunos consejos para amar y valorar tus pechos:

Cómo amar tus pechos

~ *Toca amorosamente tus pechos con regularidad.* Cuando te tocas los pechos, les mandas energía del corazón. De hecho, cuando eras un embrión, el tejido de tus manos estaba conectado con el tejido que posteriormente formó tu corazón. El masaje mamario aumenta el flujo de linfa y sangre que llega a los tejidos y les aporta oxígeno y nutrientes vitales. Haz esto en la ducha cada día. Pero, si tienes cáncer de mama, no te masajees los pechos. Mándales amor poniendo las manos sobre ellos y dejándolas reposar ahí al mismo tiempo que afirmas la belleza y la salud de tus pechos.

~ *Haz el ejercicio de la cierva.* El «ejercicio de la cierva» es una práctica taoísta muy antigua que desde hace siglos ayuda a las mujeres a preservar su salud hormonal, uterina y mamaria. Si se hace con constancia, también puede reducir drásticamente los síntomas menstruales como el flujo excesivo y los calambres. Puedes aprender más acerca de este ejercicio en el libro de Stephen T. Chang *The Tao of Sexology: The Book of Infinite Wisdom* [El Tao de la sexología: el libro de la sabiduría infinita] (Tao Publishing, 1986) o ver una demostración en algún vídeo de Internet, pero la idea básica es ésta: te sientas en el suelo con el talón de uno de los pies apretando tu zona púbica. Si no tienes la suficiente flexibilidad para adoptar esta postura, coloca una pelota de tenis junto a tu pubis y presiónala con el talón. Ahora frota las manos hasta que sientas un hormigueo energético. Colócalas sobre tus pechos unos segundos. Luego comienza a hacer movimientos circulares sobre tus pechos con las palmas de las dos manos. Repite este movimiento entre 50 y 100 veces en la dirección que prefieras. (Trazar círculos hacia dentro tiende a incrementar el tamaño de los pechos. Trazar círculos hacia fuera puede ayudar a disipar el exceso de energía en los pechos.) Mientras haces este movimiento circular, siente cómo sube la energía de tu pelvis hacia tus pechos y cómo baja la energía de tu corazón hacia tu pelvis. Evita sobrestimular los pezones, que pueden ser muy sensibles.[9] Es agradable hacer este ejercicio a primera hora de la mañana o por la noche, antes de irse a la cama, usando un aceite calmante. A mí personalmente me gusta el aceite de coco. El de granada también es una delicia.

~ *Prescinde de la autocrítica negativa respecto a tus pechos y procura no convertir en tema de conversación con otras mujeres lo poco que os gustan vuestros pechos.* Los grupos de amigos y los miembros de una misma familia se influyen entre sí en sus percepciones y comportamientos. Sé la primera de tu familia o de tu grupo de amigas en rechazar la costumbre de quejarse sobre el tamaño o la forma de los pechos. En lugar de hacerlo, levántate y proclama: «Tengo un estupendo par de pechos. Me encantan mis "niñas". ¿Y a vosotras?» Luego espera, a ver qué pasa.

~ *Ábrete a recibir amor, compasión, afecto y elogios de otras personas, y a darlo sin resentimiento, celos o ataduras.* Acepta los cumplidos con un simple «gracias», en lugar de negar o quitar importancia a lo que acaba de decir tu interlocutor. ¡Reconocer que una tiene virtudes y cualidades positivas no es una muestra de narcisismo!

~ *Reconoce tus sentimientos y exprésalos con sinceridad.* Fíjate en cuándo tiendes a eludir la verdad. ¿Lo haces para que otra persona se sienta cómoda, cuidando así de sus sentimientos, pero no de los tuyos? Más tarde hablaremos de la expresión de la pena, la ira y el miedo, pero por ahora procura cultivar la habilidad de desahogarte con frecuencia.

~ *Prescinde del sujetador siempre que puedas para que tus fluidos linfáticos puedan circular libremente.* Si tienes los pechos grandes, puede que sea molesto ir mucho tiempo sin sujetador o no ponértelo para hacer ejercicio, pero procura no llevarlo todo el día puesto, y mucho menos de noche. Si tienes hijas o nietas, enséñales que a los pechos les sienta bien la libertad. No hay pruebas de que ir sin sujetador haga que los pechos se «caigan» antes de lo normal. La idea de que necesitamos el sujetador para hacer ejercicio o para «sostenernos» los pechos es un mito cultural, seguramente inventado hace tiempo por algún fabricante de corsés. Los sujetadores son accesorios de moda. Pueden ser un elemento encantador de tu vestuario, pero no son un artilugio médico.

~ *Presta atención a cualquier síntoma mamario que indique un desequilibrio hormonal.* Los pechos doloridos son con frecuencia señal de que existe una carencia de yodo o un exceso de estrógenos.

~ *Suda con frecuencia.* Sudar es parte del sistema natural del cuerpo para eliminar toxinas y reducir los niveles de cortisol. El ejercicio ayuda a mantener niveles saludables de estrógenos y otras hormonas y reduce el riesgo de cáncer de mama, seguramente porque disminuye la grasa total del cuerpo, y la grasa puede producir un exceso de estrógenos. Según un amplio estudio, las mujeres delgadas y que hacen cuatro horas de ejercicio por semana tienen un 70 por ciento menos de probabilidad de desarrollar cáncer de mama.[10]

~ *Toma vitamina D_3, entre 2.000 y 5.000 UI por día, en forma de suplemento o exponiéndote al sol.* Ten en cuenta que la mayoría de las mujeres necesitan un suplemento vitamínico, además de una exposición regular a la luz solar. Chequea primero tus niveles de vitamina D para averiguar cuál es tu situación, a través de tu médico o por tus propios medios, recurriendo a un laboratorio *online* que pueda hacer un análisis 25(OH)D (véase el apartado «Recursos»). Los niveles óptimos de vitamina D están entre 40 y 80 ng/ml (o entre 100 y 150 nmol/l), y la investigación ha demostrado que un nivel de 52 ng/ml reduce el riesgo de padecer cáncer de mama a la mitad, comparado con un nivel de 13 ng/ml.[11]

~ *Lleva una dieta saludable e hipoglucémica, comiendo en cantidad vegetales ricos en fibra y grasas de origen vegetal.* Entre los vegetales especialmente ricos en fibra están el brócoli y el repollo, la cúrcuma, el ajo, las cebollas, los tomates, la col rizada o *kale* y la col silvestre. Disfruta de los frutos secos y de las semillas de linaza, cáñamo y chía. Come pescado o toma suplementos de aceite de pescado para obtener un aporte suficiente de ácidos grasos omega 3 (antioxidantes que reducen el riesgo de padecer cáncer de mama). Una dieta hiperglucémica ocasiona con el tiempo resistencia a la insulina, y la resistencia a la insulina es un factor de riesgo del cáncer de mama. Reduce la ingesta de azúcares y de todo tipo de cereales y consume carnes saludables, pescado, queso y huevos. Añade grasas saludables como el aceite de coco, de aguacate, de nueces de macadamia o de linaza. No te preocupes por las grasas de origen saludable.

~ *Toma antioxidantes como la vitamina C.* Recomiendo tomar entre 1.000 y 5.000 mg de vitamina C al día. (En el capítulo 12 encontrarás mis recomendaciones específicas de suplementos vitamínicos.)

~ *Toma coenzima Q10 (ubiquinona).* El déficit de coenzima Q10 se ha relacionado con el cáncer de mama, y somos muy pocas las que consumimos esta coenzima en cantidad como parte de nuestra dieta. (Las vísceras proporcionan una cantidad importante de coenzima Q10, pero muy pocas mujeres las comen.) Un nivel bajo de coenzima Q10 también puede causar dolor mamario durante la menopausia. Toma entre 10 y 100 mg por día, o entre 70 y 100 mg diarios si tienes un riesgo elevado de padecer cáncer de mama. Si tomas estatina para reducir el colesterol, asegúrate de que también tomas coenzima Q10, porque ese fármaco disminuye los niveles de este importante nutriente.

~ *Toma yodo.* Los pechos necesitan unos 3 mg de yodo al día para gozar de una salud óptima, y el propio cuerpo necesita otros 9 mg aproximadamente. Deberías tomar unos 12,5 mg diarios en forma de suplemento. Los alimentos ricos en yodo más recomendables son los huevos orgánicos y las algas yodíferas. La sal yodada, aunque mejor que nada, no es la mejor fuente para el aporte de yodo porque éste tiende a evaporarse de la sal. Para comprobar si estás baja de yodo, puedes comprar en la farmacia Lugol, una solución de yodo, y ponértela en la parte interior del brazo: la mancha que deja debería poder verse 24 horas después. Si no es así, es que tienes un déficit de yodo. Si tienes problemas de tiroides, aumenta tus niveles de yodo paulatinamente, a ser posible con la guía de un profesional de la salud, como un naturópata que tenga un buen conocimiento de las dolencias de tiroides y las carencias de yodo.

~ *Bebe con moderación, o no bebas en absoluto.* Consumir una sola bebida alcohólica o más al día aumenta el riesgo de desarrollar cáncer de mama en un 60 por ciento. El riesgo es aún mayor en mujeres que toman THS (terapia hormonal sustitutiva). El consumo de alcohol inhibe la capacidad del ácido fólico (una vitamina B) de reparar el ADN. Si bebes, toma un complejo de vitamina B y recuerda que la salud es cuestión de disfrute, no de adicciones. Recurrir a una copa de vino para hacer más placenteras tus comidas produce un resultado totalmente distinto a recurrir a esa misma copa de vino para sofocar la ansiedad o la tristeza.

~ *No fumes.* Fumar incrementa el riesgo de padecer cáncer de mama. Al igual que beber, es una costumbre que tiende a cerrar el *chakra* del corazón.

PRUEBAS DE DETECCIÓN DEL CÁNCER DE MAMA

Hacerse mamografías periódicas se considera la regla de oro para la detección temprana del cáncer de mama, pero es importante conocer la verdad acerca de las mamografías y de la salud mamaria.

En primer lugar, prácticamente no hay pruebas empíricas de que hacerse una mamografía anual empezando desde los 40 años contribuya a salvar vidas. Por esta razón, en 2009 el Grupo de Trabajo Especial de los Servicios Preventivos de Estados Unidos (USPSTF en sus siglas inglesas) publicó nuevas directrices recomendando mamografías menos frecuentes para la detección del cáncer de mama.[12] Aunque las directrices anteriores recomendaban exámenes cada uno o dos años empezando desde los 40, las nuevas directrices de la USPSTF aconsejan que las mujeres con edades comprendidas entre 50 y 74 años se hagan una mamografía cada dos años. La Sociedad Americana del Cáncer no actualizó sus recomendaciones conforme a estas directrices, de modo que, pese a los hallazgos de la USPSTF, la mayoría de las mujeres estadounidenses siguen aún las pautas marcadas por la Sociedad Americana del Cáncer y se hacen una mamografía anual a partir de los 40 años.

En segundo lugar, *las mamografías no son inocuas.* En un estudio pionero publicado en la revista *New England Journal of Medicine* en 2012, del que hablé ya en el capítulo 3, el doctor Gilbert Welch, una autoridad médica en los riesgos de las pruebas de cribado del cáncer, señalaba que las mamografías rutinarias de las últimas tres décadas han dado como resultado que 1,3 millones de mujeres fueran diagnosticadas de cáncer debido a que sus mamografías detectaban un carcinoma ductal in situ (CDIS).[13] Como expliqué en el capítulo 3, el CDIS no es un cáncer, sino un tipo de anomalía celular *con* el que muy probablemente una mujer puede morirse, pero *del* que difícilmente se morirá, porque en la inmensa mayoría de los casos nunca llega a convertirse en auténtico cáncer de mama. El estudio de autopsias de mujeres sanas de entre 40 y 50 años fallecidas en accidentes de tráfico ha demostrado que un 40 por ciento del total presentaban indicios de CDIS mamarios. Términos como «cáncer» y «lesión precancerosa» inducen a las mujeres y a los facultativos a reaccionar con agresividad excesiva ante la presencia de un carcinoma in situ.

El problema es que, cuando se encuentra un CDIS (especialmente con las nuevas mamografías de alta resolución, que pueden detectar casos muy tempranos), existe una presión tremenda para hacer algo al respecto. De ahí que multitud de mujeres estén recibiendo radioterapia y quimioterapia, sometiéndose a intervenciones quirúrgicas y padeciendo mastectomías que son innecesarias, lo cual dista mucho de ser inocuo. Un estudio reciente demostraba, además, que radiar los pechos aumenta el riesgo de padecer una enfermedad cardiaca más adelante.[14]

Por suerte, un grupo de trabajo del Instituto Nacional del Cáncer ha recomendado que se rebautice al CDIS para que las pacientes se asusten menos y sean menos proclives a someterse a tratamientos innecesarios y potencialmente dañinos entre los que puede incluirse la extirpación de la mama. Los investigadores proponían que a estas anomalías (junto con las muchas lesiones similares que se encuentran en los cribados para la detección del cáncer de próstata, tiroides, pulmones y otros tipos de cáncer) no se las llame «cáncer» sino lesiones IDLE, siglas inglesas que significan «lesiones indolentes de origen epitelial». ¡Por fin se impone la cordura![15]

No hace falta que nos pongamos tan agresivos a la hora de detectar estas lesiones y tratarlas porque, con mucha frecuencia, el cuerpo las subsana por sí solo. Así lo demuestran los datos, razón por la cual en la primavera de 2014 la Junta Médica Suiza recomendó eliminar todos los programas nuevos de detección del cáncer mediante mamografías argumentando que hacen más mal que bien. Su informe, publicado en el *New England Journal of Medicine*, afirmaba: «Por cada muerte por cáncer de mama que se ha prevenido en Estados Unidos tras una década de realizar pruebas anuales empezando desde los 50 años de edad, es probable que entre 490 y 670 mujeres hayan dado un falso positivo y hayan tenido que hacerse nuevas pruebas; que entre 70 y 100 se hayan sometido a una biopsia innecesaria; y que a entre 3 y 14 se les haya sobrediagnosticado un cáncer que de otro modo nunca se habría evidenciado clínicamente». Me doy cuenta de que esto puede resultar chocante, pero es importante estudiar atentamente los datos más recientes y no tomar decisiones basadas en información desfasada y tácticas que sólo pretenden asustar.[16]

Ha sido muy fácil vender la mamografía de cribado como algo beneficioso porque a muchísimas mujeres se les ha inducido a creer que un diagnóstico precoz mediante mamografía salva vidas. Ésta era, en efecto, la esperanza de muchos cuando comenzó a usarse la mamografía. Por desgracia, al igual que el uso de Premarin y Provera en el estudio de la Iniciativa para la Salud Femenina a fin de prevenir las dolencias cardiovasculares, esa esperanza no se ha cumplido. Pese a ello, las encuestas siguen mostrando que un 70 por ciento de las mujeres creen que la mamografía salva vidas.[17] En realidad, es la mejora en los tratamientos contra el cáncer de mama, y *no* el diagnóstico precoz mediante mamografía, lo que está salvando más vidas que nunca. Es hora de que las mujeres tomen decisiones realmente informadas sobre las mamografías y el perjuicio que su uso rutinario puede causar. No estarás verdaderamente informada hasta que dejes de creer a pie juntillas estas dos cosas: una, que tus pechos requieren vigilancia constante para permanecer sanos, y dos, que la mamografía presenta más ventajas que inconvenientes.

Hace poco, una mujer me pidió que le aconsejara sobre si debía seguir haciéndose mamografías. Su tocoginecólogo la presionaba para que se las hiciera. Ella había desarrollado microcalcificaciones a lo largo del canal galactóforo del pecho derecho diez años antes, después de pasar un año difícil cuidando de otras personas y abandonándose a sí misma (simbólicamente, el lado derecho del cuerpo es el lado del «dar»). Una biopsia demostró que las microcalcificaciones eran benignas, y durante los siguientes cinco años no aumentaron. Luego, una mamografía de control que se hizo durante otro año especialmente estresante en el que también se dedicó a cuidar de otros mostró que habían aparecido varias microcalcificaciones más. Se negó a someterse a una biopsia que le habría costado varios miles de dólares, pero aceptó hacerse más mamografías en el futuro para vigilar la evolución de las lesiones. Entre tanto, en un par de sesiones de meditación profunda, advirtió una mancha densa y oscura en el campo energético situado encima de su pecho derecho y se imaginó absorbiendo amor puro e insuflándolo en esa mancha hasta que sintió que se disolvía. Una sesión con un sanador energético que detectó una inflamación en ese pecho antes de que la mujer le hablara de cualquier dolencia física, le permitió influir en el campo de energía que estaba afectando a las células. La mamografía subsiguiente mostró una microcalcificación nueva, pero en los años posteriores no apareció ninguna más. Después de pasar una década preocupada por sus pechos y sometida a la presión de hacerse pruebas más invasivas y costosas que introducirían mayor cantidad de radiación en su cuerpo, decidió que había tenido suficiente y me pidió que le aconsejara si debía negarse a hacerse más pruebas de cribado. Me dijo que su corazón, su cabeza y su instinto le decían que siguiera ejercitando el amor hacia su cuerpo y hacia sus pechos y estando atenta a cualquier cambio que pudiera detectar. Hasta el momento no había advertido ninguno. Le dije que debía escuchar a su sanadora interior para tomar esa decisión. Así es como aborda una diosa intemporal el amor y el cuidado de sus pechos.

CUIDAR MEJOR LAS MAMAS

Hay un modo mejor de vigilar la salud del pecho. A diferencia de la mamografía, que implica la exposición a radiaciones del torso y los pechos, la termografía detecta el calor del tejido mamario que puede deberse a una inflamación celular. Se trata de una prueba funcional: los resultados cambian conforme la sangre afluye a los tejidos alterados. Cuando se están formando vasos sanguíneos para nutrir un cúmulo de células anómalas con mutaciones de ADN, este proceso libera calor, y este calor puede detectarlo una cámara de infrarrojos. Básicamente pueden detectarse problemas potenciales mucho antes de que se conviertan en una lesión diagnosticable. Se puede tratar la inflamación del pecho adoptando hábitos que mejoran la salud mamaria y haciendo otra termografía tres meses después para ver si la inflamación ha remitido.

Si tienes los pechos muy densos, una mamografía puede mostrar un problema donde no lo hay, sencillamente porque es más difícil obtener una imagen nítida cuando el tejido mamario es más denso, lo cual no sucede con una termografía. Los termogramas son también mucho menos molestos para la paciente porque no es necesario comprimir el pecho. Llevamos ya más de cuarenta años de investigación y hay más de ochocientos estudios científicos contrastados que apoyan el uso de la termografía mamaria. Utilizar esta técnica puede ayudaros a ti y a tu médico a tomar la iniciativa de mejorar tu salud mamaria mucho antes de que se declare una dolencia en el pecho. Naturalmente, lo mejor es trabajar con alguien que sepa tanto de mamografía como de termografía y que conozca los límites y las ventajas de ambas técnicas. Uno de los mejores referentes en este campo es el doctor Tom Hudson, experto tanto en radiología como en termografía. Ayuda a mujeres de todo el mundo a interpretar los resultados de sus pruebas y ha escrito un libro excelente sobre el tema titulado *Journey to Hope: Leaving the Fear of Breast Cancer Behind* [Un viaje hacia la esperanza: dejar atrás el miedo al cáncer de mama] (Brush and Quill, 2011).

Prestar atención a tus pechos y cuidar de ellos es importante, al margen de que tengas antecedentes personales o familiares de cáncer de mama. Pero, por favor, ten presente que sólo un 2 por ciento de los cánceres de mama están vinculados a una mutación genética heredada, tales como las de los genes BRCA1 o la BRCA2 (la primera entraña mayor peligro que la segunda). Estas dos mutaciones también están asociadas con el cáncer de ovarios.[18] Dicho esto, si tienes un historial importante de cáncer de mama u ovario pero das negativo en las mutaciones genéticas asociadas con el cáncer de mama, tus antecedentes familiares pueden ser un indicador más certero que las pruebas genéticas de tus probabilidades de desarrollar una lesión cancerosa.[19] La herencia emocional de nuestras familias puede ser un factor de peso para explicar esta aparente incoherencia.

Al debatir el riesgo que entraña la mutación genética del BRCA1, se ha defendido a menudo la idea de que dicha mutación comporta un «87 por ciento de probabilidad de desarrollar cáncer de mama». Si analizamos más atentamente esa cifra, vemos que es un ejemplo clarísimo de nuestra incomprensión de la relación entre genética y enfermedad. En primer lugar, el número 87 suena temible por ser tan elevado y tan preciso. Investigando un poco, se descubre que este porcentaje se basa en estimaciones desfasadas que los Institutos Nacionales de la Salud han puesto en entredicho. De hecho, un estudio de 1997 demostró que el riesgo de padecer cáncer de mama por alteraciones del gen BRCA1 estaba más cerca del 56 por ciento, y que sólo era de un 16 por ciento en el caso del cáncer de ovario. Además, las cifras originales de entre 84 y 87 por ciento se basaban en estudios de mujeres que presentaban al mismo tiempo esas alteraciones genéticas *y* antecedentes familiares de cáncer de mama u ovario *en más de dos generaciones*, no sólo en una.[20] Es más, no tenemos ni idea de cuántas mujeres de la investigación original tenían niveles deficitarios de vitamina D (como ya he dicho, un nivel adecuado puede reducir el riesgo de cáncer de mama a la mitad), o eran bebedoras habituales (lo que incrementa el riesgo de padecer este tipo de cáncer), o hacían ejercicio con asiduidad, o tenían un peso saludable, o tomaban yodo suficiente, o comían fruta y verdura en cantidad (todo lo cual reduce el riesgo de contraer la enfermedad). Cuanto más atentamente se analiza la investigación, más se convence una de que no se puede sencillamente asignar una cifra al riesgo de padecer cáncer de mama, y de que hay que tener en cuenta los hábitos de vida.[21] Aunque tengas cáncer de mama en un pecho, la probabilidad de que se te declare también en el otro en los siguientes diez años es de apenas un 4 o 5 por ciento, sobre todo si no tienes la mutación del gen BRCA1 o BRCA2. De nuevo, es necesario estudiar atentamente las estadísticas para hacerse una idea clara de los riesgos que corres según las distintas investigaciones.[22]

Si estás pensando en hacerte pruebas genéticas, sopesa cuidadosamente por qué quieres hacértelas. Como sucede con cualquier análisis genético, estas pruebas no garantizan nada, al margen de que sus resultados sean negativos o positivos. Sea cual sea tu decisión o tus resultados, lo mejor que puedes hacer para cuidar tus pechos es cultivar una relación amorosa con ellos, adoptar hábitos que fomenten su salud y, si estás preocupada, vigilar el buen estado de la mama ejercitando el amor y el cuidado propios, no adoptando una actitud de búsqueda y erradicación de posibles lesiones. Si quieres encontrar un médico que haga e interprete termogramas para vigilar periódicamente la salud de tus pechos como parte de tu plan de autocuidado amoroso, visita www.breastthermography.com; www.breastthermography.org, o las páginas web de la Academia Internacional de Termología Clínica, www.iact-org.org, y del Colegio Americano de Termología Clínica, www.thermologyonline.org.

SIEMPRE HAY ESPERANZA: RECURRIR AL ORDEN DIVINO

Nada como la enfermedad para darte un toque de atención. El alma se manifiesta a través del cuerpo. La buena noticia es que siempre hay esperanza, pase lo que pase. A Anita Moorjani, autora de *Morir para ser yo*, la declararon literalmente muerta como consecuencia de un cáncer: tenía tumores del tamaño de limones por todo el cuerpo. Durante su experiencia cercana a la muerte, descubrió que había una realidad amorosa aguardándola. Cuando retornó a su cuerpo, comprendió que se pondría bien. Y, en efecto, desaparecieron todos los tumores. En una conferencia reciente le preguntaron si seguía viendo a sus médicos, y contestó que ya no porque siempre le dicen que está «en remisión», como si estuvieran esperando a que el cáncer vuelva a manifestarse. Dado que ya ha experimentado la muerte, ¿para qué preocuparse? Afirmó asimismo que no teme volver a padecer el cáncer. Hay una realidad más allá de la que pueden percibir nuestros sentidos, y cuando de verdad «lo tenemos muy mal», más fuerte se vuelve esa realidad.

En la página de Facebook de Tosha Silver me encontré con una historia que me conmovió tanto que contacté con su autora para pedirle que me dejara contarla aquí. Resume esta idea de rendirse al amor y a la alegría, y no al miedo, del mismo modo que hizo Anita Moorjani. Esto es lo que contaba Annette Perez acerca de su experiencia con un cáncer de mama en fase 4:

> Me diagnosticaron un cáncer de mama en fase 4 que ya se había extendido a los pulmones, el hígado, la columna y el cerebro, y me dieron una «fecha de caducidad» de seis meses. Opté por no someterme a quimioterapia y radioterapia, dado que ambos tratamientos habrían sido extremadamente agresivos y en aquel momento me preocupaba más la calidad que la cantidad de vida. Cuando me diagnosticaron el cáncer, sentía que la enfermedad latía en todo mi cuerpo. Tenía los síntomas típicos. Como he hecho siempre a lo largo de mi vida, comencé inmediatamente a esforzarme por salir de ese rincón oscuro, de ese lugar al que suelo referirme como «el abismo». Un mes después una amiga me mandó un ejemplar de *Outrageous Openness*, el libro de Tosha Silver. ¡Estaba deseando zambullirme en él! La sabiduría que contienen esas páginas era justo la chispa que necesitaba para seguir adelante y superar este nuevo desafío. Al comienzo de este viaje supe que quería presentar batalla y me dediqué a investigar para encontrar recursos con los que emprender ese reto. A medida que hablaba con otras personas y me informaba, comencé a agobiarme y me descubrí actuando de una manera frenética y nerviosa. Pero al aprender a dejarme llevar y a no ser un estorbo para que el Divino Amado pudiera obrar, empecé a experimentar instantes bellísimos y a encontrarme con oportunidades llenas de potencial. Dejé que lo Divino me guiara amorosamente y me enseñara cuál debía ser el paso siguiente y qué acciones debía emprender, si es que debía emprender alguna. Surgía información, quedaba claro qué pasos debía dar o qué acciones emprender, y aparecía gente nueva en mi camino. Muy pronto lo dejé todo en manos del Divino Amado porque era una carga demasiado pesada para mí y porque además no era necesario que la sobrellevara yo sola. Dos meses después

del diagnóstico dejé de tener dolores, me sentía con energías y todos los síntomas habían desaparecido. A los cuatro meses tuve que someterme a una mastectomía, eso sí, pero superé ese trance con extrema facilidad. Tuve dolor tres días inmediatamente después de la operación y después nada. Dejé intactos varios frascos de calmantes porque no los necesitaba. Superados ya los seis meses de mi «fecha de caducidad», sigo sintiéndome estupendamente, no tengo síntomas de la enfermedad y puedo llevar una vida muy activa. El oncólogo y el cirujano están asombrados por mis progresos y alucinados por que me maneje tan bien. Y lo que es más importante: estoy experimentando una enorme paz, una paz que he buscado toda mi vida sin encontrarla, sin experimentarla de verdad hasta ahora. Sigo estando bien mucho después de mi «fecha de caducidad».

¡Eso sí que es sabiduría e inspiración!

Las hormonas y la salud mamaria

Como ya he dicho, creo que las hormonas que más deben preocuparnos en nuestra madurez son las del estrés. Si necesitas regular tus hormonas sexuales, evita las sintéticas y prueba los fitoestrógenos derivados de vegetales. Pero si estás tomando hormonas sintéticas u hormonas elaboradas a partir de orina de caballo (como el Premarin) para la menopausia, ten presente que las investigaciones han demostrado que corres mayor riesgo de padecer cáncer de mama.

Los fitoestrógenos derivados de plantas, en cambio, no aumentan el riesgo de desarrollar cáncer de mama u ovario. Y a muchas mujeres les funcionan de maravilla. Para aquellas que no obtengan buenos resultados con los fitoestrógenos, las hormonas bioidénticas pueden ser una alternativa eficaz.

Recuerda que el estudio de la Iniciativa para la Salud Femenina que administró terapia hormonal sustitutiva a miles de mujeres en forma de Prempro (Premarin, es decir, orina de caballo, y Provera, es decir, progestina sintética) tuvo que interrumpirse bruscamente en 2002 cuando los investigadores descubrieron que las mujeres menopáusicas que estaban tomando dichas hormonas presentaban índices más elevados de cáncer de mama y enfermedades cardiovasculares. Por desgracia, los investigadores no siempre distinguen entre los tres tipos de hormonas sustitutivas: sintéticas, bioidénticas y fitoestrógenos. Es más, muchos médicos y profesionales de la salud no están al corriente de las diferencias entre unas y otras, de ahí que a muchas mujeres se las disuada de tomar precisamente aquello que mejor podría aliviarlas.

Por suerte, nuevas y alentadoras investigaciones están confirmando al fin que las hormonas bioidénticas entrañan muchos menos riesgos que las sintéticas. Los científicos del Instituto Karolinska de Suecia, dirigidos por el profesor Gunnar Söderqvist, han descubierto que los efectos de la terapia hormonal sobre los genes asociados con el cáncer de mama pueden ser muy distintos según el tipo de hormona que se emplea y la forma de administrarla. Sus estudios de la actividad génica en mamas de mujeres jóvenes y sanas demuestran que la Provera y el Premarin sintéticos (los fármacos que se utilizaron en el estudio de la Iniciativa para la Salud Femenina) presentaban una probabilidad mucho mayor de causar una expresión genética asociada con el cáncer que el gel de estrógenos bioidénticos aplicado sobre la piel, administrado junto con progesterona bioidéntica por vía oral. Este hallazgo, presentado en el Congreso Mundial sobre Menopausia de Cancún, México, en 2014, abre la vía para identificar qué formas de terapia hormonal sustitutiva influyen mínimamente sobre el riesgo de padecer cáncer de mama. Es una muy buena noticia.

LA SEDE DE TU ENERGÍA CREATIVA

La cavidad pélvica y sus músculos, el tejido conjuntivo y los órganos alojados en esa zona (útero, ovarios, vejiga, uretra, anatomía erótica femenina, músculos del suelo pélvico e intestino grueso) constituyen el centro creativo del cuerpo. Es el lugar físico del que parte toda nuestra energía creativa. Algunas mujeres emplean ese centro creativo para dar a luz a un bebé y otras no, pero, al margen de eso, todas tenemos acceso a su energía vital para traer al mundo ideas nuevas, convertirlas en proyectos y crear nuevas percepciones de cómo somos y cómo nos gustaría contribuir a la vida en común mientras estamos en este mundo. La cavidad pélvica está asociada con el segundo *chakra*, el centro energético corporal gobernado por nuestras relaciones con el dinero, el sexo y el poder.

Si no has disociado tu mente de tu cuerpo y desarrollado un sentimiento de desconexión respecto a tu mitad inferior, seguramente seas consciente de que las actividades y los pensamientos placenteros aumentan el flujo sanguíneo y la sensibilidad de tus órganos sexuales y de tu cavidad pélvica. El alma penetra en el cuerpo a través de las caderas, por la parte posterior de la cavidad pélvica, donde se encuentra el sacro, el hueso «sagrado». Éste es el lugar del cuerpo que la fisioterapeuta Tami Lynn Kent, autora del libro *Wild Feminine* [Lo salvaje femenino] (Atria Books, 2011) llama la «puerta del espíritu». Es el portal de entrada al «campo natalicio»: el lugar donde la energía cobra forma. Tu pelvis y tus genitales son tu centro sagrado, la zona del cuerpo desde la que accedes a la energía que lo crea todo, ya sea un libro, una relación de pareja o un bebé.

Cuando escuchamos la llamada de nuestra energía pélvica para vivir de manera más creativa, asumir más riesgos, sentir más placer y no dejarnos atenazar por el miedo a lo que puedan pensar o decir los demás, estamos reconociendo y honrando la fuerza vital femenina que hay en nuestro interior. Si no escuchamos esa llamada, es probable que tengamos síntomas de desequilibrio y padezcamos alteraciones de la zona pélvica. Los fibromas y el sangrado abundante y prolongado pueden ser el modo en que la Madre Naturaleza te está diciendo: «¡Presta atención! ¿Estás volcando tu energía creativa en un trabajo o en una relación que ya no dan más de sí? ¿Estás delegando la responsabilidad de tu expresión creativa en alguien o en algo y al mismo tiempo estás resentida con esa persona o situación por ser un obstáculo para ti? ¿Qué es lo que necesita venir al mundo a través de ti?»

Una vez oí contar una anécdota a Esther Hicks: estaba admirando un cuadro maravilloso pintado por una amiga suya y le preguntó cuánto tiempo había tardado en hacerlo. La pintora respondió: «Setenta y seis años». Nuestra expresión creativa es así. Cada año que habitamos esta tierra nos volvemos más creativas *si* nos permitimos conectar con nuestra fuerza vital. Y las personas que se abren a los canales creativos tienden a llevar una vida muy alegre y gozosa. Por eso los directores de orquesta suelen vivir tantos años, a pesar de lo mucho que viajan y ensayan. Siendo ya octogenario, el cómico George Burns, cuya carrera rejuveneció cuando tenía setenta y tantos años, decía que no le quedaba más remedio que llegar a los 100 porque tenía «mucho lío». Cuando tienes el empeño de vivir creativamente, de expresarte y manifestar tus ideas ante el mundo, cuando permites que la alegría y el buen humor fluyan a través de ti, descubres que, en efecto, tienes «mucho lío». (Sí, George Burns llegó a los 100 con buen humor y buena salud. Y su hábito de fumar puros era uno de esos «placeres rituales» que evidentemente formaban parte de su plan de salud.)

Con excesiva frecuencia, las mujeres reprimimos nuestros impulsos creativos porque carecemos de confianza en nosotras mismas o no queremos llamar la atención. Una de las razones por las que nuestra cultura está actualmente tan enamorada de los actores, los músicos, los artistas y los famosos es que esas personas cumplen la función de estar dispuestas a subirse a un escenario y hacer lo que tantos de nosotros no tenemos el valor de hacer: arriesgarnos a fracasar en público y a que nos humillen y nos juzguen por nuestra aportación. Las mujeres famosas, ya sean artistas, oradoras o innovadoras culturales, demuestran un enorme coraje y una inmensa autoestima por seguir poniéndose ante el público año tras año, a pesar de las humillaciones a las que se enfrentan como mujeres insertas en una cultura a la que incomoda la creatividad femenina expresada abiertamente. Créeme, no lo hacen por dinero. Es muy fácil quedarse en segundo plano y lanzar críticas a quienes están dispuestos a exponerse y a subirse a un escenario o a aparecer en televisión. Pero es mucho más saludable, como diría Theodore Roosevelt, «atreverse a lo grande». Tener el coraje de vivir creativamente desde el propio centro.

En algún momento de nuestras vidas, quizá cuando hemos concluido la labor de criar a nuestros hijos, necesitamos acceder a nuestra energía creativa y canalizarla de maneras que nos aporten placer e inspiración: escribir poemas o un libro, aprender a pintar o a bailar. Este impulso creativo puede manifestarse también en la creación de nuevas ideas, de nuevos modelos de negocio o de formas innovadoras de trabajar con la tecnología. Las posibilidades son infinitas. A medida que nos hacemos mayores vamos teniendo un acceso más directo a nuestro caudal de energía creativa.

Hay veces en que una mujer quiere llevar a efecto sus impulsos creativos, pero el miedo se lo impide. ¿Cómo va a dedicar tiempo a innovar e inventar teniendo un plan de pensiones tan poco nutrido? A menudo, si no atendemos la llamada de nuestro espíritu, es porque vamos a lo seguro y porque nos da miedo decir que no a seres queridos que creen que nuestras prioridades deben ser otras. El único modo de resolver este dilema es poner nombre a tus miedos y adquirir las habilidades necesarias para defender tu postura, incluso cuando tus hijos, tu marido o tu jefe tienen otras ideas sobre cómo deberías invertir tu tiempo y tus energías.

Los fibromas, el cáncer y los dolores de la cavidad pélvica son síntomas de que debes explorar tu anhelo de vivir de manera más creativa y auténtica, con menos miedo y más dispuesta a la aventura. Gran parte de lo que he explicado hasta ahora sobre el riesgo de padecer cáncer de mama puede aplicarse también a esta zona del cuerpo. La cavidad pélvica alberga nuestro «corazón inferior», por llamarlo de algún modo. ¿Te han violado, o te has sentido forzada hasta el punto de que tu sensación de seguridad se ha hecho añicos? Si es así, se manifestará en tu pelvis. La salud de los órganos pélvicos también está asociada con lo bien o mal que hayas aprendido a manejar las energías creativas representadas por el dinero, el sexo y el poder. Los ovarios son literalmente los «huevos» femeninos: los órganos asociados con el ímpetu vital y el impulso de conseguir lo que se quiere. A menudo este impulso se canaliza a través de un hombre (o a través de nuestra faceta masculina) y con frecuencia el resultado es una dolencia pélvica. Como mínimo, conviene conservar los ovarios, que frecuentemente se extirpan por rutina cuando se realiza una histerectomía a causa de una lesión benigna. Los ovarios son necesarios para la producción de hormonas a lo largo de toda nuestra vida y, en la inmensa mayoría de los casos, el riesgo que entraña su extirpación para la salud ósea y cerebral es mucho mayor que el riesgo de desarrollar cáncer de ovarios. Para una explicación más amplia sobre estos temas, véase *Cuerpo de mujer, sabiduría de mujer* y *La sabiduría de la menopausia*.

Si estás leyendo este libro, tienes la capacidad de conectar con tu campo natalicio y de acceder a los recursos y al apoyo que necesitas para crear tu propio paraíso terrenal. Sólo tienes que pedirle al Espíritu que te muestre cómo hacerlo. Y no dejes de leer el capítulo que he dedicado a la sexualidad para aprender aún mas sobre tu cavidad pélvica y sobre su relación con tu energía y tu sexualidad, así como sobre los psoas (pronunciado «soas»), los músculos unidos a ella.

TONO MUSCULAR DEL SUELO PÉLVICO

Hay una correlación entre el hecho de vivir desconectadas de nuestra cavidad pélvica y nuestra ignorancia de los músculos de nuestro suelo pélvico. ¡Me apostaría algo a que nunca te hablaron de estos músculos en clase cuando ibas al colegio!

Los músculos del suelo pélvico están conectados entre sí y se encargan de sostener los órganos internos de la pelvis. Juntos forman una especie de cama elástica o de hamaca que se extiende desde el cóccix al hueso de la pelvis. Estos músculos pierden tonicidad cuando no se utilizan adecuadamente y con regularidad, lo que suele pasar con muchas mujeres que pasan demasiado tiempo sentadas y casi nunca se agachan. Dejan de funcionar conjuntamente como deberían, creando un desequilibrio. Si pierden demasiada tonicidad, puede producirse incluso un prolapso, que es cuando los órganos que sostienen los músculos caen a través de lo que se denomina el diafragma pélvico. Los prolapsos suelen tratarse quirúrgicamente, pero es más conveniente visitar a un fisioterapeuta especializado en salud femenina que sepa cómo rehabilitar el suelo pélvico, o hacer pilates clásico como entrenamiento de rehabilitación.

La debilidad de los músculos del suelo pélvico puede dar como resultado incontinencia de esfuerzo (pérdidas de orina al estornudar, al reír o al moverse) o incontinencia de urgencia (la sensación de que tienes que orinar enseguida o tendrás un «accidente»). Ambos tipos de incontinencia pueden empeorar con el tiempo si no se trata su causa, es decir, la debilidad del suelo pélvico. En Estados Unidos, la incontinencia urinaria es una de las razones principales para que se admita a una mujer mayor en una residencia geriátrica, aunque nadie quiera hablar de que mamá necesita ayuda para ir al baño. Aproximadamente una de cada cuatro mujeres tiene incontinencia por presión. Es hora de poner fin a la vergüenza y el secretismo y de ponerse serio sobre este problema, que puede prevenirse y tratarse fácilmente y que, si no se trata, es muy probable que produzca incontinencia urinaria con el tiempo.

Las mujeres suelen decir «Tengo la vejiga muy pequeña» o «Desde que tuve a mis hijos, tengo que ir constantemente a hacer pis», pero ninguna de estas afirmaciones describe con exactitud la incontinencia de esfuerzo o la de urgencia. Ambas son dolencias muy fáciles de tratar que afectan a las mujeres cuando los músculos de su suelo pélvico no están bien tonificados. Es probable que los médicos recomienden pañales para adultos y compresas, cirugía y medicamentos. Los fármacos bloquean las terminaciones nerviosas que afectan al músculo que impide a la vejiga liberar la orina, y son eficaces. Pero pueden tener efectos secundarios como sequedad de boca, y no resuelven el problema subyacente: la falta de tonicidad muscular del suelo pélvico.

¿Por qué es tan común esta falta de tonicidad? Nuestros cuerpos están diseñados para el movimiento continuo y para agacharse: durante cientos de miles de años, las mujeres pasaban gran parte de su tiempo agachadas, preparando la comida, cocinando, recogiendo raíces, relacionándose con otras personas, defecando, orinando o dando a luz vaginalmente. Nosotras, en cambio, estamos siempre de pie, sentadas o tumbadas, lo que hace que los músculos del suelo pélvico pierdan tonicidad. El problema puede empeorar después de un parto o de una intervención quirúrgica abdominal como una cesárea o una histerectomía, pero este riesgo se ha sobrestimado. Incluso las adolescentes y las mujeres que nunca han dado a luz pueden perder la tonicidad del suelo pélvico. Tengas la edad que tengas, entrena tus músculos y tu vejiga para sentir la urgencia de orinar, e ir a orinar, cada tres o cuatro horas durante el día y una sola vez, como mucho, por la noche.

Cómo fortalecer tu suelo pélvico

~ *Bebe mucha agua.* Para estar sana tienes que estar bien hidratada, así que, incluso si tienes incontinencia de esfuerzo o de urgencia, no cometas el error de beber poca agua con la vana esperanza de resolver así el problema. La vejiga puede contener unas dos tazas de líquido, o hasta medio kilo de peso, de modo que, aunque bebas ocho vasos de agua al día, no deberías sentir la necesidad de hacer pis cada dos horas. Si sientes esta urgencia cuando en realidad no necesitas orinar, se debe a las señales que envía el cerebro a tu vejiga. Estas señales se originan en los músculos del suelo pélvico y en los que mantienen cerrada la vejiga. Cuando de verdad necesitas hacer pis, los músculos del suelo pélvico mandan una señal al cerebro, que a su vez ordena a los músculos de la vejiga que se contraigan para que se ensanche la abertura de la vejiga y la orina salga de manera natural. Si tus músculos están debilitados, envían esta señal cuando no es necesario, los músculos de la vejiga se contraen, y tienes que hacer un esfuerzo consciente para impedir que se te escape el pis.

~ *Ejercita los músculos del suelo pélvico con regularidad.* Son muchas las mujeres que han aprendido a hacer los ejercicios inventados por el ginecólogo Arnold Kegel a fines de la década de 1940. Estos ejercicios, llamados vulgarmente «kegels», ayudan a fortalecer uno de los músculos del suelo pélvico, el PC (pubococcígeo), cuya función es detener el flujo de orina desde la vejiga. Aunque el doctor Kegel iba bien encaminado, no basta con fortalecer un único músculo del suelo pélvico. Si se tonifica uno solo, los otros músculos de su grupo siguen estando debilitados. Para conseguir una buena tonicidad y funcionalidad del suelo pélvico, conviene que te hagas una idea de cómo están colocados los músculos de tu suelo pélvico para que puedas ejercitarlos todos correctamente. El simple hecho de levantarse 32 veces al día y volver a sentarse delante de la mesa o el escritorio sirve para que la gravedad ejerza su efecto sobre el suelo pélvico. Este ejercicio tan sencillo ayuda. Otra práctica eficaz es tumbarse de espaldas con las rodillas flexionadas y la parte baja de la espalda bien apoyada en el suelo. Introdúcete el dedo corazón en la vagina. Comprime la vagina hasta sentir que presiona tu dedo. No tenses otros músculos, como los de las nalgas. Simplemente aprieta tu dedo dentro de la vagina. Repite este ejercicio en series, alternando periodos de presión cortos y largos, al menos una vez al día, hasta que empieces a notar una diferencia en la presión contra tu vagina y se reduzca la incontinencia por presión o la urgencia de orinar.

~ *¡Agáchate!* Agacharse fortalece la tonicidad y la elasticidad natural de la musculatura. Cada vez que te des una ducha, ponte en cuclillas para orinar. Los músculos del culo que se utilizan para mantener el equilibrio en esta postura fortalecen la tonicidad de los músculos del suelo pélvico. Tu uretra estará apuntando hacia abajo, de manera que la gravedad te ayudará a liberar la orina de manera natural. Agáchate también siempre que puedas a lo largo del día.

~ *Aprovecha el tiempo que pasas sentada en el váter para fortalecer los músculos del suelo pélvico.* Una costumbre que todas deberíamos cambiar es la de cómo usar el váter. Las mujeres tendemos a sentarnos muy derechitas, como auténticas señoras, en lugar de inclinarnos hacia delante o apoyar los pies en un taburete para levantar las rodillas. Cuando te sientes a orinar o a defecar, inclínate hacia delante y apoya los codos sobre las rodillas, o pon los pies en un escabel para que tus rodillas queden más altas que tu cintura. Esta posición mejora la tonicidad de los músculos del suelo pélvico. A mí me gusta usar para este fin el taburete Squatty Potty. Puedes encontrarlo en Internet. Utilizarlo regularmente reduce el número de veces que tienes que hacer pis durante el día y por la noche.

~ *Agáchate con frecuencia para fortalecer los glúteos.* La mayoría de los problemas del suelo pélvico no son resultado del proceso de envejecimiento, sino de una mala alineación de la musculatura. Echa un vistazo a la obra de Katy Bowman, que tiene una serie estupenda de vídeos disponibles en You Tube para aprender a colocar correctamente la pelvis: www.youtube.com/watch?v=OrMU2tQ2SUk.

~ *Cuando orines o defeques, relájate, no empujes.* Nuestro afán por complacer a otros y cumplir con nuestro ajetreado horario nos lleva a desarrollar la costumbre de retener la orina hasta que tenemos ocasión de sentarnos en el váter, donde empujamos para expulsar rápidamente toda la orina. Al empujar, estamos fortaleciendo una serie de músculos que toman el relevo de la musculatura debilitada del suelo pélvico. No te preocupes de si hay otra persona esperando para entrar en el aseo de señoras y tómate tu tiempo.

~ *Controla la urgencia de hacer pis innecesariamente.* Hay un truco sencillo para librarse de la falsa necesidad de orinar cuando notas que tienes que ir al baño enseguida, pero sabes que no has bebido suficiente líquido para justificar otra visita al aseo. Aprieta los músculos del suelo pélvico y mantenlos en tensión cinco segundos. Después, relájalos. Haz esto cinco veces. A continuación respira hondo un par de veces, lentamente. La urgencia de hacer pis debería disminuir notablemente. Repite este ejercicio para reducir la sensación de que tienes que orinar inmediatamente.

Ésta es una lista muy simplificada de ejercicios para entrenar la musculatura del suelo pélvico. Puedes encontrar más ideas y ejercicios específicos en el libro *The Bathroom Key* [Claves para ir al cuarto de baño] de Kathryn Kassai y Kim Perelli, y visitar su página web para encontrar fisioterapeutas especializados en ayudar a las mujeres a superar la incontinencia y a mejorar la tonicidad del suelo pélvico.[23]

Yo también recomiendo el pilates auténtico, que es fantástico para mejorar el estado de estos músculos. Los fisioterapeutas especializados en salud femenina emplean ejercicios de pilates para fortalecer los músculos estabilizadores del tronco, que responden muy bien a la gravedad. (El tronco es la parte del cuerpo que cubriría un bañador enterizo de la década de 1940.) Y merece la pena mencionar que fortalecer y tonificar los músculos del suelo pélvico obra maravillas para tener una vida sexual placentera.

Quizá la información más importante que debas tener acerca de tu cuerpo sea ésta: da igual lo que te esté pasando físicamente, siempre puedes acceder a tu capacidad de autocuración y estar sana. Refuerza tu bienestar mediante hábitos que te nutran y te deleiten y prescinde de costumbres arraigadas en viejos complejos o mecanismos de defensa. Las adicciones, las conductas elusivas y el afán por complacer a los demás son comportamientos comunes que muchas mujeres convierten en hábitos por temor o aversión a expresar emociones incómodas. Podemos arrumbar hasta tal punto en nuestro subconsciente sentimientos como la pena, el resentimiento, la vergüenza y la rabia que acabamos por no tener ni idea de a qué nos estamos aferrando. Y esas emociones vierten día tras día en nuestro torrente sanguíneo sustancias inflamatorias que provocan envejecimiento. Para que una diosa disfrute de una salud radiante, tiene que aprender a llorar, a montar en cólera y a indignarse sin complejos, y comprometerse luego a llevar una vida más repleta de emociones y de experiencias exaltantes. Así es como pueden liberarse esas energías destructivas, viejas y rancias. Y así es como nos mantenemos intemporales, como es nuestro derecho natural.

5

LAS DIOSAS LLORAN, SE ENFADAN Y SIGUEN ADELANTE

Tu dolor es la rotura de la concha que encierra tu comprensión [...]. Y si pudieras mantener el corazón asombrado ante los milagros cotidianos de la vida, tu dolor no te parecería menos maravilloso que tu alegría.

KAHLIL GIBRAN

Hace unos años tuve lo que denominamos «hombro congelado». Es una dolencia muy corriente en mujeres maduras y, como casi todo, se cree que está relacionado con los niveles hormonales y la menopausia. Yo, sin embargo, sabía que mi problema no era ése. El dolor empezó un buen día, aparentemente sin previo aviso, cuando fui a coger un leño para meterlo en la estufa. Sentí un dolor paralizante en el hombro izquierdo, solté el leño y caí de rodillas. Al día siguiente no podía estirar hacia atrás el brazo izquierdo sin dar un respingo de dolor. Este malestar continuó día tras día. Como no tenía ninguna lesión, deduje que la causa tenía que ser emocional y que el dolor y la inmovilidad, por reales que fueran, tenían su origen en algún conflicto emocional sin resolver. El cerebro no distingue entre el dolor emocional y el dolor causado por una lesión física. De hecho, los estudios neurológicos han demostrado que el dolor emocional se registra exactamente en las mismas zonas del cerebro que el dolor físico.

Debido a mi trabajo con miles de pacientes y a mi experiencia personal con las emociones y la enfermedad, sé desde hace tiempo que, en el fondo, todas las enfermedades y los achaques físicos (incluidos aquellos cuya causa aparente es un accidente o un virus) tienen un componente emocional. Si supiéramos cuál es el problema emocional, no tendríamos que manifestarlo físicamente. Así pues, estaba segura de que debía tener algún trauma emocional antiguo y sin resolver en la región del corazón, las costillas y los hombros, zonas todas ellas asociadas con el cuarto *chakra* o *chakra* del corazón. Pero, a pesar de entenderlo racionalmente, no sabía cuál era la causa, y aunque sabía que mi dolor tenía que ser de origen psicosomático, no conseguía aliviarlo. Con la ayuda de un quiropráctico holístico y de mi profesora de pilates, pasé meses tratando de abrir mi caja torácica y mover el hombro, lo que me ayudó a aliviar el dolor y a aumentar ligeramente la movilidad del brazo. Sabía, no obstante, que la clave para un completo restablecimiento radicaba en el desahogo de las emociones bloqueadas asociadas con mi corazón.

Tenía desde hacía varios años una relación amorosa con un hombre al que quería profundamente, pero que no estaba disponible para mí en el plano emocional. Intenté desesperadamente arreglar la relación, que en muchos sentidos era un reflejo de mi matrimonio fracasado. Como no era capaz de conseguir que esa relación supliera mis necesidades, empecé a dudar de que fuera deseable como mujer, un viejo problema mío. ¿Cabía la posibilidad de que el dolor del hombro (y el dolor de pecho que tenía más o menos una vez al año desde hacía una década) tuviera algo que ver con mis relaciones con los hombres que habían sido importantes en mi vida?

Aunque de pequeña idolatraba a mi padre, él estaba muy ocupado cuidando de mi madre y de sus necesidades y ganándose la vida. En aquella época, yo necesitaba que el principal hombre de mi vida, o sea, él, validara mi capacidad de ser deseable. Recuerdo un día, estando yo en la preadolescencia, en que me puse a bailar el vals con él en la cocina, tratando de dominar esa destreza. Mi padre era un buen bailarín, y cuando acabamos de bailar le pregunté qué le parecía, confiando en que me diera su aprobación. Contestó: «Lo harías bien si estuvieras a oscuras. Y si tu pareja estuviera borracha». La pulla de mi padre (que era Escorpio) se me clavó en lo más hondo, justo en el corazón. Hizo críticas parecidas a mi manera de jugar al tenis, a pesar de que yo practicaba horas y horas y me esforzaba con ahínco por complacerle siendo una buena jugadora. No dedicó tiempo a enseñarme a jugar, ni me llevó a dar clases con otra persona, sino que se limitó a criticarme con esa franqueza tan propia de él.

Estoy segura de que sus comentarios eran el resultado de la exasperación que produce el exceso de trabajo, o de que era simplemente desatento, como lo somos todos a veces. Y sé que muchas mujeres han sufrido cosas mucho peores que yo. Pero no por ello voy a excusar a mi padre, ni a restar importancia al impacto emocional que tuvieron sobre mí sus palabras diciendo: «¡Vamos, por favor, de eso hace décadas! ¿*Todavía* sigues dándole vueltas? ¡Olvídalo!»

Da igual lo que te haya pasado (o el tiempo que haya transcurrido desde entonces): es necesario hacer un trabajo de sanación que sólo tú puedes hacer. Si no, el dolor y el malestar se perpetúan. Las bromas y los comentarios insensibles de mi padre me produjeron un trauma que quedó enterrado en mis tejidos. Al reeditarse ese viejo conflicto en mi vida adulta, tantos años después, las emociones que había sentido de niña se manifestaron en forma de dolor y de parálisis en el hombro. Mi cuerpo me estaba diciendo que tenía que curar mis viejas heridas.

Sin embargo, no me di cuenta de ello enseguida. Empecé a entenderlo durante una sesión con la doctora Doris E. Cohen, autora del libro *Repetition: Past Lives, Life and Rebirth* (Hay House, 2008) [Repetición: vidas pasadas, vida y renacimiento]. La doctora Cohen ejerce como psicóloga clínica desde hace más de cuarenta años y trabaja, además, con los sueños y el plano espiritual. Llevaba ya unos años aconsejándome que analizara los conflictos que tenía con mi padre, pero hasta ese momento yo no me había sentido preparada para afrontar esa posibilidad. Hizo falta que se repitiera el desamor original que experimenté con él, en forma de una relación amorosa adulta, para hacer aflorar el trauma convertido en dolor físico. El malestar era tan agudo que por fin accedí a considerar nuevamente los conflictos emocionales en torno a mi padre y a emprender un programa de sanación por sugerencia de la doctora Cohen.

Durante tres días seguidos, me puse un temporizador para hacer una sesión de quince minutos de liberación de la ira y la tristeza. En los primeros cinco o diez minutos, me imaginaba a mi padre sentado

delante de mí y daba rienda suelta a mi ira. ¡Le ponía verde! Le grita-
ba por haberme hecho esos comentarios desconsiderados e hirientes
años atrás. Le insultaba llorando: «¿Cómo podías hablarle así a tu
hija? ¿Cómo se te ocurría hacer algo así, cabrón?» Cogía, además, una
toalla de manos y golpeaba con ella algún objeto de madera bien
grueso, sin dejar de gritar improperios rabiosos, hasta que me sentía
agotada.

Después de estas sesiones (y a veces a los pocos minutos de empezar), me descubría a menudo tumbada en la cama, enroscada en posición fetal, llorando y gimiendo «Quiero a mi papá». Era el llanto de
una niña pequeña cuyo corazón roto había gobernado su vida amorosa
durante décadas, al menos hasta cierto punto. Mi grado de sufrimiento
me sorprendió. Pero por debajo de la ira casi siempre hay dolor. Mi yo
«testigo», siempre presente, observaba con atención mientras pasaba
por estas fases para desahogar mi ira (una ira pura y sin filtros), conectar con mi tristeza y dejarla salir, y cuidarme después a mí misma y a
mi cuerpo. Después de este ejercicio cotidiano, me daba un baño con
sales de Epsom. Y mientras estaba metida en el agua caliente, imaginaba que todas las toxinas de mi cuerpo y de mi mente se desprendían de
mí y se iban por el desagüe.

Hice este ejercicio de liberación de la ira y la tristeza tres días seguidos y después, durante dos días, pasé entre cinco y diez minutos diarios
haciendo un trabajo de «imaginación activa». Imaginaba exactamente
cómo quería que hubiera respondido mi padre en esas ocasiones en que
fue tan crítico conmigo. Me lo imaginaba bailando conmigo en la cocina, alabándome por mi belleza, mi elegancia y mi destreza como bailarina. Y me imaginaba a mí misma radiante de orgullo, colmada por sus
cumplidos.

Había limpiado ya mis células de toxinas y ahora me tocaba repro-
gramarlas. Era como quitar las piedras del suelo y abonar la tierra antes
de plantar nuevas semillas. Usé también la toalla para expresar la frustración, la ira y la pena que me hacía sentir mi pareja, emocionalmente
inalcanzable para mí. Pasadas más o menos dos semanas, el dolor y la
parálisis del hombro casi habían desaparecido. Hizo falta un mes más
para que recuperara por completo la movilidad y desapareciera el dolor,
pero a partir de entonces no volví a sentir molestias, ni siquiera durante mis clases de pilates.

Una de las cosas que entendí durante este proceso de sanación, que
duró varios meses, fue que la impronta que me había dejado mi falta de
amor propio se estaba reflejando en algunas de mis relaciones más ín-

timas. ¡La gente me devolvía como un espejo mis propias convicciones sobre mí misma! Al principio, mi intelecto, bien desarrollado, no me permitía verlo. Pero al trabajar con mis sueños, con la doctora Cohen y con los ejercicios ideados para desahogar mis sentimientos respecto a mi padre, cobré conciencia de hasta qué punto yo misma me había mantenido encerrada en viejas creencias y conductas que ya no me servían. Fíjate en que no he dicho que no tuviera derecho a albergar esos sentimientos, o que no tuviera derecho a ver a mi padre como un hombre cruel en ciertos aspectos, o que no tuviera derecho a adoptar comportamientos defensivos o a tomar decisiones basadas en esos sentimientos del pasado, como la de mantener una relación amorosa con un hombre que emocionalmente no estaba disponible para mí. He dicho que me liberé *de lo que ya no me servía*. Me reivindiqué a mí misma y reivindiqué mi valía. Declaré que merecía ser tratada mejor, y para ello debía empezar por tratarme bien a mí misma (a fin de cuentas, es lo único sobre lo que tengo algún control). El hecho de que tengas derecho a tu dolor, a tu pena y a tu susceptibilidad no significa que te estén haciendo bien. Tienes que decidir si merece la pena poner en peligro tu salud, sentirte fatal y rechazar nuevas oportunidades por desconfianza, o por descreimiento, o por el impulso de eludir responsabilidades, únicamente por aferrarse a viejos traumas. Tomar esa decisión depende de ti. Yo sólo te aconsejo que te desprendas de toda esa porquería para que puedas florecer.

Sanar es siempre una mezcla de trabajo emocional, físico y espiritual, y todos tenemos asuntos pendientes con nuestros padres o con otras figuras importantes de nuestra infancia que debemos resolver. Estos patrones de comportamiento preparan el terreno para nuestra salud futura y para las relaciones personales que entablamos a lo largo de nuestra vida, porque es en nuestros primeros años cuando se forman nuestras creencias esenciales acerca del mundo en general y de nuestra propia valía en particular. De niños, no tenemos la capacidad de procesar mental o emocionalmente nuestras experiencias dolorosas. Podemos pensar que las palabras desabridas de otras personas nos resbalan, o que les hemos dado salida a través de la terapia o de la escritura de un diario. Pero luego surge una dolencia física o una crisis emocional, o ambas cosas, y es entonces cuando nos damos cuenta de que hay algunos traumas enterrados en nuestro interior que hay que hacer aflorar y quitar de en medio, siguiendo el mismo camino por el que llegaron a nosotros: a través de nuestros tejidos y nuestros campos de energía.

Nuestros cuerpos nos aman tanto que son capaces de hacer todo lo necesario para empujarnos a reconocer y a desprendernos de la falta de amor por nosotras mismas que nos está causando una aflicción profunda. El mensaje que transmiten la enfermedad y el dolor puede ser éste: «Es hora de que incorpores amor curativo a tu campo de energía. Ya has soportado suficiente dolor emocional. Deja que suba el volumen de mi voz creando un dolor físico para que prestes atención y te ocupes de tu corazón».

DONDE SE ATASCAN LAS EMOCIONES

Si no sientes y liberas tus emociones con asiduidad, se atascan y acaban por hacerte enfermar. Cuanto más antiguo es el trauma, más profundamente enterrado está. Aprendemos a interponer un muro entre nosotras y nuestro dolor y a «salir adelante», y a la vuelta de unas décadas nos hemos vuelto expertas en ese ejercicio de ocultación y tenemos dentro un montón de emociones enquistadas. Nuestra cultura no nos enseña a dar salida a nuestras emociones según surgen, y mucho menos cuando han quedado sepultadas.

En mis años de adolescencia, cuando estaba pasando por la ruptura con mi primer novio, mi padre me abrazó y me dijo: «Los sentimientos son hechos. Y a veces hay que sacárselos de dentro». Gran parte de lo que hace falta para alcanzar un auténtico florecimiento está imbricado en nuestro lenguaje cotidiano. «Sacarse algo de dentro», «desahogarse», significa liberar tu corazón, tus pulmones y tus hombros de la carga de no sentirte amada ni digna de amor. La pena, la rabia, el dolor y el resentimiento son manifestaciones de ese no amarnos a nosotras mismas ni a los demás. Y aunque a veces tengamos un momento de inspiración divina, un instante de gracia y de lucidez que disipa de un plumazo, sin dificultad, la carga del desamor, la mayoría de las veces dicha carga no comienza a desaparecer hasta que caemos de rodillas aplastadas por su peso. Sin embargo, no hace falta que esperemos hasta ese momento para liberarnos. No tenemos por qué crear una enfermedad para cobrar conciencia de nuestra necesidad de sanación.

Yo quería mucho a mi padre. Éramos muy parecidos, y yo le tenía en un pedestal. Fue un pionero de lo que ahora llamaríamos odontología holística. Decía a menudo que se podía deducir el estado de salud de una persona con sólo mirarle la boca. Su filosofía sobre la salud y la enfermedad, opuesta a las de sus hermanos, que eran médicos convencionales, se convirtió en la base de mi práctica de la medicina holística. A mis ojos, mi padre no podía hacer nada mal. Sin embargo, mucho después de su muerte, me asombró cuánto resentimiento yacía sepultado en el fondo de mi mente y de mi cuerpo. En aquel momento aún creía que los malentendidos cotidianos y los errores corrientes que comenten nuestros padres al criarnos no causaban heridas que podían mantenerse abiertas toda la vida.

Podemos querer mucho a los miembros de nuestra familia y tomar la decisión consciente de perdonarles por la aflicción que nos han causado. De hecho, para sanar es crucial dar ese paso. Pero no basta con eso. Necesitamos despojar nuestro cuerpo de viejos dolores, de ira y de quejas pasadas. Los beneficios que esto tiene para la salud son inmensos.

Cuando el dolor de aferrarse a esas emociones enquistadas es mayor que el dolor que hay que soportar para liberarse de ellas, tienes la oportunidad de desprenderte de la aflicción del pasado y de florecer, libre ya de esa carga. Cuando por fin estás lista para esa ruptura, las emociones afloran de una manera u otra. Si las ignoras o vuelves a reprimirlas, volverán a aflorar. Y cuanto más tiempo esperes, más probable será que surjan acompañadas por dolencias físicas cuyo fin es despertarte a la necesidad de curar.

Hay cuatro verdades fundamentales acerca de las emociones enquistadas que debes conocer si quieres ser una diosa intemporal:

- ~ Almacenamos las emociones en nuestros campos de energía y nuestros tejidos, donde pueden permanecer durante años, reprimidas, a la espera de que tengamos el valor de expresarlas.

- ~ Las emociones no asimiladas de ira, miedo, tristeza y vergüenza son una grave amenaza para la salud y el bienestar. Hacen que el cuerpo genere y mantenga niveles de hormonas del estrés que ocasionan degeneración celular, inflamación y toda clase de achaques físicos que asociamos con el envejecimiento, como ya hemos visto.

- ~ Debes asimilar tus emociones. Esto se consigue descubriendo a qué necesidades apuntan y liberándolas luego a través del movimiento, el sonido y las lágrimas. Puede que haga falta mucha práctica (repitiendo técnicas como las que hemos expuesto en este capítulo) para hacerlas aflorar y sacarlas de ti. Sé que dejarte sentir y liberar presuntas emociones «negativas» no es tan fácil como parece. La vergüenza es un mal endémico de nuestra sociedad: se nos enseña a avergonzarnos de nosotras mismas y de nuestras emociones fuertes, que hacen que los demás se sientan incómodos, sobre todo si se trata de ira. Como afirma la investigadora Brené Brown en su libro *Daring Greatly* [Atreverse a lo grande], «A todos nos da miedo hablar de la vergüenza [...]. Cuanto menos hablamos de ella, más control ejerce sobre nuestras vidas».[1]

~ No hay por qué tener miedo a las emociones que afloran, porque no duran eternamente ni te vencen, aunque al principio pueda parecer que sí. Por suerte estamos diseñados biológicamente para sentir y liberar emociones a menudo y con facilidad.

A muchas de nosotras nos enseñaron que bastaba con que reconociéramos racionalmente que estábamos enfadadas, tristes, celosas, avergonzadas o molestas, y que todo se resolvía con que pensáramos por qué nos sentíamos así y tomáramos algunas decisiones conscientes sobre nuestras ideas y comportamientos. Error. Las emociones tienen una entidad energética y psicológica que no desaparece como por arte de magia cuando una se dice a sí misma: «No quiero seguir estando enfadada con mi madre, así que voy a transigir con sus planes de irse de vacaciones y a intentar que no me afecte». No desaparecen sencillamente porque llores un par de veces, o porque te líes a gritos con alguien, o porque hables con tu terapeuta. Cambiar de manera de pensar es muy importante, pero no es suficiente. También hay que descargar un montón de energía. Como dice el doctor Joe Dispenza: «Las emociones son el lenguaje del cuerpo. Y también son un registro del pasado». No podemos cambiar nuestros cuerpos o nuestra salud simplemente cambiando de manera de pensar. Para que se dé una verdadera transformación tienen que cambiar tanto nuestro modo de pensar como las conexiones emocionales que nos mantienen atrapadas en el pasado.

El único modo de librarte de la ira, de la mala conciencia, de la vergüenza, de la pena o el miedo de tal manera que dejen de afectar a tu salud a largo plazo es emprender un proceso de liberación emocional. Aprender todo lo que puedas de tus experiencias. Tal vez quieras hacerlo con la ayuda de un *coach* o un terapeuta: hay muchos que incorporan el trabajo de liberación emocional en sus sesiones. Sin embargo, cuando hayas descubierto lo que necesitas saber sobre el origen de tus sentimientos y conductas, no hables una y otra vez de tus traumas infantiles en vez de hacer un trabajo de liberación emocional. Como me dijo una vez la autora Anne Wilson Schaef: «¡Cogemos nuestra mierda, la ponemos en un altar y la idolatramos!» Y por desgracia esperamos que los demás también la idolatren, razón por la cual las «víctimas» pueden ser tan manipuladoras. ¿A cuántas de nosotras nos han enseñado a reprimir nuestras emociones inconvenientes y a andarnos con pies de plomo en nuestro trato con personas que tienen asuntos pendientes que tal vez nos afectan de una manera u otra? Puede que nos digan: «¡No hables de eso delante de la tía Mabel. Ya sabes que perdió a su hija hace muchos años y no lo ha superado». Siempre es conveniente ser amable y considerado. ¡Pero reverenciar los traumas familiares durante generaciones no es nada sano!

Todas nosotras tenemos cierta cantidad de desperdicios que convertir en compost. Sácatelos de dentro para que puedas mezclarlos con tierra rica y crear algo nuevo. Aprende de ellos, escribe un poema expresándolos, y desahógate bailando o llorando para curarte. Crea algo mejor a partir de esos desechos, de modo que ya no definan tu vida ni te hagan enfermar. Y ya que estás haciendo compost, echa al montón la vieja creencia de que sufrir es una forma de redención. Torturándote aquí, en la tierra, no vas a conseguir un pase para la sala VIP del paraíso. El tópico de la expiación debe desaparecer. Y está profundamente enraizado en la mayoría de nosotras.

En lo tocante a las emociones dolorosas, es importante no regodearse en su dramatismo intrínseco. Hay una diferencia fundamental entre sacar a la luz las emociones y cobrar conciencia de ellas para poder liberarlas, y mantener artificialmente vivas esas experiencias emocionales. No caigas en el escepticismo y el descreimiento. No te identifiques con tus sentimientos depresivos y te digas que todo el mundo está en tu contra y que más vale que te pongas siempre en lo peor. Es mejor entregarse a la *pronoia*, un concepto que el escritor y astrólogo Rob Brezsny define como «la creencia de que el mundo entero conspira para colmarnos de bendiciones». Ésa sí que es una mentalidad que favorece la salud.

Así pues, deja de esperar el momento más conveniente para ser feliz: cuando hayas perdido peso, o cuando dejes de cometer errores económicos, o cuando alcances el grado de perfección que te has marcado. Pon música y baila *ahora*. La alegría sin restricciones, gozosa y exuberante, no sólo te beneficia a ti: beneficia al planeta. Así que mueve tus *chakras* inferiores, abre tu corazón y deja que tu fuerza vital se exprese como la fruta más jugosa y suculenta, como la flor más colorida y fragante, o como la canción más ruidosa y estridente. Después, comprométete a desembarazarte de todas las viejas toxinas emocionales que han quedado enquistadas dentro de ti. De ese modo podrás vivir con libertad, intemporalmente.

A continuación vamos a echar un vistazo a las emociones a las que te aferras, a cómo te afectan y a cómo librarte de ellas cuando ya no te sirven, para que puedas dejar entrar las fuerzas curativas del amor, la risa, el orgullo y el puro deleite de estar viva.

APRENDE DE TUS EMOCIONES

Cuando alcanzas la madurez, normalmente te han roto el corazón al menos una vez. Con frecuencia más de una. La aflicción es el modo que tiene el corazón de hacerse sabio, dado que tiene que resquebrajarse y abrirse para que experimentes tu propia divinidad. Cuanto más intentas evitar la aflicción y embotar el dolor a través de la bebida, el tabaco, la comida o los mecanismos de negación, más se encona y más hondo se entierra. Por suerte, la desgracia a la que sobrevivimos nos da fuerzas para afrontar las emociones que se nos anima socialmente a ignorar.

La ira, el miedo, la tristeza, el sentimiento de haber sido traicionadas o abandonadas y la vergüenza son las emociones más conflictivas que tendemos a eludir, en detrimento nuestro. La vergüenza es la más penosa de todas ellas porque nos impide afrontar las demás emociones. En realidad, no existen las emociones «negativas», porque toda emoción tiene su función. Sirven como nuestro sistema de navegación innato y nos advierten de nuestras verdaderas necesidades y de aquello que debemos cambiar. La ira y el miedo (dos emociones muy relacionadas entre sí) se experimentan en el sistema límbico del cerebro primitivo, que evolucionó para ayudarnos a evitar el peligro. Cuando afrontamos el peligro, el cerebro límbico inicia un proceso de reacción que implica ira, temor y el impulso de luchar o escapar. Pero también sentimos ira y temor en respuesta a ideas y a situaciones o personas que en realidad no son peligrosas.

Es bueno contar con una respuesta al miedo, porque el miedo y la ira nos recuerdan que debemos detenernos a reflexionar sobre lo que pensamos y sentimos antes de decir que sí a lo que se nos pide. Ahora bien, el miedo y la ira no deben convertirse en una forma de vida. Como escribía Stephen Covey en *Meditaciones diarias para la gente altamente efectiva: vivir día a día* (Paidós Ibérica, 2008), citando a Viktor Frankl: «Entre estímulo y respuesta hay un espacio. En ese espacio reside nuestro poder de elegir cómo reaccionamos. En nuestra reacción radican nuestro crecimiento interior y nuestra libertad». La intemporalidad sucede en ese espacio en el que optamos por entregarnos a la alegría y a la posibilidad, en lugar de permanecer atrapadas en un círculo vicioso de ira, temor y tristeza. Esta experiencia también puede denominarse «sabiduría». El doctor Joe Dispenza la define brillantemente como la «memoria despojada de su carga emocional».[2]

La pena es un poco distinta del miedo y de la ira. Suele tener menos energía: de hecho, destruye nuestras energías. Estar triste forma parte de la vida, pero, si cargas demasiado tiempo con tu pena, te envejecerá rápidamente. No reprimas tu tristeza porque te sientas presionada a guardarte las lágrimas para ti. ¿Qué es lo primero que haces cuando ves llorar a alguien? Seguramente le dices que no llore e intentas sacar a esa persona de su tristeza hablándole. Y es muy probable que también la abraces como forma de atajar su dolor. Entonces esa persona se siente obligada a dejar de llorar porque sabe que está haciendo que te sientas incómoda.

Existe un término medio. Una madre le dice a su hija cuando ésta lleva sus buenos diez minutos llorando desconsolada en el sofá del salón: «Sé que estás triste y lo siento mucho. Quizá deberías pasar un rato en tu cuarto llorando a solas». No está desterrando a su hija, ni dándole a entender que se está poniendo «demasiado sensible». Sólo está enseñándole que a veces conviene estar sola para llorar. Al cabo de un rato, la madre irá a ver a su hija para asegurarse de que no sigue atrapada en ese estado de ánimo, pero al mismo tiempo le habrá brindado espacio para la tristeza. ¿No sería estupendo que nos animáramos unos a otros a desahogarnos sin regodearnos en la aflicción hasta el punto de que a todo el mundo le den ganas de dejarse caer en una silla y echarse a llorar?

Los pensamientos y las creencias pueden avivar los rescoldos de la tristeza del mismo modo que pueden reavivar cualquier emoción, de modo que es importante que analices cualquier actitud depresiva y pesimista que tengas o hayas tenido y que decidas si quieres reemplazarla. Hace poco encargué que me pasaran a formato digital una serie de viejas diapositivas que hacía décadas que no miraba. Y me quedé pasmada al ver lo guapa que estaba en los primeros años de mi matrimonio. En aquel entonces, sin embargo, no me sentía nada bella. No me ayudaba el hecho de que mi marido estuviera siempre dispuesto a decirme que me convenía adelgazar. Pasé muchos años convencida de que era demasiado gorda y poco deseable como mujer. Esas convicciones (y la vergüenza y la pena que acarreaban) afloraron finalmente en forma de hombro congelado, dolor de pecho y un enorme fibroma en el útero. He conseguido restablecerme de todas esas dolencias cobrando conciencia de las creencias y los sentimientos asociados a ellas y liberándolos. Y con cada capa de la cebolla que he retirado, me he vuelto más sana y más feliz, que es el estado natural del cuerpo. ¿Qué viejas creencias y sentimientos necesitas liberar tú? ¿A qué tristeza te aferras?

No es mi intención quitar importancia a lo mucho que pueden afectarte la ira, el miedo o la tristeza. Es horrible asistir al fin de una relación de pareja, perder tu trabajo o tu casa, etcétera, y esas cosas pueden ocurrir y obligarte a aceptar que el cambio forma parte de la vida. No puedes congelar tus circunstancias y eludir el sufrimiento futuro, pero sí puedes elegir entre vivir con miedo y vivir con fe. De todos modos, lo que llamamos «seguridad» es casi siempre un espejismo. Puedes crear un sentimiento de seguridad incluso estando en un momento de crisis o transición, o cuando tus circunstancias no son como te gustaría que fueran. Tu poder intrínseco para generar emociones tales como la confianza en ti misma y la fe es inmenso. Y la capacidad de hacerlo reprograma literalmente tanto tu cerebro como tu cuerpo. Pero, para conseguirlo, primero tienes que conectar con lo Divino.

El problema no es, en realidad, lo que tanto miedo nos da: el problema es que nos dejemos consumir por el miedo. Muchas mujeres, incluida yo, comparten un temor primigenio a quedarse sin hogar, a acabar viviendo solas en una caja de cartón, en la calle. (Hace poco le hablé de esta fantasía angustiosa a una amiga mía y me contestó en broma: «¿Tú tenías una caja de cartón?» Al parecer, en su versión, ella ni siquiera era dueña de una caja.) Este temor a vernos completamente desamparadas es irracional en la mayoría de los casos, pero ahí está, surgido del inconsciente colectivo. En general, los seres humanos tendemos a cuidarnos unos a otros y, cuando dejas tu vida en manos del Divino Amado, la ayuda puede llegar de los lugares más inopinados. Vivir como una diosa intemporal es liberarse del miedo y fortalecer la fe.

Nombra tu miedo y transfórmalo en vez de aferrarte a él. Una de mis oraciones favoritas para liberarme del miedo dice así: «Divino Amado, por favor, hazme cambiar para que confíe en que ya se ha escogido la solución perfecta para este problema. Conviérteme en alguien capaz de relajarse y delegar». Eleva esta plegaria, o alguna otra del mismo tenor, como el Salmo 23, cuando tu miedo al futuro o a lo desconocido te atrape entre sus garras. Con el tiempo se convertirá en un hábito. Delegar y dejar obrar a Dios es una habilidad que también se aprende.

DISTINTAS FORMAS DE VERGÜENZA

El miedo y la ira son como malas hierbas que se alimentan de la vergüenza, y la vergüenza es una toxina que debemos eliminar si queremos ser intemporales. Se nos transmite continuamente el mensaje de que nuestras necesidades no son importantes, de que cuidarse a una misma es malo y egoísta. No es de extrañar que nos dé miedo sentir nuestras emociones. Una paciente me dijo una vez: «Estaba tan convencida de que en mi casa no me querían que me daba miedo respirar hondo por si acaparaba oxígeno que necesitaran otros». El sentimiento de culpa tiene un propósito, el de hacernos tomar conciencia de algo que debemos corregir. La vergüenza, en cambio, es directamente venenosa. Brené Brown distingue así entre culpa y vergüenza: la culpa es el sentimiento de *haber cometido* un error, mientras que la vergüenza es el sentimiento de que *tú eres* un error. Dicho esto, la vergüenza *sana* cumple también una función: la de alertarnos cuando estamos siendo verdaderamente egoístas o incluso crueles. Marca límites razonables entre personas y nos permite encontrar el equilibrio entre nuestras necesidades y las de quienes nos rodean. Cuando actuamos desvergonzadamente, sin reparar en los sentimientos y en las necesidades de los demás, nuestra conciencia hace que nos sintamos avergonzadas.

Ahora bien, la vergüenza injustificada es muy distinta. Es sin duda la emoción más destructiva y penosa que es capaz de albergar el ser humano. Merma nuestra fuerza vital y nuestra creatividad. Cuando sentimos este tipo de vergüenza, volcamos nuestras energías en odiarnos a nosotras mismas y no en autocorregirnos, y olvidamos que, como todo el mundo, merecemos cariño y aceptación. Hay demasiadas mujeres a las que les da miedo asumir riesgos y cometer un error, públicamente o no, porque temen que otras personas las avergüencen. Y no es de extrañar: sucede continuamente.

Las mujeres se avergüenzan de casi todo, pero sobre todo se avergüenzan de no ser perfectas: de ser demasiado flacas o demasiado gordas, demasiado guapas o demasiado feas, demasiado chispeantes o demasiado serias, demasiado efusivas o demasiado frías, y, cómo no, demasiado sexis o lo contrario. ¡Intentando complacer constantemente a la policía de la perfección no se llega a ningún sitio! Mary Pipher, autora del libro *Cómo ayudar a su hija adolescente: respuestas sólidas a la anorexia, la sexualidad, la incomunicación, el fracaso escolar y otros problemas de las adolescentes de hoy* (Grijalbo, 1999), y otros autores han señalado que, de adolescentes, las chicas comienzan a tomar conciencia de que no pueden lograr ese balance de perfección que se espera de ellas y, por tanto, su autoestima se derrumba. Por lo visto, hagamos lo que hagamos, la vergüenza a la que se nos somete socialmente nos impide florecer.

A veces hasta nos avergüenza ser felices. El otro día una mujer me contaba que en su centro de meditación se pidió al grupo que meditara acerca de la igualdad a raíz de un avance en la legislación de los derechos civiles que acababa de aprobarse. Después, los miembros del grupo compartieron sus experiencias. Uno de los hombres dijo que había meditado sobre todo el trabajo que aún quedaba por hacer, y expresó lo deprimente y turbador que era para él oír a la gente celebrar la nueva ley cuando su alcance era tan limitado. Estaba, básicamente, avergonzando a aquellos que veían el lado bueno de las cosas. «¡Cómo os atrevéis a alegraros cuando todavía queda tanto por hacer!» Es un ejemplo palmario de lo que yo llamo la «superioridad moral del pesimismo»: hacer que todo el mundo sienta que no tiene derecho a la celebración mientras siga habiendo personas que sufren. ¡La alegría nunca debería ser objeto de vergüenza!

Es crucial para tu salud y tu felicidad que aprendas a detectar este tipo de manipulaciones en cuanto suceden y que no te permitas caer en su trampa. Si aplicamos la lógica, vemos que a quienes están enfermos no va a servirles de nada que tú enfermes; ni a quienes están tristes que tú también lo estés; ni a quienes están en la miseria que tú seas pobre. La creencia de que el sufrimiento nos santifica o nos hace de alguna manera superiores hunde sus raíces en el llamado «modelo suma cero» que gobierna gran parte de la cultura occidental: la mentalidad según la cual los recursos son limitados y, por tanto, si uno obtiene más, otro tendrá que quedarse sin nada. Sencillamente no es cierto, al menos en lo tocante a la abundancia de salud y felicidad.

LA VERGÜENZA TE LASTRA

La vergüenza es tóxica no sólo para tu salud, sino también para tu creatividad, tu aprendizaje y tu crecimiento personal. En la investigación y la práctica de la medicina, siempre se puede contar con que aparezca esta coletilla al final de cada artículo que presenta nuevos resultados, a veces muy útiles, tales como los beneficios para la salud de la vitamina D: «Es necesario seguir investigando». Se ha convertido en un mantra que permite al investigador no tener que tomar postura. A fin de cuentas, si se equivoca quedará avergonzado. Cuando empecé a dedicarme a la ginecología, leí multitud de estudios que demostraban que recetar ácido fólico a las embarazadas reducía el riesgo de espina bífida en el feto, así que les hice caso y comencé a recetarlo. A pesar de todos esos estudios, el Colegio Americano de Obstetricia y Ginecología tardó quince años en recomendar oficialmente esta actuación. ¿Cuántos niños salieron perjudicados entre tanto porque la vergüenza y el miedo impidieron a los médicos hacer lo correcto? Seguimos esperando el permiso oficial para prescindir de la monitorización fetal, que nunca ha sido beneficiosa ni para el bebé ni para la madre y que en cambio aumenta el riesgo de cesárea. Las investigaciones actuales demuestran muy claramente que tener un nivel óptimo de vitamina D en sangre puede rebajar a la mitad el riesgo de contraer cáncer de mama y que disminuye notablemente el riesgo de padecer otros tipos de cáncer, tales como el cáncer colorrectal. Asimismo, administrar suficiente vitamina D a mujeres embarazadas reduce drásticamente la probabilidad de que los niños desarrollen diabetes tipo 1, lo cual debería ser de conocimiento público. Pese a todo, casi nadie quiere dar el primer paso por miedo a equivocarse.

¿Temes cambiar algo en tu vida porque crees que podrían avergonzarte por haber cometido un error? ¿El deseo de parecer perfecta te impide expresarte? Para ser audaz hay que estar dispuesta a asumir riesgos. El resultado no siempre es bueno, pero sólo podemos aprender, cambiar y crear algo nuevo si nos permitimos ser novatas torpes y desmañadas que de vez en cuando se equivocan. Reprimir la necesidad de crecer y de probar cosas nuevas es desastroso para la salud y el bienestar. Ten siempre presente que la creatividad es la fuerza vital. Si la cercenas, te apartas de la Fuente de todo cuanto existe.

Afrontémoslo: la vergüenza puede mantenernos atrapadas en toda clase de emociones y conductas que nos lastran y nos impiden avanzar. Con frecuencia tememos que nos avergüencen reprochándonos que no somos «buenas» personas, o que somos desleales. Como consecuencia de ello, no damos prioridad a nuestros deseos y en cambio nos esforzamos por complacer a los demás. Y como nuestra cultura no se pone de acuerdo en lo que constituye una expresión «adecuada» de la pena, nos avergonzamos de estar demasiado tristes después de sufrir una desgracia, o de no estarlo lo suficiente. Puede que te descubras aferrándote a tu tristeza para demostrar lo buena esposa, madre o hija que eres. Empiezas a sentirte como Escarlata O'Hara de luto, ansiando bailar, pero sintiéndote obligada a ser la viva imagen de la viuda desconsolada, vestida de negro de los pies a la cabeza.

Puede, por otro lado, que se te anime a «superarlo» cuando no has tenido aún la oportunidad de expresar por completo tu dolor. La pena es un proceso, no un suceso acotado en el tiempo. Una conocida mía perdió a su hijo en un accidente de tráfico. Un año después, su marido le dijo que ya debería haberlo «superado». Pero cada uno de nosotros tiene un ritmo propio para recuperarse de la muerte de un ser querido. ¿Cómo puede alguien decidir cuándo debe concluir el dolor de otra persona?

A veces hay alguien que te avergüenza por celos o por envidia: *Yo debería haber tenido las mismas oportunidades que ha tenido ella. ¡No es justo!*, piensa esa persona. Mucha gente tiene lo que el escritor Gay Hendricks llama un «problema de límite superior», es decir, que ha interiorizado un tope para su alegría, su éxito y su felicidad. Este tope, que define lo que es posible para una misma, suele marcarse por lo general en torno a los 11 años. Durante nuestra infancia aprendemos lo que podemos esperar en términos de amor, éxito y libertad. Y cuando sobrepasamos ese «límite superior» con más éxito o más amor del que creíamos posible o pensábamos que nos correspondía, tendemos a enfermar, a pelearnos con los demás o a tener un accidente para situarnos de nuevo por debajo de ese tope inconsciente.[3] Paramahansa Yogananda decía: «Todo el mundo tiene rasgos de personalidad autolimitadores. No los puso Dios en tu naturaleza, sino que los creaste tú mismo. Debes cambiarlos, recordando siempre que esos hábitos propios de tu carácter no son más que manifestaciones de tus propios pensamientos». ¡Que no te dé miedo trascender tus límites!

DESPRENDERSE DE LA VERGÜENZA

La vida es demasiado corta para vivirla entre la vergüenza y la autolimitación, llevando una existencia depresiva y llena de ansiedades que nos roban la vitalidad mientras nos esforzamos en vano por llegar a ese dulce paraíso de perfección en el que nunca nadie nos criticará ni nos hará sentir vergüenza. La verdad es que ese paraíso no existe. Para superar la vergüenza, tenemos que aprender a sentir de manera consciente y plena esa vergüenza y, con el tiempo, aprender a reírnos de ella y de nosotras mismas. El investigador de la felicidad Robert Holden señala que la vergüenza no puede seguir existiendo cuando la risa aligera y disipa la energía que la envuelve.

Las personas que basan su vida en la vergüenza viven conforme a la idea equivocada de que cuanto más duros sean consigo mismos, mejores individuos serán. Tanto la civilización occidental como numerosas religiones nos han vendido la idea de que el sufrimiento nos hace mejores y de que debemos someternos a expiación por el mero hecho de existir.

Nuestra biología está influida por estas convicciones y responde conforme a ellas, haciendo que nuestras vivencias físicas reflejen nuestras creencias. El doctor Mario Martinez ha estudiado numerosos casos de estigmas, las llagas sangrantes que aparecen en zonas de las manos y los pies asociadas con las heridas de Cristo en la cruz. Estas llagas no se infectan, pero tampoco se curan, y son muy dolorosas. Entre los casos estudiados por el doctor Martinez (al que la propia Iglesia católica contrató para que llevara a cabo su investigación), está el del famoso padre Pío. Al trabajar con algunos de estos sujetos, el doctor Martinez les ha ayudado a curarse y a recuperarse del dolor sencillamente transmitiéndoles la idea de que no es necesario sufrir para hacer el bien.[4]

Al igual que los estigmas, las enfermedades y los accidentes son a menudo el resultado de creencias culturales acerca de la necesidad del sufrimiento y la expiación. A diferencia del efecto placebo, que es la convicción de que van a pasar cosas buenas, las enfermedades y los accidentes pueden ser una especie de *nocebo* cultural: la creencia de que va a pasar o *tiene* que pasar algo malo. Cuanto más críticas e intolerantes somos con nosotras mismas, mayor tendencia tenemos a enfermar y a caer en la aflicción. El cuerpo tiene una capacidad notable para exteriorizar la vergüenza en forma de enfermedad o problemas físicos, porque el dolor que ocasiona la vergüenza se registra a nivel cerebral exactamente en el mismo lugar que el dolor físico, y al igual que éste genera sustancias químicas inflamatorias que facilitan que caigamos presas de la enfermedad. Por esa razón, en el famoso estudio conjunto de la CDC y Kaiser Permanente sobre experiencias infantiles adversas, se ha documentado que quienes sufren acontecimientos adversos en la niñez generalmente asociados con la vergüenza, el abandono y la traición son mucho más proclives a tener problemas de salud y a morir prematuramente que quienes no tienen esas experiencias.

Por suerte hay una alternativa. La investigadora de la vergüenza Brené Brown descubrió que es posible volverse lo que ella llama «cordial», es decir, resistente a la vergüenza. Afirma que la única diferencia entre quienes son «cordiales» y quienes actúan movidos por la vergüenza es (atención) la creencia que tienen los primeros de ser dignos de amor y de compenetración con los demás. Eso es. Nada más. En todos los grupos socioeconómicos pueden encontrarse personas cordiales que llevan una vida saludable y tienen una relación emocional rica e intensa con otras personas. Volverse «cordial» es una habilidad que puede aprenderse. Se empieza simplemente por aceptar en qué situación está una, por compadecerse de sí misma y comprenderse, y por rechazar la creencia cultural de que el cuidado de una misma es un rasgo de egoísmo y un error.

¿Cuántas de nosotras nos aferramos a la ira, a la tristeza y al dolor por la falsa creencia de que perdimos nuestra gran oportunidad o de que alguien nos ha impedido llevar la vida que deseábamos? Las creencias limitadoras pueden mantener vivas dentro de nosotras emociones ya antiguas y destructivas, como un cáncer que se resiste a morir. Disuélvelas con Amor Divino y comprensión en cuanto cobres conciencia de ellas. O dedica un par de minutos cada mañana o cada noche a entonar el Mantra del Éxito Definitivo de Gay Hendricks: «Crezco y me expando cada día en abundancia, éxito y amor, y animo a quienes me rodean a hacer lo mismo». La mente subconsciente es muy receptiva al verbo «expandirse», y esa palabra y el sentimiento de expansión te ayudan a liberar tu cuerpo de creencias acerca de cuáles son tus topes o límites superiores.

DESAHOGARSE

Desahogar tus emociones no es algo bonito de ver: no vas a parecer la beldad de cutis inmaculado de una película de Hollywood de la década de 1940, con una lágrima perfecta corriéndole por la mejilla mientras sus ojos húmedos centellean. Seguramente vas a convertirte en una piltrafa colorada, gruñona, llorosa y llena de mocos, pero ¿qué más da? Desahógate. No es el hecho de fruncir el ceño lo que hace que te salgan arrugas y papada, sino la lenta muerte que produce el reprimir tus emociones y sofocarlas con ayuda del alcohol o el tabaco, y la preocupación constante por lo que piensen los demás de ti, si eres sincera. Si quieres que tus células enfermen, aférrate a la vergüenza y a la culpa. Pero si quieres ser una diosa que nunca envejece, libera esas emociones.

Según la espiritualidad tradicional hawaiana, la diosa Pele hace que los volcanes entren en erupción porque está rabiosa por no poder estar con su amante. Anhela el placer y la descarga sexual y, cuando no puede tenerlos, hace cundir el caos. Pero no olvidemos que fueron las erupciones volcánicas las que crearon el archipiélago de Hawái, un proceso que continúa hoy día. Desde su erupción en 1983, el monte Kilauea ha generado más de 215 hectáreas de tierra nueva. La ira puede ser una fuerza para la creación y el cambio positivo si dejas de temerla y empiezas a expresarla adecuadamente. Piensa en tu ira como en tu volcán particular, creando a partir de tu médula espinal hectáreas y hectáreas de nuevas posibilidades, células nuevas, nuevas relaciones y nuevas oportunidades.

Cuando estaba desahogando mi ira hacia mi padre, comencé a sospechar que ese proceso de descarga emocional no sólo curaría mi hombro congelado, sino que me permitiría desprenderme de mi miedo a no ser deseable. Quería reivindicar mi atractivo como mujer: mi creencia de que soy una mujer sexi y deseable que cualquier hombre se sentiría afortunado de tener a su lado. Pero no podía hacerlo hasta que desahogara las emociones que me lastraban. No podía crear una nueva vida mientras siguiera aferrándome a la ira y al dolor de la antigua.

Ejercicio: desahogar la pena y la rabia

En su taller «Los Siete Pasos Sagrados» (www.thesevensacredsteps. com), la ministra unitaria Jill Rogers propone un método para liberar las emociones entrelazadas de ira y dolor que ejercen presión sobre nuestras células. Yo misma empleé este ejercicio para descargar mi ira y mi dolor hacia mi padre. Puedes utilizarlo para desahogar esas emociones respecto a cualquier persona a la que hayas estado muy unida. Descubrirás que, en el origen de tu ira hacia esa persona, están en realidad la pena y la rabia por el hecho de que te cerrara (o te cierre aún) su corazón. Para hacer este ejercicio necesitas un cronómetro, una toalla (una de manos sirve perfectamente) y una silla vacía que debes colocar delante de ti.

Programa la alarma del cronómetro para que suene a los cinco o diez minutos, no más, a fin de acotar la expresión de tu pena y de tu ira, de modo que no te abrumen tus emociones... ni te duela el brazo, cuya musculatura vas a ejercitar golpeando una superficie con la toalla. Ahora ponte frente a la silla e imagina que la persona con la que estás enfadada está sentada delante de ti. Empieza a despotricar contra ella. Mientras lo haces, vuélvete y golpea con la toalla una superficie dura, como una pared maciza, una puerta o el marco de una puerta. Asegúrate de que lo que golpeas no va a estropearse. Como sugiere Jill (y yo estoy de acuerdo), lo verdaderamente satisfactorio son los golpes de toalla acompañados por los gritos.

Desahógate de verdad, expresando tu rabia y tu ira contra la persona a la que te estás imaginando en esa silla. Di lo que piensas y cuéntale a esa persona exactamente por qué estás enfadada con ella. Utiliza los peores insultos e improperios que te salgan espontáneamente. Recuerda que, aunque hayas hecho el trabajo psicológico de perdonar a esa persona, la niña que llevas dentro y a la que hirieron sigue aferrándose a su ira. No es a tu yo adulto al que vas a sanar. Es a esa niña enfadada y herida que sigue gobernando tus sistemas endocrino, inmunológico y nervioso central. ¡Déjala hablar a ella!

Cuando lleves unos minutos golpeando con la toalla, gritando y maldiciendo, quizá ya estés lista para declarar: «¡Odio que me cierres tu corazón!» Si no (si sigues demasiado metida en tu rabia), déjalo para la siguiente sesión, ¡pero no te saltes este paso! Cuando de verdad estamos furiosos con alguien, suele ser porque queríamos conectar afectivamente con esa persona y por alguna razón esa persona no podía conectar con nosotras. Decir «¡Odio que me cierres tu corazón!» sirve para reconocer la pena y para desahogarla, además de liberar la ira por no haber podido tener con esa persona la experiencia que querías, necesitabas y merecías.

Cuando hagas este ejercicio, no intentes ponerte «espiritual» y compasiva hacia esa persona, que de todos modos no está de verdad delante de ti. No la perdones demasiado pronto. Si no, impedirás que se complete la sanación. Una vez que empieces a descargar la ira, el dolor y el resentimiento mediante el movimiento y las lágrimas, quizá puedas sentir cómo remite la presión sobre tus células. Fíjate después en cómo le ha sentado esta descarga a tu cuerpo y a tu campo de energía. Si esa persona sigue formando parte de tu vida, fíjate en si sientes un cambio en tu actitud hacia él o ella la próxima vez que coincidáis.

La descarga emocional debería ir seguida por un trabajo de curación (te remito a las sugerencias que expongo algo más adelante). Deberías repetir este ejercicio periódicamente, hasta que notes un cambio en ti, pero no creas que puedes saltarte la fase de descarga y pasar directamente a la de sanación. No hay atajos ni rodeos para esquivar el dolor.

El perdón no es un ejercicio intelectual. Si intentas perdonar racionalmente a alguien que te hirió o te traicionó pero no liberas la ira, el rencor y la pena, es como cortar la corola de un diente de león y dejar las largas raíces hundidas en la tierra. El perdón es un proceso que implica necesariamente una descarga emocional que se da al mismo tiempo en la mente y en el cuerpo. No te dejes distraer por los problemas emocionales de la otra persona, que no son los tuyos. *Tus sentimientos importan.* Recuerda que este proceso es para curarte y liberarte a ti. No tienes por qué hablarlo con la otra persona, en ninguna circunstancia, ni necesitas que esa persona se disculpe contigo. No hace falta que te reconcilies con ella, ni que vuelvas a verla. No se trata de eso. No quieres seguir enfadada, como es lógico, pero tienes que dejar que afloren tus verdaderos sentimientos. Debes experimentarlos y expresarlos. Luego, cuando sientas que tu pena o tu rabia comienzan a remitir al liberarlas, podrás contemplar tu pasado con más objetividad y aclarar qué responsabilidad tiene cada uno. Perdonar no es condonar lo que hizo esa otra persona. Es decidir liberar los sentimientos tóxicos que permanecen dentro de ti y ponerte límites precisos y firmes para que no vuelvan a herirte. El doctor Mario Martinez describe el perdón como liberarse de una trampa en la que nosotras mismas nos hemos metido. Es un proceso que consiste en reclamar la valía y el amor propio que inadvertidamente le entregaste a la persona que te hizo daño. Perdonar consiste en amarte y liberarte a ti misma en el tiempo presente. Liberar tus viejas emociones y sustituirlas por amorosa bondad hacia ti misma es como subir hasta la cima de una montaña y respirar aire fresco y puro.

EL DOLOR QUE ACABA CON EL DOLOR

Es terriblemente doloroso que alguien te traicione, te desprecie o te dé de lado. Es como tener una ampolla que hay que pinchar, o una astilla que intenta abrirse paso por tu piel para salir. Cuando tu organismo genera inflamación, envía fluidos que envuelven la sustancia, la toxina o el cuerpo extraños que necesita expulsar, lo que provoca una sensibilidad extrema. La presión es intensa. La sangre no puede regar la zona para arrastrar la toxina o el cuerpo extraños. Si pinchas la ampolla o sacas la astilla para aliviar la presión, al principio será doloroso, pero luego circularán los fluidos, limpiando la zona. Las lágrimas, el sudor, la orina, el moco y la sangre que exudamos a través de la piel eliminan toxinas. Por eso nos escuecen los ojos o nos gotea la nariz cuando tenemos un resfriado. Todo ello puede verse como una metáfora de nuestra necesidad de dejar fluir nuestras emociones para purificarnos. Como dice el maestro de meditación Stephen Levine en su libro *Sanar en la vida y en la muerte* (Los Libros del Comienzo, 2007), experimentar emociones atormentadoras es «el dolor que acaba con el dolor».[5] La mentalista Llorraine Neithardt recordaba que su mentora, la reverenda Phyllis Woodbury, le decía: «Querida mía, el único modo de llegar al cielo es cruzar las puertas del infierno».[6]

El simple hecho de permitirte llorar a gusto puede ser una experiencia catártica y curativa. Libera energéticamente las emociones estancadas de dolor y de rabia. Por eso la famosa escritora Isak Dinesen escribía en sus *Siete cuentos góticos* que la cura para todo era el agua salada: «El sudor, o las lágrimas, o la sal marina». Las películas y la música capaces de hacerte llorar también pueden ayudarte a entrar en contacto con tus emociones bloqueadas y a liberarlas. Películas como *Eternamente amigas* o *El diario de Noah* pueden ser la espita necesaria para que afloren y se exterioricen tus sentimientos. Mis hijas y yo vimos la película de 2012, *Los miserables*, y la secuencia en la que Anne Hathaway canta *I dreamed a dream*, canalizando todos los sentimientos de abandono, tristeza y desesperanza que pueda experimentar una mujer, es tan catártica que deberían vender el videoclip por separado para cualquier mujer que necesite una buena llantina. Nosotras lloramos a moco tendido sentadas en nuestras butacas.

De hecho, llorar para exteriorizar los sentimientos es esencial para la salud. Si se te saltan las lágrimas en un momento poco oportuno, te sugiero que les digas en voz baja a tus emociones: «No os vayáis. Enseguida estoy con vosotras. Por favor, volved luego». Después, en cuanto puedas, busca la situación o el lugar donde puedas dejar que tu cuerpo libere esas lágrimas junto con los sonidos y los movimientos que las acompañan.

Para liberar tus emociones no debería hacer falta forzarlas. Del mismo modo que sacar a un bebé con fórceps puede hacerle daño, intentar sacar por la fuerza tus emociones antes de que te sientas con entereza suficiente para afrontarlas es una imprudencia. El cuerpo sabe cómo curarse. Puedes ayudarle un poco cuando asome la cabeza, pero debes acompañar a la naturaleza y no intervenir con demasiada agresividad. No hurgues en busca de un dolor enterrado: deja que aflore suavemente. Un blog del *New York Times* citaba un estudio según el cual los militares que sufren síndrome de estrés postraumático pueden intentar eludir la terapia por miedo a que se les presione para que hablen con detalle de sus traumas antes de estar preparados para hacerlo. Es posible que estos soldados intuyan que afrontar directamente un trauma profundo puede ser una experiencia demasiado dolorosa en las fases iniciales de su recuperación.[7]

También puedes dejar que afloren tus emociones practicando meditación o *reiki*, o mediante algún trabajo corporal como un masaje, todo lo cual aquieta la mente y permite que el cuerpo y el campo energético traigan a la superficie sentimientos que es necesario liberar. Si cuentas con la ayuda de un sanador energético o un masajista, asegúrate de que saben que el mejor modo de apoyarte en esa descarga emocional es darte ánimos. Palabras de aliento como «¡Buen trabajo!», «¡Lo estás haciendo genial!» o «¡Déjalo salir!» resultan útiles en ese sentido.

Otra forma de liberar las emociones es a través del movimiento. Los pueblos indígenas bailaban, cantaban y recitaban para sanar. Eve Ensler, autora de *Los monólogos de la vagina*, promovió el movimiento global llamado One Billion Rising para poner de relieve que una de cada tres mujeres (es decir, mil millones de personas en todo el planeta) ha sido violada o ha sufrido abusos sexuales o maltrato físico. En lugar de las protestas indignadas de costumbre, Ensler buscó un enfoque mucho más lúdico y eficaz para sanar: huelga, baile y levantamiento. Instó a la gente a dejar el trabajo, a bailar con pasión y a levantarse colectivamente para poner fin a la violencia contra las mujeres. ¡Qué manera tan maravillosa de celebrar la alegría de vivir, en lugar de regodearse en el dolor! Reconoce tu pena y tu ira y luego mueve tu cuerpo para adentrarte en el espacio primigenio de la sanación.

Cantando o recitando también das voz a tus emociones. Canta sola o en un coro, o ponte a cantar en grupo cuando surja la ocasión. Conozco a mujeres que, cada vez que se juntan, cantan viejas canciones de campamento de sus tiempos en las Girl Scouts, acompañándolas con movimientos de las manos. Sus maridos e hijos han acabado por unirse a ellas porque saben que no hay forma de detenerlas cuando se reúnen y empiezan a cantar. Es una celebración de la amistad y del amor que han compartido durante años, y de la fortaleza que han recibido unas de otras y que se han dado mutuamente. ¿No te encanta que a las mujeres (sobre todo si son hermanas o buenas amigas) suela darles la risa cada vez que se reúnen?

ALIVIO Y LIBERACIÓN

Cuando dejas que fluya una emoción, resulta más fácil salir de ese estado de embotamiento y permitir que salgan todas. Yo ahora veo vídeos de cuando tenía veinte años menos, antes de mi divorcio, y me sorprende lo encerrada en mí misma que parecía. Mis sentimientos no manaban libremente porque no quería afrontar mi miedo, mi dolor o mi ira. Estaba demasiado atareada intentando mantener a flote mi matrimonio y mi familia, parecer una profesional y reinventar el lenguaje de la salud femenina por el bien de mis pacientes, de las que me sentía responsable. Era una carga abrumadora.

Cuando por fin te permites sentir plenamente tus emociones, quizá te sorprenda lo rápidamente que te embargan. Se alzan y remiten de manera natural, aunque al principio, cuando permites que afloren tus sentimientos, pueda parecerte que nunca vas a dejar de llorar o de estar furiosa. Fíjate en los niños, en cómo lloran y se enrabietan y luego dejan que remitan sus emociones. Se sorben los mocos y se van a jugar. No se quedan cavilando, ni se aferran a la ira o a la tristeza.

Dicho esto, no conviene que las emociones se vuelvan tan intensas que acabes creyendo que no puedes afrontar la experiencia de liberarlas: que las lágrimas no van a acabarse nunca, o que vas a caer en un abismo de insondable tristeza. Esa creencia, basada en el miedo, puede hacer que te cierres nuevamente. Es preferible crear un espacio acotado para descargar tus emociones empleando un ritual de liberación de la pena o la ira (véase página 139).

Después de una descarga de emociones, te invadirá una sensación de alivio. Se relajarán tus músculos y sentirás tu cuerpo limpio y purificado. Y es muy posible que acabes riéndote. Tras esto puedes reforzar la curación cambiando nuevamente de energía. A mí me gusta bailar, ver una película divertida, o leer algo que me inspire y me ayude a dejarlo todo en manos de lo Divino. Concédete una recompensa por haber hecho el arduo trabajo de sentir tus emociones más rancias y dolorosas, de hacerlas aflorar y salir de ti.

Después de una sesión de descarga emocional, también puedes darte un baño con sales de Epsom, sales minerales o sal marina para relajar el cuerpo y eliminar toxinas. Bañarse puede ser una forma maravillosamente relajante de cuidarse. Mientras estés en la bañera, o fuera de ella, cierra los ojos y recita afirmaciones o eleva una plegaria al Divino Amado.

Cómo hacer un ritual de liberación

Los rituales son tremendamente poderosos porque consiguen que salgamos de nuestras cabezas y que nos zambullamos directamente en nuestros cuerpos. Reserva entre quince y treinta minutos para llevar a cabo este ritual.

Coge lápiz y papel y prepárate para poner algo de música que te conmueva.

Enciende una vela y di una oración o afirma tu intención de liberar tus sentimientos. Puedes decir algo como: «Invito a mi espíritu a unirse a mí para ayudarme a descargar mi ira o mi pena respecto a... (rellena el hueco en blanco). Invito también a mi ángel de la guarda, a mis guías, a mis maestros, a María Madre de Dios (o a cualquier ser divino al que quieras invocar). Durante la próxima media hora, ayudadme, por favor, a liberar lo que haya de ser liberado». Fíjate en que las palabras son menos importantes que tu intención de sanar a través de la exteriorización de emociones enquistadas.

Pon la música.

Respira hondo una vez y comienza a escribir una carta a la persona que te ha hecho daño. Vuelca todos tus sentimientos en el papel.

Pasados entre quince y treinta minutos, lee en voz alta lo que has escrito. Siente las emociones conforme afloren. Tómate tu tiempo para llorar si es necesario.

Quema el papel. Quita la música. Da las gracias a tus guías y apaga la vela.

Repite este ritual tantas veces como lo necesites. Descargar la pena y la rabia puede ser como pelar una cebolla. Hay muchas capas. Y suele ser necesario ir capa por capa.

Para reforzar tu curación, también puedes hacer lo que hice yo con mi padre, como expliqué antes, y recrear ese escenario doloroso de tu pasado cambiando su contenido. Yo me imaginé bailando con mi padre y viéndole dedicarme palabras de aliento y elogio, y me imaginé a mí misma resplandeciendo de orgullo bajo su mirada de aprobación.

El buen humor aumenta la vitalidad y hace que te sientas bien nuevamente, así que, adelante, ríete de ti misma o de tus circunstancias.

Cuéntate un chiste mientras coges un pañuelo para sonarte. Cuando te ríes, la vergüenza, el miedo y la tristeza no se sostienen.

También puedes elevar una oración, como «Divino Amado, por favor, hazme cambiar para que me ame a mí misma plenamente y comprenda lo deseable, lo lista y lo maravillosa que soy». No olvides decir esto en voz alta todos los días durante tres semanas. Las afirmaciones entrenan el cerebro y la mente para que se acostumbren a la nueva realidad que has elegido para ti misma: una realidad en la que eres fuerte, capaz de amar con el corazón abierto, etcétera. Recita tus afirmaciones o tus plegarias con sentimiento, hasta que sientas un cambio energético dentro de ti. Dicho cambio comienza en tu interior y se refleja luego en tu exterior. Como le he oído decir al ministro agapista Michael Beckwith: «Las afirmaciones no hacen que ocurra algo. Dan la bienvenida a ese algo». Y es muy cierto.

También te recomiendo el Sistema de Sanación *At Oneness* creado por Robert Fritchie, fundador del World Service Institute e impartido en sus seminarios *online Healing Yourself from Within* [Curarse desde el interior]. Bob, que ha escrito un libro maravilloso, *Being at One with the Divine* [Ser Uno con lo Divino] (World Service Institute, 2013), enseña el poder del Amor Divino a personas de todo el mundo y lleva décadas documentando el poder sanador de esta energía.

Para curarse de verdad de los traumas emocionales, físicos o espirituales, en primer lugar hay que conectar con el Amor Divino, un amor que está disponible para todo el mundo, pero que hay que pedir. ¡Lograr esta conexión es lo más importante para vivir como una diosa intemporal! Bob ha creado para este fin un tipo de oración llamada «petición de Amor Divino». Puedes descubrir más cosas sobre este programa tan útil en su página web, pero hacer por tu cuenta una petición de Amor Divino también puede ser muy eficaz.

Ejercicio: petición de Amor Divino

Las peticiones de Amor Divino de Bob Fritchie son oraciones que utilizan el poder de tu espíritu para conectar con el Creador. He aquí un ejemplo: «Con ayuda de mi Espíritu y de los ángeles, concentro Amor Divino en todo mi organismo. Pido a mi Espíritu que identifique cualquier creencia que tenga sobre mi propia falta de valía o mi incapacidad de ser amada.

Y pido que se disuelvan esas creencias y que se restañen con Amor Divino, según la voluntad del Creador».

Tras enunciar la petición, respira por la nariz. Retén el aire unos segundos. Luego exhala por la nariz en breves estallidos. La inhalación atrae la energía hacia tu interior. La exhalación por la nariz envía tu intención al universo.

Sigue estando plenamente presente en este instante, consciente de tu respiración, de tus pensamientos y de las sensaciones físicas que te sobrevienen tras haber expresado la petición en voz alta. Después tal vez quieras reflexionar sobre lo que has sentido mientras hacías la petición de Amor Divino y anotar en tu diario cómo ha sido la experiencia.

Las palabras no importan. La intención sí. Y cuando añadas «según la voluntad del Creador», estarás reconociendo la mayor verdad de todas, y que tal vez tu situación actual se explique por motivos que, por su enormidad, escapan a la capacidad de tu intelecto.

(Para más información sobre el Amor Divino y sobre cómo acceder al programa de sanación gratuito de Robert Fritchie, puedes consultar la página web www.worldserviceinstitute.org.)

PRÁCTICAS DE AUTOCONCIENCIA

La meditación, la oración o cualquier ejercicio de introspección pueden ayudarte a conectar con tus emociones y a tenerlas presentes a fin de poder liberarlas. A veces, si sólo tienes presente el dolor físico y pides al Amor Divino o a Dios que te libren de él, se disuelve sencillamente a la luz de tu amor y tu conciencia. Lo mismo puede decirse del dolor emocional. Las emociones enterradas y los conflictos sin resolver también pueden desvelarse en los sueños. No ignores los sueños que susciten en ti un sentimiento intenso, sean o no una pesadilla. Presta atención a los símbolos, especialmente a cómo los percibes en el sueño. Doris E. Cohen señala que las mujeres sueñan a menudo con sus hogares (que las representan a sí mismas) o con aseos (que representan la necesidad de purificarse cuando están molestas o enfadadas o necesitan descargarse de suciedad emocional). Presta atención también a las características concretas de los símbolos. Si sueñas con agua,

¿esa agua está fría? ¿Contaminada? ¿Forma parte de un lago de montaña profundo? ¿Gotea de tuberías? ¿Está llena de desechos que pasan flotando? Estos matices pueden ayudarte a comprender el significado del símbolo.

Al anotar tus sueños, permite que surjan otras imágenes, pensamientos, emociones e impresiones que también forman parte del mensaje del sueño. Cohen recomienda que le pongas un título al sueño, como si estuvieras informando para un periódico. Los titulares suelen resumir el contenido. Podrías ponerle, por ejemplo, «Los baños sucios y van a venir invitados», o «La casa de mi infancia en venta», o «Inundación en el sótano: hay que tirarlo todo».

Lleva un diario en el que anotes tus sueños. También puedes conservarlos utilizando la grabadora de voz de tu teléfono para escucharlos más adelante. De ese modo puedes establecer una correlación entre tu vida en estado de vigilia y tu imaginario onírico. Con el tiempo irán surgiendo temas recurrentes. Yo, por ejemplo, este último año he soñado a menudo con agua: ríos, lagos, bañeras, cuartos de estar inundados, etcétera. El agua representa las emociones y la purificación, así como el poder y la riqueza del espíritu. En los dos últimos años he pasado por un proceso inmenso de limpieza emocional, y ahora siento que ese proceso me ha estado preparando para la siguiente fase de mi vida.

Los diarios pueden ser, además, un recipiente magnífico para conservar tus sentimientos, y pueden ayudarte a romper con el hábito de la elucubración improductiva. Son una herramienta excelente para ayudarte a reflexionar sobre tu vida, lo cual es importante cuando se piensa en cuánto se nos presiona a las mujeres para que nos mantengamos centradas en todo y en todos, menos en nosotras mismas. A mí me gustan porque puedes volver a las entradas anteriores y ver cuánto has avanzado en tu proceso de sanación y asimilación de tus experiencias vitales. Yo guardo todos mis diarios en el sótano de mi casa (¡semejante al subconsciente!) Están clasificados por fechas, de modo que puedo revisar fácilmente qué estaba pensando, sintiendo, experimentando o intuyendo en determinado momento. También me gusta establecer una correlación entre mis diarios y los ciclos astrológicos como el tránsito de Júpiter o Saturno. Con el paso de los años, todo esto ha reforzado mi fe en lo Divino y en un Poder y un plan mucho mayores de lo que soy capaz de imaginar.

UNA ACTITUD VITALISTA, ALEGRE Y CONSCIENTE

Las emociones no tienen por qué enquistarse en el tejido conjuntivo y el sistema energético de tu cuerpo e ir enterrándose cada vez más profundamente con el paso de los años. Puedes exteriorizarlas cuando surjan, incluso mientras trabajas en la liberación de emociones del pasado. Si adoptas una actitud vitalista, alegre y consciente, puedes acabar con el hábito de dejar que tus emociones enquistadas dañen tu salud y tu bienestar. Estancarte en el ayer y mantener vivas historias del pasado relatándolas una y otra vez con los tintes de la tristeza y la aflicción te envejece rápidamente. No tienes que seguir siendo la viuda, la madre, la hermana o la hija desconsoladas. Quizá ya estés preparada para dejar de ir al cementerio o a la escuela donde presentan anualmente una beca en recuerdo de un ser querido ya fallecido. Es bueno seguir adelante, pasar página.

Primero vienen la ira y la pena. Y luego viene la fiesta para celebrar todo lo bueno que hay, hubo o habrá. La fiesta ya ha empezado y se llama vida, así que ponte los zapatos de bailar. Yo tengo ahora mismo ocho pares de zapatos de baile, y los guardo en un altar, ¡decorado con velas! En realidad sólo los tengo a la vista, pero yo siento que es un tributo a la diosa del baile que habita dentro de mí y a la que he querido dar la bienvenida toda mi vida.

Tener una actitud vitalista implica prestar atención a las cosas buenas del ahora. Cada vez que me siento a comer con mis amigas, unimos nuestras manos y pronuncio una oración improvisada: pido al Amor Divino que bendiga la comida, alabo a quienes se sientan a la mesa y muchas veces comento algo bueno o placentero que haya ocurrido ese día. Esto anima el tono de la reunión y ayuda a atraer más felicidad y a personas fantásticas, además de propiciar situaciones maravillosas. Tú puedes hacer lo mismo.

Hablando de zapatos, cada vez que veas a alguien con unos preciosos puestos, dile: «Me encantan tus zapatos». Siempre que puedas, alaba a los demás y dales las gracias, o comparte una broma y un estallido de óxido nítrico. Difundir alegría en el tiempo presente es un ejercicio espiritual, al igual que decir sí a la vida permitiéndote pedir, y buscar, aquello que quieres, en lugar de ceder al miedo y a la vergüenza («¿Quién soy yo para pedir lo que quiero?») Hace un par de años le pedí a Paul, mi profesor de tango, que viniera conmigo a Nueva York desde Portland (Maine) para que bailáramos juntos en la inauguración de la noche de los hombres en la Escuela Mama Gena de

Artes Femeninas. Me dijo que sí, lo cual me sorprendió y me hizo muchísima ilusión. Después, al darle las gracias, le dije: «No puedo creer que hayas venido. ¡Bailas tan bien…!» Él me respondió: «Pues a mí me cuesta creer que no me lo hayas pedido antes. ¿Por qué no iba a querer venir a Nueva York a bailar contigo?» Aunque creo que siempre debemos perseguir lo que queremos, me había convencido a mí misma de que Paul no querría bailar conmigo porque no soy una bailarina experta, como él, y que sería un abuso por mi parte pedirle que actuara teniéndome a mí como pareja. Resultó que estaba completamente equivocada. Paul sintió que era un honor para él y, de hecho, aquella experiencia le abrió la puertas de una nueva carrera como profesor de baile y como escritor especializado en lo que el tango puede enseñar tanto a hombres como a mujeres acerca de las relaciones amorosas y el placer. La moraleja es que no puedes obtener lo que deseas si no lo pides. Y si tu deseo es auténtico y surge del corazón, descubrirás que la satisfacción de ese deseo tiene el poder de transformar a todo aquel que te ayude a cumplirlo.

Prescinde del pasado y de tus viejas formas de hacer las cosas. Puedes crear rituales para decir adiós a tu forma de experimentar la vida como una lucha permanente, o para despedirte de tu identificación con algo que ocurrió hace mucho tiempo y a lo que no quieres seguir insuflando vida. Escribe una carta a la persona o situación de la que quieras liberarte. Léesela en voz alta a una amiga de confianza, o a ti misma. Luego quema la carta dejando que el humo se eleve hacia la noche como un símbolo de tu transformación. Repite este ritual tantas veces como sea necesario para liberarte por completo.

LIBÉRATE PRESCINDIENDO DE TRASTOS INÚTILES

La decisión de prescindir del pasado puede adoptar una forma muy concreta. Las posesiones materiales tienen una carga emocional y te hablan constantemente, así que despréndete de objetos que no te gustan, *aunque sean prácticos*. Si conservas esa cómoda tan fea que te regaló tu madre porque te parece una tontería desembarazarte de ella, aunque cada vez que la miras te recuerda cuánto se metía tu madre contigo por tu forma de vestir, estás manteniendo viva toda ese energía negativa asociada a tu relación con ella. En los cajones de esa cómoda no guardas jerséis: ¡guardas tristeza, desamor, frustración y desencanto! Tira la cómoda y libera esas emociones. De hecho, cuando te sientes estancada o deprimida, resulta estimulante limpiar un cajón o un armario, sacar brillo al lavabo o hasta pintar una habitación o una pared.

Los trastos no sólo debilitan las energías, también acumulan polvo, moho y hongos que pueden causar problemas respiratorios. Te costará respirar, literalmente, por culpa de todos esos cacharros viejos con los que cargas. Por eso es tan importante desprenderse de ellos, así como de todas esas emociones enrarecidas que llevan aparejadas. Invita al *chi*, la fuerza vital de lo Divino, a fluir libremente por tu casa. No obstaculices su flujo.

Como diosa intemporal que eres, mereces un hogar que sea un refugio del mundo exterior, un lugar en el que puedas recargarte de energía. A mí me gusta utilizar el *feng shui* para crear santuarios dentro de mi hogar. El *feng shui* se basa en la idea de que rejuvenecemos al emplear elementos de la naturaleza y disponer los objetos en nuestro espacio físico de manera que permitan fluir libremente el *chi*. Ahora, después de años trabajando con el *feng shui*, siento que mi casa me envuelve en su abrazo. Tu casa también debería ser tu puerto de abrigo, aunque vivas en un pequeño estudio. Es difícil sentirse feliz, atractiva y sensual si tienes que andar esquivando trastos viejos o si tu espacio te dice: «Cuida de los demás, pero no de ti misma» o «No has cumplido tu intención de adelgazar para ponerte esa ropa, ni de hacer ejercicio usando esos aparatos, ni has alcanzado el éxito económico de tus padres o de tu ex». ¿Quién necesita esas cosas en el espacio donde habita?

Puedes pensar en tus cuartos trasteros como en el «colon» de tu casa. Si esos espacios están atiborrados de cachivaches viejos e inútiles, es muy probable que tu cuerpo también lo esté. Nuestro entorno físico es un reflejo de nuestro cuerpo. Y al igual que nuestro cuerpo, necesita purgas regulares y circulación. Yo contraté hace tiempo a una organizadora personal porque había reformado un cuarto de baño y no quería estrenarlo con todas mis cosas viejas dentro. Lo que empezó con un solo cuarto de baño acabó convirtiéndose en una limpieza de toda la casa. Sí, fue agotador, así que dedicaba una sola tarde cada vez a este ejercicio purgante. Al cabo de dos meses, por fin tuve el espacio físico que siempre había deseado: limpio y ordenado (casi siempre). Ya no me tropiezo con montones de cepillos de dientes que había comprado porque estaban de oferta y de los que me había olvidado, ni me siento lastrada por acumular demasiados trastos. Y lo que es mejor aún: ¡por primera vez en mi vida sé dónde está todo! (no es broma).

Una vez que hayas creado un hogar que sea tu refugio, establece rutinas para que tu espacio personal siga siendo bello y estimulante y no vuelva a llenarse de cacharros inútiles. Haz esto mientras sigues trabajando en tu liberación emocional y te será más fácil desprenderte de cosas que sientes que debes conservar «por si acaso». Cada vez que traigas a casa algo nuevo, saca algo viejo. Siente el placer de desembarazarte de cachivaches inservibles, así como de la culpa y la vergüenza que llevan aparejadas, para que se restablezca el flujo del *chi*. Y si quieres conservar algún recuerdo sentimental, elige una fotografía o digitaliza tus álbumes de fotos y tus vídeos para poder volver atrás y rememorar el pasado sin tener el sótano atiborrado de cajas.

Si la acumulación de trastos te agobia, prueba a hacer el siguiente ejercicio para restaurar el orden dentro y fuera de ti.

Ejercicio: iniciación al orden

La cantidad de tiempo que necesitas para ordenar los trastos viejos y librarte de ellos puede parecerte abrumadora e impulsarte a posponer indefinidamente esa tarea. Aquí tienes un modo estupendo de acometerla quince minutos al día:

Primero, enuncia tus intenciones diciendo en voz alta: «Divino Amado, por favor, hazme cambiar para convertirme en alguien ordenado y con un entorno bello. Muéstrame aquello de lo que tenga que desprenderme». Luego pon la alarma del reloj para que suene a los quince minutos y limpia y organiza un solo cajón o un estante. Tira cosas como una ofrenda a lo Divino. Convierte en un ritual el hecho de ordenar y limpiar tu vida: ¡organizar cajones como práctica espiritual!

Tienes que elegir un espacio pequeño y bien delimitado o pasarán los quince minutos y tendrás la impresión de que hay más desorden que antes. Cuando acabes de tirar todo lo que ya no necesitas, de limpiar lo que esté sucio y de reorganizar las cosas que vayas a conservar, dedica un minuto o dos a observar lo bien que sienta haberse librado de tantas cosas inútiles. Repite este proceso al día siguiente, y al otro, y al otro.

También puedes seguir las instrucciones de The Fly Lady (www.flylady.net). Date una vuelta por casa con una bolsa de buen tamaño y mete en ella veinticinco cosas para tirar o regalar. Cuando tengas las veinticinco, tira lo que no sirva y mete inmediatamente el resto de las cosas en el coche para no tenerlas en casa. Márcate un día para ir a una tienda de segunda mano o llama a una organización benéfica para que pase a recoger la bolsa. De hecho, apúntate en su lista de contactos para que te recuerden periódicamente que debes llenar una bolsa de cosas inservibles y sacarlas de tu casa.

Si te cuesta desprenderte de cosas y puedes caer en la tentación de sacar la bolsa del coche porque de repente te entren remordimientos, aquí tienes un truco: imagínate a alguien recibiendo tus cosas viejas e ilusionándose con ellas. Emociónate imaginando a una persona desconocida poniéndose ese jersey que a ti nunca te sentó bien, enchufando ese electrodoméstico que sólo usabas una vez al año (o ninguna) o sintiéndose agradecida por haber encontrado ese tesoro. Resulta mucho más fácil desprenderse de una posesión material que ya no necesitas cuando sabes que va a ser un motivo de alegría para otra persona.

Para hacer aún más de tu hogar un puerto de abrigo y dejar que fluya el *chi*, trae la naturaleza al interior de tu casa mediante sonidos naturales, peceras, luz natural, plantas, fotografías y vistas de paisajes, todo lo cual (está demostrado) reduce el estrés.[8] Adorna el espacio en el que habitas con flores y olores naturales, o con piñas o piedras de la playa, o con lo que te haga sentirte conectada con la energía natural de la Madre Tierra. Incorpora los sonidos de la naturaleza: puedes conseguir aplicaciones para el ordenador o dispositivos que reproduzcan el canto de los pájaros, el sonido de las olas al romper en la orilla, etcétera. Diseña tu hogar como si fuera el palacio de una diosa, un refugio y una plataforma física donde recargar tus energías.

Da igual lo pequeña que sea tu casa y las limitaciones que creas tener: ábrete a las posibilidades dejando que la pena, la ira y la vergüenza manen hacia fuera y que la alegría mane hacia dentro. La descarga emocional y el orden físico abren tu interior para que puedas vivir intemporalmente, con una sensación de renovado vigor y entusiasmo. En el siguiente capítulo aprenderás acerca de una parte importante de la vida de una diosa intemporal que cuesta menos reivindicar cuando previamente has conseguido librarte de la ira, la pena y la vergüenza del pasado: tu erotismo y tu sexualidad.

6

LAS DIOSAS
SON VOLUPTUOSAS
Y SENSUALES

El sexo comienza mucho antes de que las mujeres
entren en el dormitorio y sus ecos resuenan
hasta mucho después.

DOCTORA. GINA OGDEN, WOMEN WHO LOVE SEX
[MUJERES QUE AMAN EL SEXO]

Una mujer llamada Charise fue a una comida campestre y se puso a charlar con dos veteranos de la Segunda Guerra Mundial que estaban ansiosos por coquetear con ella. Charise disfrutó de lo lindo viendo a aquellos dos señores mayores rivalizando por impresionarla. «Me sentí como una jovencita de un pueblo francés compartiendo una botella de borgoña con un par de guapos soldados aliados —comentó—, cosa rara teniendo en cuenta que los dos eran como cinco centímetros más bajos que yo y uno de ellos hasta tenía que apoyarse en un bastón. ¡Eran nonagenarios y juro que me estaban poniendo a cien! Me olvidé de mis complejos por haber engordado y me sentí como si yo también estuviera en la flor de la vida.»

La deliciosa experiencia de Charise coqueteando y turbándose en presencia de dos especímenes *vintage* es un ejemplo perfecto de una verdad de enorme calado: mientras habitamos nuestros cuerpos físicos, somos seres sexuales, aunque no acabemos desnudándonos con otra persona. Si no se interpone una vergüenza injustificada, nos sentimos atraídas hacia el sexo de manera tan natural como las abejas se sienten atraídas por las flores. Éstas son sencillamente los órganos sexuales de los que se sirven las plantas para atraer a las abejas que las polinizan y mantienen su fertilidad, pero no son sólo eso: también forman parte intrínseca de la belleza y el deleite de la vida en el planeta Tierra. La sexualidad femenina no existe con el único propósito de procrear. No dejamos de ser deliciosamente atrayentes por el simple hecho de que ya no podamos embarazarnos.

Estamos programadas para el placer sensual desde el comienzo. Nuestros cuerpos físicos se constituyeron mediante el sexo. De hecho, la vida humana en sí misma se transmite sexualmente. Incluso es posible que el universo entero surgiera de un inmenso estallido orgásmico. ¿Quién sabe? Lo que sabemos con toda certeza es que, en la mayoría de los casos, nuestros cuerpos fueron concebidos en un momento de éxtasis compartido. Al menos, así debería ser. A nivel primigenio, nuestras células guardan recuerdo de la energía de la creación: de esa fuerza vital deleitable que nos mantiene vivas y que hace que merezca la pena existir. Dicha fuerza vital se transmite a través del óxido nítrico, las betaendorfinas y todas las demás sustancias neuroquímicas asociadas con la alegría y el placer. Es importante cobrar conciencia de que la sexualidad no consiste únicamente en el mero acto sexual. ¡Es la renovación de la vida misma! La educadora sexual Layla Martin dice que la clave de la felicidad femenina reside en mantener una relación positiva con la propia vulva. Lisa y llanamente. Y yo estoy de acuerdo con ella.

Ya antes hemos visto que el alma penetra en el cuerpo a través de lo que Tami Lynn Kent denomina la «puerta del espíritu». Se trata de un portal hacia el «campo natalicio», donde la energía muta en forma. Cuando cobres conciencia de la profunda relación que existe entre tu sexualidad, tu espiritualidad y tu creatividad, habrás descubierto un recurso poderosísimo y renovable para dar ímpetu a tu vida.

Lo que vio Charise en aquella comida campestre fue a dos hombres que sabían cómo conectar con su propia fuerza vital masculina y al mismo tiempo con su corazón, lo que, por decirlo de alguna manera, avivó el «rescoldo sagrado» de Charise. Yo he tenido esa misma experiencia bailando el tango con hombres que eran parejas de baile maravillosas, pese a lo que pudiera parecer a primera vista. Puede que sean calvos, o bajos, o un poco panzudos, pero saben cómo moverse con una energía sensual y emocional propia y hacer que su pareja se sienta cómoda, disfrute y responda en consonancia. Es una delicia que una pareja baile compenetrada al máximo, con plena comunicación entre el corazón y las caderas de ambos. Es uno de esos placeres que hacen que el tiempo se detenga, y que se detenga también el proceso de envejecimiento. Nuestros cuerpos, mentes y espíritus están hechos para buscar ese tipo de experiencias eróticas o incluso sexuales, que están al alcance de todos.

El cerebro y las caderas no tienen por qué percibirse como dos cosas que existen por separado. De hecho, la pelvis posee una sabiduría de la que carece el cerebro. Despertar al propio placer sexual no equivale a elegir sin criterio a tus parejas o lanzarse a conductas sexuales imprudentes. El objetivo no es ser como esas jóvenes extraviadas de la serie de la HBO *Girls*, que practican el sexo a menudo, pero viven disociadas de su propio placer y de su propia sabiduría. Tampoco deberías proponerte utilizar el sexo para manipular a otras personas, porque tu poder afrodisíaco no es un bien con el que pueda comerciarse. Utilizar el sexo de ese modo no sería ni prudente, ni ético. Es como el poder del fuego: con él puedes cocinar o puedes quemar un pueblo entero, así que conviene que lo emplees de manera responsable. La psicoanalista y mentalista Llorraine Neithardt, presentadora del programa *Venus Unplugged*, de Blog Talk Radio, señala que el aura de nuestras parejas sexuales permanece bastante tiempo en nuestro campo energético. Cuando un hombre penetra a una mujer, su energía permanece con ella un año entero, mientras que la energía de la mujer pervive en él unos treinta días. De ahí que una tenga que pensarse muy bien a quién da acceso a su cuerpo, porque esa persona está penetrándote también emocional y espiritualmente.

Confiar en la sabiduría de tu pelvis equivale a confiar en tu propia conexión con la Fuente primordial, con la energía que crea mundos. Las diosas intemporales son dueñas de su erotismo y su sexualidad, desvergonzadamente, pero con enorme criterio. Una atrae lo que desea y luego se sirve de ello para crear algo nuevo y delicioso. La naturaleza no «quema» recursos: los recicla. Absorbes fuerza vital, la disfrutas y la devuelves transformada en otra cosa. A esto es a lo que se refiere la investigadora de la sexualidad femenina Gina Ogden cuando afirma que el eco del placer de una mujer resuena en el mundo, curándonos a todos.

TUS DERECHOS SEXUALES INALIENABLES

Es posible tener una vida sexual satisfactoria (la definas como la definas) a cualquier edad. La percepción que tienes de ti misma es lo que más influye sobre tu forma de experimentar la sexualidad, tengas los años que tengas. Si crees que eres una mujer seductora y sexualmente atractiva, lo serás al margen de cuál sea tu edad o tu estado físico.

A la mayoría de las mujeres se nos ha lavado el cerebro para que creamos que pasados los cincuenta dejamos de ser deseables o sexualmente atrayentes. Muchas mujeres pasan años y años fingiendo orgasmos o conformándose con relaciones sexuales poco satisfactorias, y todo porque no saben que no hay ningún límite temporal para la satisfacción y el deleite sexuales. Tampoco saben que experimentar placer sexual es una habilidad que puede aprenderse y perfeccionarse a cualquier edad. Sheri Winston, autora del libro *Women's Anatomy of Arousal: Secret Maps to Buried Pleasure* (Mango Garden Press, 2009) [Anatomía de la excitación femenina: el mapa secreto del placer soterrado] explica que cualquiera puede aprender a tocar unas cuantas notas en el piano, pero que para convertirse en un virtuoso hacen falta muchos años de práctica. Lo mismo sucede con la sexualidad. Siempre se puede aprender más y gozar más.

A las mujeres se nos ha hecho creer erróneamente que el deseo sexual decae después de la menopausia. La verdad es que en ocasiones, para que el impulso sexual se manifieste, es necesario ahondar en las raíces del propio cuerpo para reinventarse, en lugar de sencillamente «dejarse hacer» por otros. No es que el deseo decaiga, es que durante un tiempo es necesario encontrar un nuevo rumbo. Las mujeres tienen un enorme apetito sexual si se les da la oportunidad de conocer y expresar sus deseos con personas que las quieran y las respeten. Al no ser conscientes de esto, muchas mujeres caen «embrujadas» por la investigación médica más convencional que convierte en patología la sexualidad femenina. Cuando la investigación científica afirma que casi la mitad de las mujeres presenta DSF (disfunción sexual femenina), hay que concluir que no son las mujeres las que tienen un problema, sino la cultura que las influye tan negativamente. Un estudio de 2008 demostró que, aunque el 42 por ciento de las mujeres tenía DSF según esta definición, solamente el 12 por ciento de esas mujeres sufría por ello.[1]

La investigación sexual convencional define escuetamente el sexo normal como la práctica del coito dos veces por semana: una definición increíblemente limitada. La sexualidad femenina es una experiencia que no se limita a la vagina y el clítoris, sino que abarca todo el cuerpo. Por cierto que la palabra «vagina» significa en latín «vaina», como la vaina de una espada, de modo que su papel dentro del conjunto de la anatomía femenina viene definido por su relación con el pene del hombre. Regena Thomashauer, directora de la Escuela Mama Gena de Artes Femeninas de Nueva York, donde las mujeres aprenden a reconectar con su sexualidad y se gradúan como «diosas hermanas», se refiere a la vulva y la vagina de una mujer como a su *pussy* [«coño»]. Yo no me siento del todo cómoda empleando ese término en una conversación normal, pero debo decir que su origen es más interesante que el de «vagina». Al parecer, el término *pussy* deriva de sendos vocablos del escandinavo y el inglés antiguos que significaban «bolsillo» y «bolsa» (para albergar dinero o posesiones. Es decir, ¡para albergar tu poder!) Y puede que también venga de un antiguo vocablo germánico que significaba «gato», ¿y qué hay más seductor y poderoso que una gata que no responde ante nadie y que se siente a sus anchas en su propia piel? «Cuando una mujer es dueña de su coño, es dueña de su vida», afirma Mama Gena.[2]

Mama Gena enseña que, cada vez que una mujer descubre su placer (en todas las esferas de su vida, incluida la sexual), libera a otra mujer en alguna parte. Es como en la película *Qué bello es vivir*, cuando Clarence, el ángel, le dice a George que cada vez que oye tañer una campana, otro ángel ha ganado sus alas salvando una vida o haciendo alguna buena obra. A mí me parece que esto tiene mucho sentido. La física cuántica ha demostrado más allá de toda duda que todos nosotros estamos interconectados energéticamente. De modo que, cuando una mujer cobra conciencia de su derecho inalienable al placer, hace que para la siguiente sea mucho más fácil dar ese paso. Despertar a nuestro placer y a nuestra energía sexual es un acto de poder en una cultura sexualmente reprimida o vergonzante. Cuando una mujer despierta sexualmente, conecta su intelecto y su espiritualidad con su anatomía erótica, y se transforma en una fuerza plenamente integrada para hacer el bien en el planeta. ¡Así que haz sonar tu campana e invita a otras mujeres a hacer lo mismo!

Podemos reinventarnos de dentro afuera a cualquier edad o en cualquier etapa de nuestras vidas, y hay algo especialmente potente en el renacer que muchas mujeres experimentan en torno a la menopausia. Un aspecto de este renacer es la reivindicación de nuestra sexualidad, cuando se la arrebatamos a la cultura dominante que postula que la sexualidad femenina carece de valor cuando ya no es necesaria para la procreación. Nuestra sexualidad es mucho más que un vehículo para juntar un óvulo y un espermatozoide.

La investigación ha demostrado que el factor esencial para disfrutar de una buena vida sexual después de la menopausia es tener una nueva pareja, pero no hay por qué tomarse este dato al pie de la letra. La ciencia no ha logrado demostrar la existencia de un vínculo consistente entre los niveles hormonales de las mujeres y su satisfacción sexual. Tampoco ha demostrado que la satisfacción sexual de las mujeres dependa de su edad. Así que ¿por qué es tan importante tener una nueva pareja? Porque con una nueva pareja te llenas de DMT, la hormona segregada por la glándula pineal que hace que te sientas feliz. La DMT es también la hormona que se genera en los llamados «estados de iluminación». ¡La buena noticia es que puedes generar DMT por tus propios medios! Cuando cultivas una nueva relación de pareja poniendo en juego tu sexualidad y tu erotismo, estás conectando con lo que Sheila Kelley, fundadora de la academia S Factor de gimnasia y baile con barra, llama «tu ser erótico interior». Entras en comunicación con el arquetipo de Afrodita, que te traspasa y te embarga, manifestándose de manera única y singular en ti.

Al margen de que tengas pareja o no, puedes servirte de tu poder sexual para dar nuevo ímpetu a tu vida y a tus actividades. Aunque ahora mismo no tengas pareja ni relaciones sexuales, puedes expresar tu impulso sexual de infinitas maneras, todas ellas sanas, positivas y estimulantes. Empieza por reconocer que tu cuerpo fue creado mediante la energía sexual y que sigue nutriéndose de esa misma energía. Tú eres, lisa y llanamente, una manifestación de la Fuente primigenia, y esa Fuente rebosa placer, erotismo y seducción.

Como diosa intemporal, puedes disfrutar de tu sexualidad a los 60, a los 70, y después. En contra de todo lo que te han enseñado, los estudios científicos demuestran que las mujeres mayores tienen una vida sexual mucho más plena que muchas jóvenes. La doctora Gina Ogden, autora del estudio ISIS (*Integrating Sexuality and Spirituality* [Integrando sexualidad y espiritualidad]) e investigadora de la sexualidad femenina, afirma que las mujeres de 60 y 70 años disfrutan más que nunca de su vida sexual.[3]

Una vida sexual gratificante empieza por tus pensamientos y tus creencias. Comienzas a sentirte más sexi y al poco tiempo tu apariencia se vuelve más atrayente. Todo el mundo sabe que las mujeres que se excitan y se mantienen en contacto con su propio apetito de placer son muy sensuales. *¡Y no hay afrodisíaco más potente que una mujer que se siente irresistible y disfruta de ello!*

Como muchas mujeres nacidas durante el *baby boom* posterior a la Segunda Guerra Mundial, cuando era joven yo no sabía cómo expresar mi poder sin generar rechazo en los hombres o sentirme asexuada o poco atractiva. A muchas nos enseñaron que para ser deseables teníamos que mostrarnos débiles y sumisas para que el hombre se sintiera fuerte y, en resumidas cuentas, viril. O nos dijeron que las artes femeninas (ponerse lencería, maquillaje o ropa bonita, por ejemplo) no eran merecedoras de nuestro tiempo o nuestra atención. Aprendimos, además, a centrarnos en el placer de nuestra pareja sacrificando el propio. ¡Eso sí que es tener que elegir entre lo malo y lo peor! Ser una mujer fuerte que se comporta como un hombre, ¿qué gracia tiene eso?

En muchos sentidos, multitud de mujeres de todas las generaciones siguen aún inmersas en esa lucha por asumir su propio poder de un modo que concuerde con su yo erótico interior. Luchan a brazo partido por descubrir cómo ser sensuales, fuertes, femeninas y seguras de su físico y de su autoexpresión. Nos juzgamos incesantemente a nosotras mismas por nuestro peso, por el tamaño de nuestros pechos, por nuestros muslos, por nuestro pelo..., y así hasta el infinito. La autocrítica constante y la vergüenza apagan nuestra fuerza vital. Para volver a encenderla (y, de paso, disfrutar del sexo), sólo tienes que saber, y llevar a la práctica, cuatro cosas:

1. Alíneate con la energía divina de Venus/Afrodita y permite que se manifieste a través de tu cuerpo de un modo único y singular, propio sólo de ti.

2. Despierta y cultiva tu anatomía erótica como práctica higiénica habitual.

3. Conviértete en una estudiante perpetua de tu propio placer (cuando lo haces, no sólo te excitas tú, sino que también excitas a tu pareja, si la tienes).

4. Toma conciencia del poderoso vínculo existente entre tu espiritualidad y tu sexualidad.

REIVINDICANDO A AFRODITA

En muchas culturas de la antigüedad había diosas del amor, el sexo y el placer: Freya en Escandinavia, Oshún en África Occidental y Rati en la India, por nombrar sólo unas pocas. Resulta interesante anotar que la diosa griega Afrodita, cuyo nombre romano era Venus, no era sólo la diosa de la belleza, la sexualidad y la seducción, sino también la de la prosperidad y la victoria. Estaba además profundamente vinculada a la vida. El arquetipo de la diosa sexual sobrevivió en nuestra psique colectiva durante miles de años, hasta la aparición y el auge de la agricultura, cuando las sociedades colaborativas que reverenciaban a la diosa fueron sustituidas por sociedades que idolatraban al dios macho. Después, durante miles de años, culturas de todo el mundo trataron de negar, suprimir, controlar y demonizar el poder de la sexualidad femenina, cercenando el vínculo entre los cuerpos de las mujeres y la fuerza vital divina y creadora. Estas «culturas del dominador» se centraban más en el triunfo individual que en la colaboración, y en el poder de las personas que ocupaban el escalón más alto de la jerarquía, encabezada por un rey o un emperador. Aunque esto puede *parecer* historia antigua, podemos ver estas mismas ideas actuando hoy en día incluso en Estados Unidos, donde en algunos estados existen leyes que obligan a las mujeres que deciden abortar a someterse a una ecografía vaginal. Hay legisladores que creen que no puede confiarse en que las mujeres conozcan su corazón y su cuerpo lo suficiente para tomar esa decisión sin que intervenga un procedimiento invasivo. ¡Crees que vives en el mundo moderno y luego alguien propone una ley que hace que te preguntes en qué siglo estás!

Llevando miles de años sometidas a la influencia de la cultura del dominador, no es de extrañar que estemos tan disociadas de nuestros cuerpos y de la fuerza vital creativa vinculada con la tierra. Pero muy en el fondo sabemos que estamos hechas para ser diosas sexuales, sensuales, dadoras de vida e intemporales. Y en nuestro fuero interno sabemos que sexo y Espíritu van de la mano. Tras hacer una encuesta a 4.000 mujeres, Gina Ogden descubrió que el 47 por ciento afirmaba haber experimentado a Dios durante el orgasmo, mientras que el 67 por ciento decía necesitar que la sexualidad estuviera imbuida de espiritualidad para que fuera satisfactoria.[4] Igualmente, el neuroteólogo Andrew Newberg, que estudia la relación entre cerebro y creencia espiritual, sugiere en su libro *Why God Won't Go Away: Brain Science and the Biology of Belief* (Ballantine Books, 2001) [Por qué no desaparece Dios: neurología y biología de la creencia] que la sexualidad influye en nuestra capacidad para experimentar el éxtasis religioso.[5] ¡Eso no es algo que vayan a enseñarte estando sentada en el banco de una iglesia!

La sexualidad es poder. Es nuestro vínculo con la fuerza vital creativa. Cuando conectas con tu energía afrodisíaca, recuerdas que eres merecedora de obtener lo que deseas. Te rindes al placer sexual y a otros placeres sin miedo a molestar a nadie, y disfrutas de un caudal inmenso de deleite sexual que puede incluir orgasmos múltiples. Encarnar a Afrodita es ser una diva en el sentido original de la palabra, sin pedir disculpas por tus deseos y sin restricciones en tu búsqueda del placer. A muchas nos cuesta imaginarlo porque nos han enseñado a no pedir más de lo conveniente, a no reírnos demasiado alto y a no ser demasiado agresivas a la hora de conseguir lo que queremos. Nos han inculcado que debemos poner en duda nuestros anhelos y a cerciorarnos en primer lugar de que no estamos siendo egoístas.

Para ser intemporales, debemos aprender a distinguir el egoísmo del cuidado propio, porque cuidarse a una misma es el acto revitalizador de volver a conectar con la energía de Afrodita, la fuerza creativa y sensual de la vida misma. Cuidarse a una misma es servir al mundo. Como escribía Judy Harrow en la revista *Gnosis*: «Los rituales afrodisíacos del amor y el placer son actos que conectan los planos interior y exterior [...]. Debemos bailar, cantar, festejar, hacer música y amar en honor de Afrodita. La reverenciamos con nuestros cuerpos y Ella nos bendice a través de nuestros cuerpos. Mediante estos ritos terrenales se resuelve la falsa dicotomía entre cuerpo y espíritu, entre mente y naturaleza. Hallamos lo Sagrado dentro de nosotras y de todas las cosas, en el interior de nuestra hermosa y vitalista Madre Tierra».[6]

Ofrece a los demás tu propia alegría y tu irresistible riqueza para que la saboreen al mismo tiempo que recargas pilas. El ejercicio «Absorber a Afrodita», inspirado en el libro de Laura Bushnell *Life Magic* [Magia vital], es una práctica estupenda para conectar con tu propio placer.[7]

Ejercicio: absorber a Afrodita

Date un paseo, ya sea sola por el campo o por una acera atestada de gente. Mientras caminas, imagina que una mujer muy voluptuosa va pegada a tu costado izquierdo, el lado de tu cuerpo que representa la feminidad y la capacidad de recibir. (El costado derecho representa la masculinidad y la capacidad de dar.) Yo suelo imaginarme que Sofía Loren o Salma Hayek van a mi izquierda, pero puedes pensar en cualquier mujer que te parezca potente y sensual.

Ahora, inspira para absorber a esa mujer y su energía. Imagínate absorbiendo su voluptuosidad y su sexualidad, y

aumentando tu fuerza vital con cada inspiración, al canalizarla
directamente desde lo Divino hacia ti, pasando por ella.

Haz este ejercicio entre dos y cinco minutos al día durante
tres semanas y observa lo que sucede. Puedes compaginarlo
con afirmaciones sobre tu sensualidad, como por ejemplo:
«Soy Afrodita. Hago el amor con ímpetu salvaje e irrefrenable.
Soy una fuerza irresistible de la naturaleza».

La libido es la fuerza vital que fluye por nuestros cuerpos. Es el
anhelo natural de sentir más placer y de volver a experimentar aquello
que crea el placer.

La fuerza vital es creativa y abundante. Los árboles producen un
número de semillas mucho mayor del que llegará a germinar y a convertirse en nuevos árboles. El año pasado, durante toda la primavera,
los pinos de mi jardín liberaron polen amarillo en enormes cantidades
cada vez que soplaba el viento. El polen cubrió por completo el suelo y
alimentó a las otras plantas con sus ricos nutrientes. Hace poco descubrí que es ese mismo polen de pino el que despierta el suelo del bosque
de su letargo y señala el crecimiento de plantas y hongos. ¡Eso sí que es
fecundidad! Los peces ponen muchos más huevos de los que podrán
eclosionar. Y las mujeres están programadas para tener orgasmos múltiples porque el momento del éxtasis es una expresión de la fuerza vital
acompañada por un estallido de óxido nítrico. Nuestros cuerpos no
están diseñados para limitar o contener el placer. Están hechos para
experimentarlo como la medicina que es en realidad. El orgasmo es un
don que restablece literalmente nuestros campos de energía personales
y que irradia a partir de ellos.

Si quieres vivir como una diosa rebosante de salud, tienes que saber
cómo trabajar con tu ímpetu sexual innato y tu fuerza vital espiritual,
haciéndola descender hacia tus órganos pélvicos y tu anatomía erótica.
La espiritualidad y la sexualidad son dos aspectos de una misma cosa,
a pesar de que muchas culturas y religiones las hayan mantenido separadas durante milenios. Si esperas clausurar tu sexualidad a medida que
te vayas haciendo mayor porque es la norma aceptada culturalmente,
es muy probable que acabes por hacerlo, pero no es necesario, ni te
conducirá a vivir intemporalmente. Puedes convertirte en una diosa del
sexo en la intimidad de tu mente, de tu cuerpo y de tu habitación.

LA REPRESIÓN EMPIEZA (Y ACABA) EN CASA

Una parte importante de mi propio periplo hacia la plenitud sexual consistió en enseñar a otras mujeres a servirse del placer para dar ímpetu a sus vidas, lo que hice en la Escuela Mama Gena de Artes Femeninas (www.mamagenas.com). Mientras observaba a las mujeres a las que estaba enseñando a abrirse a una versión más saludable y feliz de sí mismas, me di cuenta de que necesitaba aprender las artes femeninas tanto como cualquiera de mis alumnas. Y mis hijas decidieron hacer conmigo el curso de «maestría» que ofrece la escuela.

En una de las fiestas que hacíamos después, una mujer me invitó a subirme a una barra a bailar. Yo no bebo alcohol y nunca me he emborrachado ni me he «colocado» con drogas. Pero animada por el cariño, el apoyo y la insistencia de las demás diosas-hermanas, pensé que podía intentarlo. Hasta entonces nunca me había percibido a mí misma como una mujer sensual y voluptuosa. Me veía como una doctora muy seria que durante toda su vida había tenido que esforzarse mucho para que se aceptara su punto de vista. Pero hubo algo en el hecho de bailar sensualmente encima de la barra de un bar de Nueva York mientras me animaban docenas de alegres mujeres que hizo que me sintiera realmente bien.

Noté, sin embargo, que mis hijas no estaban precisamente entusiasmadas con mi actuación, a pesar de que yo necesitaba sentirme refrendada por ellas. La pequeña dijo: «Por favor, mamá. No me gusta verte así».

¡Zas! De un plumazo, pasé del éxtasis y la diversión a la vergüenza y el constreñimiento. Como no quería seguir avergonzando a mis hijas, pensé en volver a adoptar mi papel de madre atenta y asexuada. Pero luego hablé con la doctora Anne Davin, una antropóloga cultural que en aquel momento formaba parte del personal del curso de maestría, experta en adicciones, psicología y antropología. Anne me dijo que en culturas indígenas que tienen rituales de madurez, las chicas son iniciadas en los ritos de la feminidad por madres que a su vez fueron iniciadas años atrás. En la cultura occidental, que tiene pocos rituales culturales de madurez específicos para chicas, tanto las madres adultas como sus hijas son, en esencia, muchachas sin iniciar. De ahí que tanto unas como otras se sientan incómodas al pasar por los mismos «ritos» al mismo tiempo. La doctora Davin me recomendó que no permitiera que la reacción de mis hijas me detuviera. Reivindicar mi derecho al placer sexual era demasiado importante.

Meses después, cuando aún estaba haciendo el curso de maestría, salí de clase un momento para ir a buscar algo y al volver vi que todas las alumnas se habían puesto en parejas para hacer un ejercicio. La única que no tenía pareja era mi hija Ann. Ninguna de las dos sabía de qué iba el ejercicio, pero enseguida nos explicaron que cada una de nosotras tenía que hacer un movimiento sensual y que su compañera debía comentarlo a continuación. Yo me reí. ¡Claro, era lógico que mi hija y yo hubiéramos acabado siendo pareja para aquel ejercicio! Me tocó a mi primero, e hice el movimiento poniendo en él toda el alma. Anne respondió: «Mamá, te has movido como una serpiente. Ha sido tan bonito que me han dado ganas de llorar». ¡Se rompió el hielo! Yo, por mi parte, alabé el movimiento hermoso y sensual que hizo ella. Desde entonces, mis hijas y yo hemos avanzado mucho a la hora de apoyarnos las unas a las otras en nuestro de empeño de vivir plenamente y de sentirnos plenamente presentes en nuestros cuerpos.

Al liberarnos, liberamos también a nuestras hijas, que podrán ver y sentir en nosotras a mujeres que, pese a haber dejado atrás sus años fértiles, se sienten bellas, poderosas y sensuales. De ese modo sabrán que ellas también pueden ser en el futuro diosas fascinantes e intemporales.

¡Las mujeres estamos cambiando a la velocidad de la luz! Cuando mi padre era pequeño, el hecho de que una mujer dejara ver el tobillo desnudo al subirse a un coche se consideraba un atrevimiento. En la época de apogeo del movimiento feminista estadounidense, a fines de la década de 1960 y durante la de 1970, las mujeres, desorientadas acerca de lo que «debían» ponerse, llevaban minifalda un día, vestidos largos al siguiente, prescindían del sujetador, se ponían vestidos de novia con el cuello alto y las mangas abullonadas, estilo casa de la pradera, o usaban cosméticos en cuyo nombre siempre aparecía la palabra *baby*. En la década de 1980 aprendimos a «vestirnos para triunfar», es decir, a llevar trajes con enormes hombreras que nos hacían parecer hombres y lacias corbatitas de lazo de seda que producían la impresión de que éramos autoritarias, como los hombres, pero también blandas y suaves. Estas modas reflejaban la ambivalencia cultural respecto a la apariencia femenina que caracterizó ese periodo histórico. Se prescindió de la vieja parafernalia del *glamour* hollywoodense, desde el carmín llamativo al satén plisado, que ahora, en cambio, se está reivindicando de nuevo. Por fin nos hemos dado cuenta de que las reinas del *glamour* no eran unas pusilánimes, y de que, al igual que ellas, podemos ser voluptuosas, inteligentes y enérgicas. Es maravilloso que Hedy Lamarr, la estrella de cine de la década de 1940, conocida por el *glamour* clásico que derrochaba, tuviera un orgasmo en pantalla en un filme europeo de principios de los años treinta e inventara además un dispositivo tecnológico clave que incorporó a un sistema de seguimiento de torpedos ideado para ayudar a los Aliados en la Segunda Guerra Mundial y que es esencial para el funcionamiento de los teléfonos móviles actuales. ¡Bravo por ella!

El caso es que puedes disfrutar poniéndote carmín y satén plisado, aunque seas una madre trabajadora. Puedes llevar un uniforme durante tu jornada laboral y un pantalón de chándal por la noche, y luego convertirte en una diosa rebosante de voluptuosidad en la cama. Puedes ser la bibliotecaria cañón o ponerte unos pantalones de yoga. Lo importante no es la ropa que llevas, sino tu actitud. La ropa y el maquillaje sirven únicamente como accesorios. A mí me encanta la escena del aseo de señoras de la película *Cuerpos especiales*, cuando Melissa McCarthy intenta explicarle a Sandra Bullock por qué necesita que alguien la ayude a elegir su vestuario para expresar su sexualidad. El personaje que encarna McCarthy puede expresarla sencillamente a través del gesto porque es dueña de su poder femenino. No necesita estar delgada ni ser bella en un sentido convencional. El reto está en sustraerse a la influencia de la dicotomía entre virgen y puta que resta poder a las mujeres y constituye una falta de respeto hacia ellas. Debes buscar tu mezcla única y singular entre la mujer voluptuosa que sabe contonearse y la mujer audaz y cerebral que lleva braguitas de lencería y elige con criterio muy selectivo a sus parejas.

Como dice Dolly Parton: «Descubre quién eres, y hazlo a propósito». No tienes por qué justificarte por la expresión singular de tu naturaleza afrodisíaca. No te disculpes ante nadie por aquello que te hace sentir a gusto. Todos los seres humanos tienen su lado femenino. No niegues el tuyo apoyándote en la idea equivocada de que ser mujer, o ser femenina, equivale a ser débil o insignificante. De ese modo podrás ser dueña de tu feminidad y expresarla a tu manera única y personal.

Salud sexual masculina

Al igual que las mujeres, los hombres suelen sufrir una transición hacia una nueva etapa de sus vidas al alcanzar los 40 y los 50 años. Aunque clínicamente se conoce este periodo como «andropausia», este término me desagrada profundamente porque puede ser una forma de «embrujar» la sexualidad masculina como lo es la menopausia en el caso de las mujeres. (Por «embrujar» me refiero a que, en

cuanto se fija la expectativa cultural de que las personas deben afrontar ciertas dificultades en un momento determinado de sus vidas, la
gente reacciona sufriendo crisis que de otro modo no habría tenido.)
Sí, durante esa etapa puede que los hombres sufran una bajada de sus
niveles de testosterona, pero no se trata de algo inevitable. Depende
de la salud y el bienestar del hombre en cuestión (y también de lo
grande que tenga la barriga. Porque esa «barriga cervecera» que desarrollan muchos hombres produce toda clase de desarreglos hormonales al generar sustancias inflamatorias y un exceso de estrógenos que
anulan la testosterona). Y al igual que sucede en el caso de las
mujeres, las emociones enquistadas de los hombres pueden aflorar en forma de dolencias físicas. En su caso se traducen por lo general en disfunción eréctil y problemas circulatorios. Los fármacos para
tratar la disfunción eréctil, tales como la Viagra y el Cialis, pueden
solventar las dificultades para conseguir una erección, pero al mismo
tiempo enmascaran problemas más profundos, como el enquista-
miento de emociones como la ira, el miedo o la pena, que quizás
hundan sus raíces en el abuso sexual. Una vez oí al doctor Oz llamar
al pene «la vara de medir la salud masculina». Se refería con ello a
que los problemas eréctiles pueden ser el primer síntoma de una
dolencia cardiaca. Y como ya hemos dicho, los problemas cardiacos
están con frecuencia asociados a un sentimiento de ira o rencor antiguo sin resolver.

Si un hombre cercano a ti tiene trastornos de salud o sufre disfunción sexual, puede que su principal problema sea el miedo a la
muerte, que se manifiesta como una pérdida de potencia. Cuéntale
lo que ya sabes sobre la relación entre biología y portales culturales.
¡Y hazle saber que todavía ni siquiera ha alcanzado el punto culminante de su capacidad sexual! (Y sí, la disfunción eréctil es mucho
más común en hombres que se pasan todo el día sentados, así que,
si tu pareja es un hombre, ¡dile que se levante del sillón y que se una
a ti en la práctica del movimiento placentero!)

Dado que la destreza sexual de un hombre está tan profundamente ligada a su sentimiento de poder y desenvoltura en el mundo,
puede sentirse impelido a tener una aventura amorosa o a desarrollar
una súbita obsesión por la pornografía para demostrarse a sí mismo
que aún tiene «lo que hay que tener». ¿Recuerdas la película *Hechizo
de luna*, cuando Rose, la madre de Loretta (o sea, de Cher), interpre-
tada por Olympia Dukakis, le pregunta al personaje de Johnny por
qué un hombre necesita acostarse con más de una mujer? Él contesta:

«Quizá porque teme a la muerte». Un hombre puede practicar el sexo con una mujer nueva para sentirse vivo otra vez. Como pareja suya, tú misma puedes ser esa mujer nueva al reconectar con tu propia vitalidad. Hace unos años conocí a un hombre de más de 70 que me contó que ya no necesitaba tomar Viagra desde que su mujer había empezado el curso de Maestría de Mama Gena y había conectado con su sexualidad y su voluptuosidad. Por desgracia, la dificultad de abrir sus corazones abruma tanto a algunos hombres que son incapaces de mantener la fidelidad hacia sus parejas.

Si tu pareja es un hombre que está atravesando una de esas presuntas crisis de madurez, la mejor manera en que puedes apoyarle es floreciendo tú misma y siendo más alegre y hedonista que nunca. Puede que a él no le guste al principio. Quizá sienta que está perdiendo el control sobre ti, ¡porque así es! Pero es muy probable que eso os salve a los dos de distanciaros para siempre.

Debes tomar la iniciativa y convertirte en un modelo y un referente en el disfrute y el goce de la vida. Somos las mujeres quienes marcamos la pauta a los hombres. No permitas que su ira o su tristeza te arrastren: te estarías haciendo un flaco favor a ti misma, y también a él. No cometas el error de posponer el disfrute hasta que tu pareja acceda a subirse contigo al tren del placer. ¡Sube a bordo tú sola e invítale luego a acompañarte!

ANATOMÍA ERÓTICA

Me he pasado muchos años enseñando a mis pacientes a conocer su anatomía erótica, a pesar de que ni siquiera a los tocoginecólocos se nos forma para impartir ese conocimiento. La mayoría (doy fe de ello) ni siquiera aborda esa cuestión. Son muy pocas las mujeres a las que se les ha enseñado que pueden emplear un espejo de mano para examinar y explorar la parte externa de su anatomía erótica, lo que explica en parte por qué nos es tan desconocida. ¿Con qué frecuencia se oye hablar a las mujeres de sus vaginas cuando en realidad se están refiriendo a su clítoris o a sus labios mayores o menores, todo lo cual constituye la vulva? ¿No es absurdo que a la mayoría de nosotras ni siquiera nos hayan enseñado cuál es el término adecuado para referirnos a los órganos de «ahí abajo»?

Y no basta simplemente con conocer el mapa, aunque esto sea muy útil. De hecho, la figura 1 muestra el aspecto que tiene tu anatomía erótica, con una sola excepción: la parte localizada en tu cerebro, que desempeña un papel fundamental en tu forma de experimentar la sexualidad. Cuando puedes ponerle nombre a algo y al mismo tiempo sentir en lo hondo de tu cuerpo las sensaciones asociadas a ese algo, por fin tienes acceso a tu poder personal. Dejas de pensar en tu pelvis como en una zona ignota en la que sólo puede orientarse un experto ajeno a ti. Familiarizarte con tu anatomía erótica te ayuda también a controlarla y a manipularla sensualmente. La energía sigue al pensamiento. El solo hecho de ver esta ilustración, de pensar en ella y de prestar atención a tu anatomía erótica hará que la sangre y el placer comiencen a afluir a esa zona de tu cuerpo. Es así como se enciende la bujía que arranca el motor de tu poder y de tu placer.

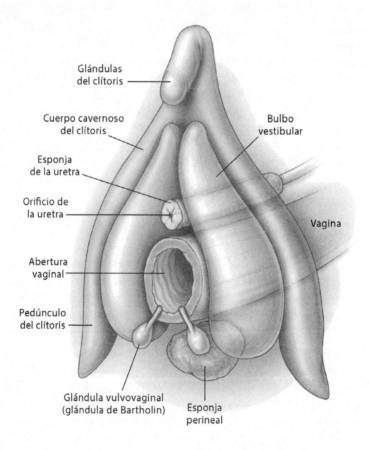

Glándulas del clítoris

Cuerpo cavernoso del clítoris

Esponja de la uretra

Orificio de la uretra

Abertura vaginal

Pedúnculo del clítoris

Bulbo vestibular

Vagina

Glándula vulvovaginal (glándula de Bartholin)

Esponja perineal

Figura 1. Anatomía erótica femenina

¿Te enseñaron una ilustración de la anatomía erótica femenina en tus tiempos de estudiante? Seguramente no o, si lo hicieron, seguro que no hablasteis en clase de cómo tomar posesión y manejar esa parte de tu anatomía. Quiero que empieces a explorar tu anatomía erótica y a aprender sobre ella por tus propios medios, a través del autoplacer. Coge un espejo de mano o sitúate delante de un espejo grande y empieza a mirarte entre las piernas: ábrelas para que puedas echar un buen vistazo. Describe lo que ves. ¿Es una perla preciosa alojada entre pliegues de rico satén morado? ¿Qué sientes y ves cuando masajeas los labios que la rodean? Observa el aspecto que presentan tus genitales en estado de excitación y de no excitación.

Practica estimulando la zona en torno al clítoris. Lubrícate en cantidad. Para la mayoría de las mujeres, el punto más sensible se encuentra encima del clítoris, ligeramente a la izquierda. El punto G es una ligera protuberancia en forma de cuarto de circunferencia situada aproximadamente entre 5 y 7,5 centímetros en el interior de la vagina, a las doce en punto, encima del canal vaginal (hacia tu parte delantera, no hacia tu espalda). Sólo lo sentirás cuando estés excitada sexualmente, y para ello tendrás que ponerte en cuclillas e introducirte en la vagina el dedo índice o el corazón (o ambos), con la uña orientada hacia el cóccix. Si te frotas en esa zona, notarás su sensibilidad, porque el punto G está repleto de terminaciones nerviosas. Prueba a acariciarlo con movimientos circulares y de arriba abajo. Utiliza los dedos: masájealo como si estuvieras deshaciendo los nudos de un músculo agarrotado. Puede que al principio notes dolor o entumecimiento. Con el tiempo puedes despertar deliciosamente esa zona, quizá con ayuda de una pareja cariñosa. Si sufres sequedad vaginal, utiliza lubricante en abundancia.

Una nota acerca de los vibradores

No soy muy partidaria de los vibradores para la práctica del autoplacer porque producen una sensación constante y fuerte que, con el tiempo, puede embotar el placer en lugar de acentuarlo. Sí, pueden provocar un orgasmo rápido. Pero prefiero que aprendas a sentir más y más con menos estimulación, no que te desensibilices hasta el punto de que necesites aumentar cada vez más la estimulación del clítoris para obtener el mismo placer. Claro que, como sucede con todo lo relacionado con la sexualidad, ésta es una elección muy personal.

Además de darte placer tú misma, también puedes pedirle a tu pareja que te masajee la vulva y los alrededores del clítoris. Pero, aunque tengas pareja, no te niegues el placer de la autosatisfacción, o del «autocultivo», como decían los antiguos taoístas. Esta práctica se conoce también como masturbación (una palabra horrenda que, según se cree, deriva de lexemas que significan «ensuciar con la mano»). El autocultivo es un modo saludable de experimentar placer sexual, de alcanzar el orgasmo y de liberar óxido nítrico rejuvenecedor en el torrente sanguíneo. Piensa en el autoplacer como en una ceremonia en la que ofrendas tu placer y tu tiempo a tu Afrodita interior. El sacramento consiste en sentirse bien emocional y físicamente.

AUTOPLACER SIN COMPLEJOS

Intenta recordar la primera vez que te diste placer a ti misma. ¿Te sentiste incómoda? ¿Avergonzada? ¿O eufórica? Como dijo una mujer: «Me sentí como si acabara de toparme con lo mejor de mi cuerpo: disponible a mi antojo y encima gratis». Puede que el autoplacer suscite al principio un sentimiento de vergüenza porque una haya interiorizado los mensajes de la cultura del dominador respecto a la sexualidad femenina. Tómate un momento para arrojar luz sobre el sentimiento de vergüenza, de modo que se disuelva y puedas abrazar por completo, gozosamente, tu ser erótico interior.

El autoplacer es la práctica sexual más segura de todas. Puede que por eso a Joycelyn Elders, cirujana general [directora general de la Sanidad Pública] de Estados Unidos, le preguntaran en un foro de Naciones Unidas sobre la prevención del sida celebrado en 1994 si la masturbación debía enseñarse como una vía de expresión sexual sana y saludable. Respondió que quizá fuera una buena idea y casi de inmediato se vio obligada a dimitir debido al escándalo que provocaron sus palabras. Así de poderoso era el tabú del autoplacer en los Estados Unidos de entonces. Hoy día, no obstante, sigue habiendo estados que intentan controlar o prohibir el autoplacer, así como la venta de vibradores debido a que suelen emplearse para ese fin.

Los tabúes acerca del autoplacer pueden encontrarse en la mayoría de las religiones y han influido enormemente en la teoría y la práctica de la medicina a lo largo del tiempo. En el siglo XIX se popularizó en Estados Unidos la práctica de la circuncisión tanto en niños como en adultos porque se pensaba que dificultaba la práctica del autoplacer, a la que se culpaba de un sinfín de dolencias físicas, desde la tuberculosis a la ceguera, pasando por la locura. En la época victoriana se les solían atar las manos a niños y niñas cuando se iban a dormir para que no se tocaran, práctica ésta defendida por el doctor John Harvey Kellogg (que también creó los copos de maíz como parte de una dieta blanda ideada para reducir el deseo sexual). De hecho, Kellogg dijo una vez: «Un remedio [para la masturbación] que casi siempre da resultado en los niños pequeños es la circuncisión [...]. La operación debe llevarla a cabo un cirujano sin administrar anestesia, pues el breve dolor que la acompaña tendrá un efecto saludable sobre la mente».[8] He practicado cientos de circuncisiones a niños pequeños como parte de mi trabajo como tocoginecóloga, de modo que sé lo traumáticas que son esas operaciones, y lo poco consciente de ello que es nuestra cultura. La circuncisión es una práctica que hunde sus raíces en el miedo y a la que debemos ponerle fin.

¿Por qué nos da tanto miedo y tanta vergüenza hablar del autoplacer? Hagamos un repaso de lo que puede tener de temible o de amenazador para algunas personas. Tanto para hombres como para mujeres, el autoplacer permite la expresión sexual sin sanción de una Iglesia u otra autoridad. Brinda placer propio, no ajeno, a no ser que su práctica forme parte de la actividad sexual entre dos personas que se miran la una a la otra (lo que al parecer ignoran los enemigos del autoplacer). Impide la concepción porque el hombre «derrama su simiente», como dice la Biblia, lo que significa que la persona que se da placer a sí misma está faltando a la doctrina judía y cristiana que ordena «crecer y multiplicarse», la única finalidad del sexo según estas tradiciones religiosas.

Es más, el autoplacer brinda poder a las mujeres que lo practican porque, cuando aprendes a gozar sexualmente por tus propios medios, no necesitas que lo haga por ti tu pareja. Una lesbiana de 22 años que acababa de descubrir el autoplacer me dijo: «Ahora ya no necesito ir a bares, porque no necesito una pareja para alcanzar el orgasmo». Desde la perspectiva de la vieja cultura del dominador, el hecho de que las mujeres obtengan placer sexual prescindiendo de los hombres constituye una amenaza para el orden dominante. Así que ¿qué vamos a hacer con todas esas mujeres que gozan por sí solas? ¡Animarlas a seguir haciéndolo, en mi opinión! Se puede empezar por echar un vistazo al trabajo de Betty Dodson, una pionera a la hora de alentar a las mujeres a darse placer a sí mismas que, a sus más de 80 años, tiene una pagina web maravillosa dedicada a este tema:

www.dodsonandross.com. Betty puede enseñarte prácticamente todo lo que quieras saber sobre cómo darte placer sirviéndote de tu anatomía erótica, y es maravillosamente sincera y abierta. Recomiendo también el trabajo de Layla Martin, que imparte un curso *online* sobre sexualidad y placer femeninos (www.layla-martin.com). Layla hace hincapié en que, para que una mujer sea feliz, es fundamental que tenga una buena relación con su anatomía erótica y que se sienta a gusto con ella. Cuando una mujer valora esta parte de su cuerpo y da los pasos necesarios para disipar la vergüenza y los prejuicios que residen en ella, pueden eliminarse toda clase de sentimientos de ira, tristeza o depresión.

El autoplacer es una práctica saludable que te ayuda a comprender tus propias respuestas y necesidades sexuales y que además hace que te sientas bien. Y, si te paras a pensar en ello, ¿cómo va a saber tu pareja cómo tocarte para que disfrutes si tú misma no lo sabes?

TU DERECHO AL PLACER ILIMITADO

Gracias a nuestra constitución física, las mujeres tenemos una capacidad infinita para experimentar el orgasmo. ¡Ése sí que es un derecho que habría que celebrar! El clítoris tiene más de 8.000 terminaciones nerviosas y es el único órgano del cuerpo humano diseñado exclusivamente para el placer. A mi modo de ver, deberíamos respetar el deseo de la evolución y darle el uso que le corresponde. Como parte de nuestra anatomía erótica, está conectado con el punto G y, a través de células gliales, también con la glándula pineal del cerebro, el órgano responsable de la liberación de DMT (el neurotransmisor alucinatorio endógeno del cerebro) y de melatonina (el neurotransmisor que nos permite dormir).

Estás sentada sobre un trono de oro, sobre la fuente misma de la juventud: tu anatomía erótica. Explórala para conocerla mejor. Vuelve a la figura 1, si quieres. No tengas reparos en introducirte los dedos en la vagina. Deberíamos enseñar a nuestras hijas y nietas a familiarizarse con su anatomía y hacerles saber que muchas chicas y mujeres exploran y tocan sus genitales con el único propósito de darse placer.

Todas queremos gozar auténticamente, lo mismo que nuestras parejas. Fingir no es nunca una buena idea. Cuando finges, te estás privando a ti misma de gozar, y estás privando a tu pareja del disfrute de aprender cómo conducirte al éxtasis sexual. ¡No lo hagas! Tu pareja quiere que le invites a compartir esa deliciosa manifestación de tu Afrodita interior. Los hombres sanos y fuertes no temen nuestro poder afrodisíaco. Al contrario, disfrutan de él. De hecho, si a tantos hombres les excita la visión de dos mujeres dándose mutuo placer es porque sus cuerpos reaccionan intensamente a la energía erótica y creadora que generan esas mujeres, una energía que despierta su deseo intrínseco de tomar parte en la poderosa experiencia del éxtasis.

La mayoría de las mujeres no experimenta el orgasmo únicamente a través del coito, que sólo estimula de manera indirecta el clítoris y gran parte de la anatomía erótica femenina. Si combinas el coito con otras formas de estimulación (o si te lo saltas directamente), es más fácil que alcances el orgasmo. En sus escritos y en las clases que imparten, los doctores Vera y Steve Bodansky llaman «el comienzo del orgasmo» a la primera contracción del músculo pubococcígeo como resultado de la estimulación sexual. Si piensas en esa primera sensación como en el arranque del orgasmo, desaparece la ansiedad que crea el esfuerzo por «alcanzarlo». Sencillamente, te sumerges en el placer de cada caricia. Y eso lo cambia todo. Borra de un plumazo la ansiedad por llegar a la meta. El orgasmo se inicia en el instante en que empiezas a sentir placer. Ya está. ¿Verdad que esta definición resulta menos estresante?

Si tienes una pareja sexual, ya sea hombre o mujer, ofrécele pistas para guiarle o guiarla. Si estás dispuesta a gozar, aprende a expresar en voz alta tu placer y a utilizar el refuerzo positivo («Guau», «Qué maravilla», «Tienes unas manos fantásticas», «Eres el mejor», etcétera) para dar indicaciones y aliento a tu pareja. Articula sonidos que expresen placer y que te exciten a ti y a tu pareja. Existe un vínculo muy fuerte entre garganta y genitales: una garganta relajada y abierta mejora el flujo de energía e intensifica el placer. Haz una lista de palabras positivas: sí, ahh, más, gracias, guau. Si te sientes intimidada, pon algo de música. No te inhibas por miedo a que te oigan tus vecinos o tus hijos o a lo que vayan a pensar otras personas. Invierte en insonorización si te parece necesario. Encuentra el modo de sentirte cómoda para dar voz a la energía que brota de tus *chakras* inferiores. Los sonidos del acto amoroso y del nacimiento son muy parecidos. Así es como suena la creación placentera.

El término sánscrito que designa al pene hace referencia a una vara de luz imbuida de la fuerza vital masculina sagrada, de modo que, cuando entra en la vagina de una mujer, transmite energía curativa. Sin embargo, no es esto lo que experimentan muchas mujeres durante la cópula. Cuando estés practicando el coito con un compañero o estimulando tu anatomía erótica de alguna otra manera, imagina tu vagina como un portal sagrado que atrae la energía amorosa divina hacia tu cuerpo. Imagínate que cada caricia borra la tristeza, la ira, los traumas y el dolor alojados en tus tejidos.

Seguramente ya sabes que los principales sistemas de nuestro organismo están representados por puntos reflexológicos en otras partes del cuerpo: en las plantas de los pies, en las palmas de las manos y en las orejas. En la vagina también hay puntos reflexológicos que se corresponden con los grandes sistemas del cuerpo humano (véase figura 2). Fíjate en que la parte más recóndita de la vagina, cerca del cérvix, está conectada energéticamente con el corazón. Por esa razón practicar el coito o estimularte vaginalmente puede ser una práctica curativa que vivifique y despierte el cuerpo entero. También es el fundamento de lo que se conoce como *sex magic*, una práctica en la que se dedica una sesión a generar energía sexual para atraer más riqueza (es decir, más energía creativa). Recuerda que la salud de los órganos pélvicos está ligada al dinero, al sexo y al poder. ¡Estás generando literalmente dentro de tu cuerpo la energía que creó el mundo! Sin embargo, esa misma energía creativa es uno de los motivos clave por los que una mujer puede obsesionarse con un hombre después de mantener relaciones sexuales con él. El mero hecho de practicar el coito estimula el corazón y dispara la liberación de hormonas generadoras del vínculo afectivo. En una relación de pareja en la que intervienen el amor y el compromiso, este tipo de vínculo físico-energético es como un pegamento que ayuda a mantener unida a la pareja. Pero en una relación sin ataduras ni compromisos, la mujer puede experimentar una adicción hacia el hombre que se asemeja por su intensidad a la adicción a la cocaína. De ahí que sea tan importante ser muy selectiva a la hora de elegir a quién «dejas entrar». Y recuerda que siempre puedes activar tú misma esos centros reflexológicos hasta que encuentres la pareja adecuada.

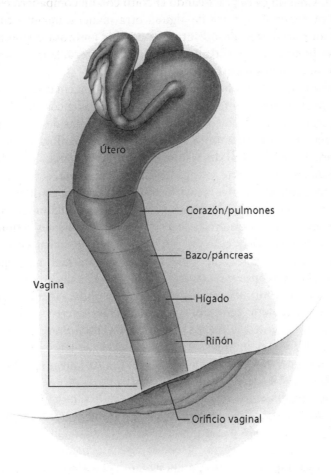

Figura 2. Reflexología vaginal

Si te apetece saber más acerca de cómo puedes utilizar la estimulación manual del clítoris con tu pareja como una forma extremadamente placentera de intimidad y disfrute, te recomiendo el libro *Sobre el orgasmo* (Debolsillo, 2003), escrito a medias por el matrimonio formado por Steve y Vera Bodansky, así como un DVD titulado *A Guide to Your Orgasm* [Guía para alcanzar el orgasmo] producido por The Welcomed Consensus (www.welcomed.com).

Convertir tu placer erótico y sexual en una prioridad cambiará tu vida e inundará tus células de óxido nítrico vivificador, la molécula de la fuerza vital. Déjate guiar por tu Afrodita interior y por tus emociones, disfruta de tu anatomía erótica y recuerda que no hay afrodisíaco más potente que una mujer que se siente irresistible. ¡Conviértete en una diosa del placer sensorial!

CURAR LOS TRAUMAS Y EL BLOQUEO DE LOS *CHAKRAS* INFERIORES MEDIANTE EL SEXO

Si has sufrido un trauma sexual o te estás aferrando a la energía del miedo y la aflicción por haber sufrido una intervención quirúrgica en la zona pélvica (una histerectomía o la extirpación de un tumor canceroso, por ejemplo), puedes servirte de la energía sexual para desbloquear tu centro pélvico. Hay muchas maneras de reavivar esta zona de tu cuerpo y de propiciar su curación energética.

Los psoas son unos músculos profundos que van desde la parte inferior de la columna vertebral hasta la parte superior de los muslos, atravesando la entrepierna. Estos músculos sirven para reforzar la capacidad motora, el equilibrio y el buen funcionamiento de los órganos de la región pélvica. Se estiran y se trabajan mediante el pilates y otras variedades de ejercicio físico, como el baile erótico.

Existe una estrecha relación entre estos músculos y los centros emocionales del cerebro límbico primitivo, de modo que el estrés emocional, y en especial el miedo y la ira, pueden afectar a su salud y a su elasticidad. Los psoas se encuentran situados cerca del primer *chakra*, sede de la fuerza vital *kundalini*: la energía femenina localizada en la base de la espina dorsal que conecta la energía del cuerpo con la energía terrestre. La fuerza vital *kundalini* se representa a menudo como una serpiente enroscada que encierra en sí el poder de levantarse y transmitir el *chi* al resto del cuerpo. El primer *chakra* se asocia con el instinto de supervivencia, mientras que el segundo es el depositario de la sexualidad, el poder y la creatividad. Mover las caderas, relajar los psoas y desprenderte del miedo a que te avergüencen por ser una diosa sexual, voluptuosa y creativa es esencial para tu salud.

Es crucial hacer algún tipo de ejercicio físico que trabaje estos *chakras*, además de toda la musculatura del cuerpo. Puede ser el yoga o el pilates. Puede ser el baile. Montar a caballo es otro modo de reconectar con tus caderas y de reivindicar tu vínculo con la energía de tu

Afrodita interior. Que un animal grande y fuerte como un caballo atienda a los movimientos que haces con la pelvis y la entrepierna y responda a ellos resulta profundamente erótico y empoderador.

Los bailes eróticos tales como el baile en barra o *pole dancing*, la danza del vientre o el tango argentino también te reconectan con tu centro de placer. Una vez di una clase privada de *pole dancing* para aprender algunos de estos movimientos tan bellos y fluidos. En una habitación tenuemente iluminada, mi profesora me animó a trazar lentos círculos con las caderas, moviéndolas voluptuosamente al son de una música sensual. Cuando empecé a mover las caderas en círculos que iban haciéndose cada vez más grandes y sensuales, pensé: ¡*Llevo toda la vida esperando a que me den permiso para mover así las caderas!* Asistir a una clase privada o a un curso sólo para mujeres impartido por una profesora puede ayudarte a superar la timidez y la vergüenza y a descubrir que naciste para moverte con voluptuosidad. Originalmente, la danza del vientre se la enseñaban las abuelas a sus nietas para ayudarlas a parir, no a seducir a los hombres. Sea lo que sea lo que quieras traer al mundo, te aseguro que te resultará más fácil si reconectas con el poder de tu cavidad pélvica.

SUPERAR LOS OBSTÁCULOS QUE TE IMPIDEN ALCANZAR LA DICHA

¿Qué se interpone entre una mujer y su placer? Para empezar, muchas mujeres están tan agotadas que la actividad más apetecible que pueden imaginar es dormir una noche entera a pierna suelta. La mayoría lo achaca a las hormonas, y desde luego puede que éstas influyan en su sensación de cansancio. Pero las hormonas no son el verdadero problema. La fatiga llega tras varias décadas de poner en último lugar tus propias necesidades para ocuparte de las de los demás. Tu cuerpo te está diciendo: «Para». Si el sexo es solamente una cosa más de la larga lista de cosas que tienes que hacer, o una obligación porque crees que «debes» tener una vida sexual para complacer a tu pareja, es lógico que te cueste sentir deseo.

De adultas, no solemos hablar de lo mucho que nos agobia todo lo que tenemos que hacer porque no queremos que nos llamen quejicas o malhumoradas. El afán de perfeccionismo, el miedo a que nos vean sudar, la ansiedad de no dar a nadie motivos para avergonzarnos, nos van chupando la vida poco a poco. Es natural que nuestro deseo sexual se resienta. Pero ello no tiene nada que ver con la edad, ni con los cambios hormonales. A las mujeres se nos obliga a asumir expectativas inalcanzables y problemáticas, y al mismo tiempo se nos administra una dosis enorme de vergüenza. Eso es lo que mata nuestro impulso sexual.

Hace poco se anunció que una empresa farmacéutica estaba desarrollando un fármaco para aumentar la libido de las mujeres que toman antidepresivos, ya que éstos tienen como efecto secundario inhibir el deseo sexual. ¡Pero no necesitamos más fármacos para contrarrestar el efecto de otros fármacos! Lo que necesitamos las mujeres es expresar nuestra pena y nuestra rabia, exteriorizar nuestros sentimientos y cuidarnos a nosotras mismas para recuperar la capacidad de sentir placer. De ese modo nuestro deseo sexual aumenta automáticamente.

Algunas mujeres abrigan temores relacionados con el sexo por haber sufrido abusos o explotación sexual, o porque han visto a su alrededor a mujeres violadas o humilladas sexualmente. El secretismo, el silencio y los prejuicios empeoran la situación. Muchas mujeres ni siquiera recuerdan acontecimientos traumáticos hasta que alcanzan la menopausia, seguramente porque su supervivencia dependía de que los mantuvieran en el olvido. Dado que la mayoría de los abusos sexuales ocurren en el ámbito doméstico, no podemos permitirnos cobrar conciencia de lo que en el fondo sabemos y sentimos, porque no tenemos un lugar seguro al que retirarnos. Incluso de adultas, las mujeres que sufren este tipo de traumas pueden asociar el hogar con el abuso y el peligro. Es difícil que una se abra y confíe en los demás cuando sabe que corre el riesgo de que vuelvan a hacerle daño.

«La vulnerabilidad —afirma Brené Brown— no equivale a debilidad. Es éste un mito sumamente peligroso. La vulnerabilidad es el lugar de nacimiento de la innovación, de la creatividad y del cambio.»[9] *Vulnerabilidad* viene del vocablo latino que significa «herida». Cuando eres vulnerable, es más fácil que te hieran, pero eso no significa que seas débil. Hace falta mucha fortaleza para abrir de nuevo el corazón y confiar en otra persona hasta el punto de alcanzar la intimidad física con ella. Si te has sentido agredida sexualmente o te han forzado, es lógico que te resulte difícil reivindicar tu sexualidad y tu vulnerabilidad, pero no cabe duda de que merece la pena hacer ese esfuerzo.

Otro impedimento para asumir nuestro «ser erótico interior» es la vergüenza que produce el hecho de tener una apariencia física «imperfecta». Brené Brown escribió un libro acerca del rechazo de la vergüenza y dio una estupenda conferencia TED sobre el tema. Después, numerosas personas la ridiculizaron y la criticaron en la página de TED haciendo comentarios mezquinos y crueles sobre su forma de vestir, su peso o su peinado. ¡Por lo visto esas personas no captaron el mensaje! Brené reconoce que lloró mucho y que luego, con el paso del tiempo, llegó a la conclusión de que no le interesaba en absoluto la opinión de la gente que no osa salir a la palestra, que no se «atreve a lo grande», como ella dice. ¡Bravo! Sin duda es preferible apiadarse de alguien tan infeliz que tiene que ridiculizar a una mujer valiente para sentirse mejor consigo mismo. Cuando un conocido crítico de cine empleó términos groseros para ridiculizar a la actriz y humorista Melissa McCarthy por su gordura (¿y qué tendrá que ver su peso con su talento como actriz?), ella respondió: «¿Y a quién le importa eso? La verdad es que me da pena la gente que chapotea en tanto odio. Esa persona está en muy mal lugar, mientras que yo estoy en un lugar estupendo. Me parto de risa todos los días con mi marido y mis hijos, que me quieren con locura y me cantan canciones».[10]

Para sentir los placeres terrenales y nutrir la fuerza vital que llevas dentro, tienes que liberarte de la vergüenza (y de la ira, la culpa, la pena y el miedo) que aniquila la libido constriñendo el flujo sanguíneo. La verdad es que nunca vas a poder hacerlo todo, ni alcanzar la perfección. Eres una diosa tal y como eres. Deja de preocuparte y antepón el placer y el juego a todo lo demás. Entonces, lo creas o no, te descubrirás tan cargada de energía que serás capaz de hacer muchas más cosas y te sentirás mucho más relajada.

Ejercicio: amor al propio cuerpo

Muchas mujeres han sido y son humilladas o ridiculizadas por no estar a la altura de algún esquivo ideal de belleza, o simplemente por expresar su sexualidad. Muchas han sufrido y sufren violaciones y agresiones sexuales. Las heridas sin restañar producidas por el abuso sexual y la vergüenza pueden hacer que una mujer se disocie de su cuerpo. Este ejercicio te ayudará a reconectar con tu cuerpo y con su belleza natural. Para hacerlo necesitarás un espejo de cuerpo entero y una vela. Busca un momento en el que puedas quedarte a solas, sin interrupciones, en una habitación en penumbra. Necesitarás al menos diez minutos para sentir por completo sus efectos.

Enciende una vela, colócala sobre una mesa cercana y mírate en el espejo. Relaja la cara y la mandíbula. Deja caer los hombros. Presta atención a cualquier idea que se te ocurra, como «Este ejercicio es una idiotez» o «Qué gorda estoy» o «Mira cuántas arrugas». Cuando afloren estas ideas, limítate a sonreír. Relaja la cara y la mandíbula y respira lenta y conscientemente. Observa cómo la luz de la vela proyecta una luz suave y favorecedora sobre tu piel, haciéndola resplandecer.

Quítate toda la ropa y ponte de pie delante del espejo. Respira consciente y pausadamente mientras contemplas tu reflejo. Desliza despacio la mirada por tu imagen para observar cada parte de tu ser.

Fíjate en cuándo cambia tu respiración, en cuándo se tensan tus músculos y en cuándo sientes el impulso de desviar la mirada. Procura mantener relajados en todo momento la cara, la mandíbula y los hombros. No te juzgues a ti misma ni juzgues tus reacciones. Limítate a tomar nota de lo que sientes. Concéntrate unos instantes en respirar y di en voz alta: «Divino Amado, hazme cambiar para convertirme en alguien que ve la increíble belleza de mi cuerpo». Luego vuelve a mirarte en el espejo y observa esa parte de tu cuerpo que despertó en ti una reacción física o emocional hostil cuando la miraste. Afirma tu belleza, o pronuncia la oración del Divino Amado varias veces.

Cuando hayas contemplado todo tu cuerpo en el espejo recurriendo a afirmaciones y a oraciones cada vez que sientas resistencia a continuar con el ejercicio, acaba afirmando: «Soy una mujer bella, valiosa, atractiva y sensual. Valoro mi cuerpo».

Vístete antes de encender la luz y apagar la vela.

Repite este ejercicio al menos dos veces por semana durante un mes entero o hasta que descubras que ya no sientes resistencia y que te resulta fácil transmitirle a tu cuerpo amor y respeto. El cambio en tu percepción de tu propio cuerpo puede ser radical.

ELIMINAR LOS OBSTÁCULOS FÍSICOS QUE IMPIDEN EL DISFRUTE SEXUAL

Puede haber, naturalmente, motivos fisiológicos que expliquen la inhibición del deseo sexual. Uno de ellos es la sensación de dolor al mantener relaciones sexuales. Que el sexo resulte doloroso o molesto puede deberse sencillamente a sequedad vaginal, un problema muy fácil de resolver recurriendo a lubricantes. Pero también puede deberse a ira reprimida o a un trauma que se manifiesta en forma de cicatrices o adherencias vaginales. Éstas pueden formarse después de un episodio de inflamación, de una infección o de una intervención quirúrgica. A finales de la década de 1980, los ginecólogos entendieron por fin que muchas de las mujeres que padecían dolor crónico en la región pélvica habían sufrido violaciones u otro tipo de agresión sexual. Teniendo en cuenta que todos los años una de cada tres mujeres del planeta es violada o agredida sexualmente, no es de extrañar que sean tantas las mujeres que sufren dolor pélvico y otras molestias durante las relaciones sexuales.

Uno de los tratamientos más eficaces para eliminar el dolor pélvico, los problemas urinarios y las molestias genitales es la llamada «fisioterapia de la salud femenina», una subespecialidad de la fisioterapia. Los especialistas que practican esta modalidad saben a la perfección cómo readiestrar los músculos del suelo pélvico a fin de restablecer su funcionamiento normal. (Para más información sobre este tema, puedes visitar las páginas web www.thebathroomkey.com y www.obgyn-physicaltherapy.com.)

A veces es necesaria la terapia manual, un tipo de masaje, para deshacer la cicatrización fascial de la pelvis. Mis compañeros de profesión que practican esta terapia informan de numerosos casos de mujeres que han visto desaparecer en muy poco tiempo el dolor genital asociado a las relaciones sexuales gracias a este tratamiento. La fisioterapeuta especializada en salud femenina Tami Lynn Kent (www.wildfeminine.com) afirma que se obtienen resultados increíbles empleando la terapia manual en mujeres a las que les resulta dolorosa la práctica del sexo debido a las cicatrices y las lesiones fasciales. Y lo mismo puede decirse de Larry y Belinda Wurn (www.clearpassage.com), creadores de la Técnica Wurn y mentores de muchos otros fisioterapeutas. Otra experta en esta disciplina es la doctora Jennifer Mercier (www.drjennifermercier.com), que ha formado a numerosos profesionales médicos en el tratamiento de las cicatrices pélvicas.

Para evitar el dolor durante el coito, es necesaria una lubricación adecuada. La falta de lubricación no equivale a una falta de interés o deseo sexual. Algunas mujeres segregan de manera natural gran cantidad de flujo cuando están excitadas. Otras, no tanto. Si tienes problemas de lubricación, adelante: utiliza lubricante en cantidad. Hay muchos tipos disponibles en el mercado. Un bajo nivel de estrógenos también puede causar falta de lubricación. Mi solución preferida para este problema es el uso de *Pueraria mirifica*, administrada por vía tópica u oral. Es muy eficaz para restablecer la lubricación vaginal.

Las píldoras, las inyecciones y los parches anticonceptivos, aunque muy eficaces, pueden alterar tus niveles naturales de testosterona produciendo una disminución de la libido. Sigue utilizando escrupulosamente algún tipo de anticonceptivo si todavía estás *físicamente* en edad fértil (y debes considerarte fértil durante un año entero con posterioridad a tu última regla). Piensa, no obstante, en utilizar algún método que no tenga como base las hormonas sintéticas. El DIU y la ligadura de trompas son posibles opciones a tener en cuenta.

El colesterol también puede afectar a tu impulso sexual. Cuanto más bajo lo tengas, más baja estará también tu libido. Los fármacos de estatina para reducir el colesterol también reducen el deseo sexual. Si sigues una dieta muy baja en grasas, es hora de que la cambies por otra que incorpore grasas saludables.

Normalmente son las emociones enquistadas y no las hormonas el principal factor a la hora de explicar el descenso del deseo sexual y las molestias en las relaciones sexuales. Para solucionar estos problemas puedes recurrir a un fisioterapeuta o masajearte tú misma la vagina para liberar las emociones que aniquilan tu libido y tu disfrute sexual por estar energéticamente estancadas en tu región pélvica. Entre los síntomas de este bloqueo emocional localizado en la pelvis se encuentran toda clase de problemas ginecológicos, tales como el dolor pélvico, los fibromas, las infecciones recurrentes del tracto urinario y la incapacidad para sentir placer sexual. Considera la posibilidad de asistir a terapia sexual para hacer aflorar tus ideas y sentimientos sobre tu sexualidad y respecto a posibles traumas sexuales del pasado. Debo advertirte que, aunque un buen terapeuta sexual o un buen masajista pueden serte de gran ayuda, es importante escoger a alguien que respete tus límites sexuales. He conocido a muchas mujeres que han quedado traumatizadas al intentar obtener ayuda. Si no te sientes a gusto trabajando con un especialista concreto e intuyes que el problema no es el tratamiento sino la persona, márchate y busca otro profesional de la salud.

CUANDO SE ANHELA UNA CARICIA

Los seres humanos estamos diseñados para tocar y ser tocados de múltiples maneras. Los niños criados en orfanatos donde las expresiones táctiles de cariño son escasas o inexistentes acaban teniendo serios problemas de desarrollo. Diversos experimentos científicos han demostrado que las crías de mono prefieren el contacto de una madre a la comida: así de importante es disfrutar del placer de una caricia.

Fertilidad, parto y maternidad en la madurez

Considero que la fertilidad es un don que dura toda la vida, incluso cuando ya no puedes quedarte embarazada. Pasado cierto punto, el cuerpo de una mujer deja de estar capacitado para el embarazo y el parto.

Si te fijas en las estadísticas de abortos, la mayoría de las mujeres que deciden poner fin a su embarazo son bastante jóvenes, pero el siguiente grupo en importancia numérica es el de las mujeres de poco más de 40 años que, creyendo que ya no son fértiles, se relajan a la hora de utilizar métodos anticonceptivos. No te engañes: entre los 40 y los 50 años (y a veces también superados los 50) sigue siendo necesario utilizar anticonceptivos, a no ser que se hayan dejado atrás definitivamente la perimenopausia y la menopausia. Como es de suponer, para muchas mujeres el sexo mejora sencillamente porque después de la menopausia ya no tienen que preocuparse por quedarse embarazadas. A veces, dejar de tomar anticonceptivos hormonales supone una gran diferencia. Puede que una mujer no recupere el impulso sexual inmediatamente después de dejar de tomar la píldora y librarse del miedo al embarazo, pero el retorno del deseo sexual se produce con bastante rapidez. Si has descartado el sexo como algo del pasado y todavía utilizas anticonceptivos hormonales, te animo a buscar otras alternativas hasta que hayas cruzado el umbral de la menopausia.

Si durante esa nueva etapa de tu vida sientes el impulso de ser madre y estás pensando en adoptar, en ser madre de acogida o en recurrir a un especialista en fertilidad para tener un bebé pese a hallarte en la perimenopausia, piensa bien qué es lo que quieres crear. Hay muchas maneras de expresar tu energía maternal. Convertirte en madre de un niño o una niña en este momento de tu vida quizá sea lo más adecuado para ti, pero no es el único modo de expresarte creativamente. Sé sincera contigo misma respecto a tu fertilidad y a los cambios que está sufriendo tu cuerpo. De ese modo es más probable que aciertes. No tomes esa decisión de manera inconsciente, relajándote a la hora de utilizar anticonceptivos. Comienza a visionar lo que quieres dar a luz y date permiso para ser «fértil» de ese modo.

Tengas o no una pareja sexual, debes asegurarte de disfrutar de contacto físico en cantidad. Cuando no se satisface, el deseo de contacto físico puede conducirte a tomar decisiones sexuales que quizá no sean las más adecuadas para ti. Si reconoces tu necesidad de contacto táctil, así como tu deseo de compañía y de afecto, te será más fácil tomar decisiones que te refuercen como diosa intemporal comprometida con la búsqueda del placer.

El contacto físico es una necesidad humana básica que hay que satisfacer sin avergonzarse de ello. Yo abrazo constantemente a los hombres y mujeres de mi grupo de tango y, como se puede suponer, bailar el tango ofrece una oportunidad maravillosa para tocar a otra persona. Recuerdo que poco después de mi divorcio comencé a echar de menos que me abrazara un hombre. Me encantaba que Dave, mi camarero favorito de un restaurante cercano a mi casa, me diera un gran abrazo cada vez que me veía. Mi cuerpo absorbía sus abrazos como un desierto absorbe un aguacero.

La investigación científica demuestra que los seres humanos necesitamos no sólo contacto físico, sino contacto físico afectuoso en la edad adulta. Cuando recibes una caricia afectuosa, tu cuerpo libera oxitocina, la hormona del vínculo, lo que no sólo hace que te sientas bien, sino que además reduce la inflamación del organismo.[11] Procura tener a tu lado a una persona que se sienta cómoda con la clase de contacto físico que prefieres, ya sean abrazos, masajes en el cuello o besos en la mejilla. Es importante que dos personas estén de acuerdo sobre cómo tocarse mutuamente. Si tu pareja es emocionalmente afectuosa pero no muy dada al contacto físico, busca a alguien a quien puedas tocar sin intenciones sexuales para que te abrace, te frote la espalda o te haga carantoñas. Y ve a que te den masajes si puedes: es otra manera de disfrutar del contacto físico.

Un masajista terapéutico trabajará tus brazos y tus manos, tus piernas y tus pies, tu cuello y tu cuero cabelludo, pero no tu pelvis, ni tus pechos. Yo prefiero que se centren en los músculos del sacro y los pectorales, alrededor de los pechos, porque en esa zona hay mucho que masajear. Confía en tu propio criterio. Un buen masajista sabe que puede haber muchos traumas alojados en esa zona y te ayudará a liberarlos. Pero si no te sientes cómoda cuando entras en la habitación o durante el masaje, dilo o márchate.

Elige cuidadosamente a tu masajista para cerciorarte de que es alguien en quien puedes confiar para que vaya desnudando partes de tu cuerpo con delicadeza y respeto durante el masaje, y te haga caso cuando le pides que cambie de determinada manera su forma de tocarte. Recuerda que es muy frecuente que durante el masaje afloren emociones, incluso cuando el masajista no está trabajando directamente las partes de tu cuerpo que albergan esas emociones, así que no te avergüences si se te saltan las lágrimas o te da la risa.

Escucha a tu intuición respecto a lo que te resulta placentero y estimulante y lo que te hace sentir incómoda. No temas expresar en voz alta tus necesidades. Tal vez descubras que el ritual del masaje (en el que estás en braguitas y tapada con una sábana que el masajista o la masajista va ajustando cuidadosamente a medida que trabaja una parte u otra) es un modo maravilloso de experimentar el respeto por tu cuerpo y por tus límites.

Si nunca te han dado un masaje, empieza por uno ligero (un masaje sueco, por ejemplo) y evita los que entrañan una presión más profunda. Las clínicas de medicina deportiva suelen ofrecer masajes incómodos o incluso dolorosos que pueden dejarte dolorida. Lo que necesitas es un masaje en una sala tranquila y tenuemente iluminada, con música suave, y un masajista o una masajista que casi susurre cuando tiene que darte una indicación y que charle lo menos posible mientras te da un masaje relajante. Los otros tipos de masaje cumplen su función, pero si lo que quieres es reconectar con tu cuerpo de un modo placentero y liberar emociones o energías reprimidas, es preferible el masaje más suave y blando a esos otros que te hacen chillar de dolor. Después del masaje, bebe agua en abundancia para ayudarte a eliminar toxinas.

Los masajes mejoran la circulación y reducen el nivel de cortisol, la hormona asociada con el estrés. También mejoran las defensas y son un modo estupendo de mimar todo tu cuerpo. De hecho, creo que el masaje debería ser un elemento clave de tu programa de autocuidado y bienestar. Si te resulta difícil acudir con asiduidad a un masajista, ve con una amiga a dar un curso de masaje y, cuando sepáis cómo se hace, daos masajes la una a la otra. Apúntate a las promociones para conseguir cupones de descuento, compra bonos de masaje o ve a dártelos a una escuela de masajistas para ahorrar dinero.

Otro modo de experimentar el placer táctil es el masaje podal. En el córtex somatosensorial del cerebro en el que se registran nuestras sensaciones, la zona en la que percibimos el placer clitoriano se encuentra justo debajo de la zona donde se experimentan las sensaciones de nuestros pies. ¡Con razón un buen masaje podal puede ser tan excitante!

Sexo intemporal: once recomendaciones

Sea cual sea tu edad, tus experiencias sexuales mejorarán si sigues estas once recomendaciones:

1. *Concéntrate en tu propio placer.* Ya estés practicando el sexo sola o con una pareja, lo primordial es que conectes con tu energía vital y que disfrutes de la experiencia.

2. *Pide lo que deseas.* Reconoce que tu placer importa y no te conformes con una pareja que no valora tus necesidades.

3. *Tómate el tiempo que necesites.* ¡Deja de mirar el reloj y ríndete al placer! Disfruta de cada momento y no te preocupes de cuánto estás tardando en «ponerte a tono» o en alcanzar el culmen de la excitación sexual. Recuerda que el orgasmo comienza con la primera contracción de tu músculo pubococcígeo. No trates de «alcanzar» nada.

4. *Utiliza lubricación en abundancia.* Cuando recibes estimulación suficiente y tu sangre circula bien, la mucosa tiende a esponjarse por sí sola, pero también puedes ayudarte un poco utilizando lubricantes. Te recomiendo encarecidamente los que tienen como componente principal la *Pueraria mirifica.* Las cremas de estrógenos con receta médica también ayudan a que tu recubrimiento vaginal sea más denso y resbaladizo.

5. Ejercita el suelo pélvico para que sea más flexible y funcional. En lugar de utilizar las antiguas técnicas de constricción muscular del doctor Kegel, ejercita todo el grupo muscular del suelo pélvico para que puedas disfrutar más del coito y librarte de la incontinencia de esfuerzo o de urgencia. Consulta el libro *The Bathroom Key*, de Kim Perelli y Kathryn Kassai, donde encontrarás un programa para ejercitar y fortalecer tu suelo pélvico, y echa un vistazo a las recomendaciones del capítulo 4 (página 110). También puedes consultar *«Down There» for Women*, un DVD de Katy Bowman.

6. *Conoce tu anatomía erótica, mímala y expresa tu amor por ella.* ¡Tu anatomía erótica es un regalo maravilloso! Familiarízate con ella y aprende a estimular esta zona placenteramente.

7. *Mantén un nivel óptimo de vitamina D.* Lo ideal es tener entre 40 y 80 ng/ml. Un nivel suficiente de vitamina D puede ayudar a prevenir la ansiedad y la depresión, que suelen inhibir la libido. Puedes conseguir vitamina D exponiéndote a la luz del sol y a través de suplementos de vitamina D_3.

8. *Duerme lo suficiente.* La mayoría de las mujeres necesitamos entre ocho y diez horas de sueño para tener un rendimiento óptimo. El sueño produce un efecto reparador a nivel celular y permite eliminar la acumulación de hormonas del estrés que causa procesos inflamatorios conducentes a la enfermedad.

9. *Despierta tus centros de energía pélvicos.* El primer *chakra* es el centro de la energía *kundalini,* el lugar donde se experimenta la fuerza vital. El segundo *chakra* es el segundo centro de energía y puede volverse inactivo o bloquearse si tienes problemas emocionales sin resolver relacionados con el sexo, el dinero y el poder. Libérate de la ira, de la pena y del miedo y recarga tus *chakras* inferiores con actividades que te hagan mover las caderas.

10. *Búscate una nueva pareja... o sé tú misma tu nueva pareja.* Cuando disfrutas de tu deliciosa sexualidad y te entregas al autoplacer, te vuelves aún más deseable. El mejor sexo empieza por ti.

11. *Incorpora conscientemente lo Sagrado a tu vida sexual.* Enciende velas, quema incienso, pon música agradable y muéstrate como una diosa cuyo placer físico es un canal para sanar el mundo.

EROTISMO CONTRA PORNOGRAFÍA

Una manera muy poderosa de reconectar con tu sexualidad es a través de la palabra escrita. A los hombres suelen excitarles sexualmente las imágenes. En cambio, a las mujeres muy a menudo les excitan las palabras. Por eso un hombre suele preferir entrar en una página porno de Internet a leer una novela erótica, mientras que una mujer opta por leer *Cincuenta sombras de Grey*. Hayas leído o no ese *bestseller*, y al margen de que te haya gustado o no, su enorme éxito sirve para recordarnos lo que buscan las mujeres en materia de sexualidad y a menudo se les niega. La protagonista del libro es capaz de experimentar con la sexualidad sin verse lastrada por la culpa porque no puede protestar cuando está atada, de modo que cualquier sentimiento de vergüenza respecto al placer que obtiene queda invalidado. El protagonista se dedica a darle placer y tiene una habitación consagrada al disfrute sexual, todo un aliciente para las mujeres, que normalmente no tienen espacio en sus vidas para el placer. El amante la mima, la cubre de regalos y la lleva a cenar a los lugares más románticos y exquisitos, otra cosa con la que suelen fantasear las mujeres. Y, por añadidura, todo ello se describe con gran detalle para que la lectora pueda hacerse una imagen mental precisa de cómo son esa habitación del placer y ese amante devoto.

La narrativa erótica nos conecta con nuestros deseos terrenales. Yo disfruto de una buena novela romántica subida de tono y de los relatos eróticos de autoras como Anaïs Nin. Mis escenas eróticas preferidas de todos los tiempos tienen como protagonistas a Jamie y Claire, los personajes de *Forastera*, la serie de novelas de Diana Gabaldon. Te animo a despertar tu anatomía sexual leyendo literatura erótica y pasajes de contenido erótico. Últimamente escasean las buenas películas eróticas, pero confío en que eso cambie a medida que más mujeres vayan empoderándose sexualmente.

Mi opinión sincera es que la industria pornográfica ha contribuido en mayor medida que cualquier otra cosa a degradar la imaginación erótica de los hombres. El cine porno estándar, el que responde a una fórmula fija, es barato de producir y presenta a una mujer vacua, con implantes mamarios y sin vello púbico, a la que monta un tipo con un gran pene que la penetra durante un tiempo muy corto antes de «culminar» con su propio clímax. La mujer no parece experimentar ningún placer. Si la depilación brasileña de la zona púbica se ha convertido en el estándar para tantas mujeres es, a fin de cuentas, por el cine porno. La eliminación del vello púbico comenzó a instituirse en las películas pornográficas sencillamente porque era más fácil grabar un «plano de penetración» de una vulva depilada. Ahora se considera una medida de «higiene personal», ¡como si el vello púbico fuera de por sí algo sucio! Afeitarse esa parte del cuerpo puede hacernos más vulnerables a las infecciones cuando las bacterias penetran por los pequeños cortes de la piel causados por la cuchilla, y puede hacer que los pelos crezcan hacia dentro.

Ahora bien, tú decides si quieres recortarte o quitarte el vello púbico. Sólo quiero que sepas que se trata de una elección personal, no de otro deber impuesto. A muchos hombres y a muchas mujeres les excita el vello natural del cuerpo, así que no te sientas presionada a hacer algo que te incomoda basándote en la idea errónea de que es más «higiénico». No permitas que las imágenes pornográficas determinen lo que sientes respecto a tu cuerpo o lo que te parece o no excitante.

La pornografía perpetúa, en términos generales, una experiencia sexual muy degradada tanto para hombres como para mujeres. A diferencia de la pornografía, que no tiene corazón ni alma, la literatura erótica es en cambio revitalizadora. Si, como les sucede a muchas mujeres, no te excitan las fotografías o los vídeos porno, tal vez quieras probar a leer una novela o una colección de relatos eróticos. Y si ninguna de esas cosas despierta tu libido, no te preocupes: existen muchas otras formas de reconectar con tu yo sexual.

¡ESPACIO PARA EL PLACER!

Toda mujer debería hacer sitio en su vida para el placer, así que hablemos de las dos habitaciones de la casa más asociadas con el cuerpo femenino... y que con mayor frecuencia son lugares inhóspitos, fríos y/o atiborrados de cosas: el cuarto de baño y el dormitorio.

Las mujeres suelen conformarse con su entorno, sea éste cual sea. Si viven de alquiler, se convencen de que es un «desperdicio de dinero» decorar la casa, aunque lleven diez años en el mismo apartamento. ¿Tu dormitorio es un nido de amor o un trastero en el que derrumbarte, rendida, después de un día repleto de exigencias? Una alcoba debería ser un tocador: un lugar acogedor, estimulante y sensual que te recuerde visualmente que debes reconectar con tu cuerpo y con su infinita capacidad de experimentar placer. Deshazte de los aparatos electrónicos como el televisor o el ordenador, y de cualquier otro cacharro que estorbe. Utiliza telas bonitas para la cama, los cojines y las ventanas, y procura tener varios sitios blandos en los que hundirte, ya sea una cama o un sillón. Dales una mano de pintura a las paredes y escoge un color que te excite. Según el *feng shui*, los tonos carne son los mejores porque te recuerdan la conexión con tu cuerpo. Instala una nueva iluminación que realce el tono de tu piel. Las velas son fantásticas, pero es peligroso dormirse con ellas encendidas. En vez de velas, puedes usar lámparas de cristal de sal del Himalaya. Procura tener flores frescas o al menos plantas a tu alrededor, así como objetos de materiales naturales. Recuerda abrir las ventanas al cielo estrellado e iluminado por la luna y al sol, si es posible, para que la naturaleza forme parte de las vivencias asociadas a tu dormitorio. Prepara la habitación como si fuera a dormir en ella una reina.

Y haz sitio para una pareja si deseas tener una... o conservarla. Un experto en *feng shui* me dijo una vez que tener dos mesillas de noche, una a cada lado de la cama, es una forma de cambiar la energía de tu alcoba para que pase de ser perfecta para un solo ocupante a ser perfecta para una pareja. De ahí que convenga que quites cualquier fotografía o cuadro de mujeres solas que tengas si el mensaje que quieres enviar al universo no es el de estar sola en tu habitación.

¡Y ahora a por el cuarto de baño! ¿No te encantan esos pequeños tocadores de los aseos de señoras de los hoteles y restaurantes más refinados? Despliegan una panoplia pequeña pero ideal de lociones y cremas, incluso de perfumes, para que una mujer se sienta bella y conectada con el placer de su cuerpo en un espacio que, seamos francas, a menudo es escenario de actividades muy poco románticas. Convierte tu baño en un ámbito en el que sientas el deseo y la inspiración de cuidarte y de entrar en contacto con tu erotismo y tu sexualidad. Aprovisiónate de toallas grandes, suaves, mullidas y absorbentes que acaricien tu piel. Guarda algunas en el cuarto de baño para que absorban los sonidos y los ecos ásperos o desagradables. Si no tienes ventanas en el baño, utiliza una iluminación natural y de espectro total.

Yo elijo un hotel u otro dependiendo de si tiene bañera o no ¡y hasta llevo mi propio tapón de goma por si acaso el de la bañera no funciona como es debido! Y en mi casa he construido mi cuarto de baño ideal, con una ducha con dos alcachofas y una bañera grande y ovalada, a ras de suelo y situada de cara a la ventana, con vistas al río que hay cerca de mi casa. Está rodeada por mármol verde que forma una repisa perfecta para colocar flores, velas e incienso. También hice construir una estantería para libros justo detrás de la bañera porque es mi sitio preferido para leer. Y tengo un sistema de sonido fantástico, con emisoras de Internet en las que pongo música relajante o sensual. Sí, es una habitación maravillosa. Y sólo la describo para inspirarte. A mí me costó años llegar a ella. Tú no tienes por qué esperar. Puedes crear un espacio deliciosamente sensual incluso en un cuarto de baño minúsculo.

Cuando me baño, hago de ello un ritual con sales, aromaterapia o incienso, velas, música y un buen libro. Me encanta darme un baño antes de irme a dormir, quizá porque mi luna está en Piscis, un signo de agua. Sumergirse en agua siempre es relajante. Hacer afirmaciones, masajearte los pechos, escribir un diario o cantar mientras estás en la bañera siempre surte el efecto de despertar tu sensualidad y tu capacidad de experimentar placer.

En el lenguaje de interpretación de los sueños, el agua representa la abundancia y el fluir de la vida y las emociones. Tal vez por eso nos sentimos con frecuencia tan atraídas por ella. La vida comienza en el líquido amniótico, cuya composición es muy parecida a la del agua del mar. Si tienes la oportunidad de bañarte en cuencas de agua limpias y naturales (en lagos, en el océano o en el mar, o incluso en una piscina que no se depure con cloro, sino mediante un proceso de ionización), puedes experimentar el placer sensual del agua sobre tu piel y la sensación de unicidad que procura el hecho de sumergir el cuerpo en la caricia del agua. Déjate permear por el espíritu de la diosa fluvial que te enseña a dejarte llevar por el fluir de las cosas y de la diosa del océano, siempre rebosante de vida.

Todas podemos convertirnos en diosas del placer deliciosamente seductoras: no en depredadoras sexuales, sino en doradas tigresas que se regodean en el disfrute de su propio poder sexual. *Francine*, mi difunta gata, que todavía aparece en mis sueños con regularidad, me enseñó más acerca de lo que significaba ser una mujer que cualquier persona. Cuando se acercaba a mí contoneándose y me juzgaba digna de sostener su cuerpo cálido, sedoso y blando sobre mi regazo, me sentía como si fuera la elegida. Así es como reacciona el mundo ante ti cuando de verdad tomas posesión de tu ser erótico interior y aprendes a manejarlo.

7

LAS DIOSAS AMAN SIN PERDERSE A SÍ MISMAS

Huye, amor mío,
de todo aquello
que no refuerce
tus alas que despuntan
tan hermosas.
Huye despavorida, amor mío,
de todo aquel que pueda clavar
una navaja afilada
en el tierno y sagrado ensueño
de tu bello corazón.

HAFIZ

En la década de 1970, Gloria Steinem solía decir: «Nos hemos convertido en los hombres con los que queríamos casarnos». Yo le he dado un giro a esta frase: conviértete en la clase de mujer por la que se sentiría atraída una persona como la que buscas. Es el camino que yo decidí seguir. En el año o los dos años posteriores a mi divorcio, mientras pensaba en la posibilidad de volver a tener pareja, resolví convertirme en la clase de mujer que desearía el tipo de hombre que me interesaba.

¿Qué sientes respecto a ti misma? La verdad es ésta: *la relación que determina de manera fundamental la calidad de todas las demás relaciones de tu vida es la que tienes contigo misma.* ¿Estás dispuesta a aprender a quererte lo suficiente para descubrir la hondura de tu ser, reconocer tu belleza y dar expresión a tus deseos más profundos? ¿O vas a descuidar la tarea de sacar a la luz los tesoros de tu ser mientras esperas a que aparezca otra persona y te rescate de tu soledad, de tus anhelos y tu desesperanza? Todas nosotras nos enfrentamos diariamente a este dilema. Sólo cuando tenemos el valor de amarnos a nosotras mismas como las diosas intemporales que somos tenemos una verdadera oportunidad de crear el paraíso terrenal con otra persona.

Después de mi divorcio, creía que encontrar a mi media naranja resolvería absolutamente todos mis problemas y me haría sentirme feliz y completa otra vez. Era un objetivo que merecía la pena alcanzar, pero en aquel momento yo ignoraba que mi alma me tenía reservado un plan de mucho mayor alcance. Me impulsaba el anhelo de tener una relación que me completara. Ahora bien, en un plano intelectual era consciente de que ese horrible sentimiento de anhelo no obedecía únicamente a la falta de una pareja, sino a algo que iba más allá. Aun así, quería al hombre «perfecto» y la relación «perfecta».

Aunque conocía a muchos hombres, los pocos a los que deseaba no estaban disponibles. Cada uno ellos, sin embargo, era mi alma gemela hasta cierto punto. Si formaban parte de mi vida era por una razón: para hacerme despertar, para mostrarme mi necesidad de reconectar con el Espíritu y encontrar la felicidad dentro de mí en lugar de buscarla fuera, en otro lugar.

En el proceso de convertirme en la mujer a la que querría el tipo de hombre que me interesaba, me transformé en una persona más feliz, más completa y segura de sí misma de lo que había sido nunca antes. Ahora, en vez de sentirme como una mujer a la que han descuidado y abandonado, me siento feliz y plena y sé que mi presencia es un estímulo. ¿Por qué? Porque finalmente me he emparejado con mi alma y me he convertido en mi propia media naranja.

Sé que muchas de mis lectoras están buscando una pareja real, de carne y hueso. A fin de cuentas somos mamíferos y animales sociales. Pero puedo asegurarte que el único modo de estar plenamente preparada para trabar una relación de verdadera complicidad con la persona de tus sueños es liberarte del anhelo perpetuo de que otra persona te complete. Has de aprender a completarte tú misma. Tienes que verte como alguien irresistible y ponerle un precio muy alto a tu cabeza. Y tienes que creer que tu pareja ideal ya está elegida. Él (o ella) aparecerá en el momento oportuno y de la manera más adecuada. Entre tanto, tu tarea consiste en ser feliz, empezando desde ya.

Lo cierto es que, cuando te sientes plena, completa y sin que nada te falte, ese doloroso abismo que crees que sólo otra persona puede llenar desaparece por fin y dejas de escoger a parejas o incluso a amigos que con el tiempo siempre te decepcionan. Créeme. Nadie lo ha expresado mejor que la escritora Tosha Silver en su poema *El beso*, que puedes leer en la página siguiente.

SER AMOR

Para tener una mejor relación contigo misma, comienza por pensar en ti como en puro amor. Imagina que eres al mismo tiempo la transmisora y la receptora de una cantidad infinita de energía dadora de vida. Comparte este amor con otras personas. Puedes hacerlo simplemente con una sonrisa.

Un hombre, su esposa y su hija se sentaron una vez a una mesa cercana a la mía, en uno de mis restaurantes favoritos. Él irradiaba fuerza vital y alegría, a pesar de que se pasó gran parte de la comida ensimismado en su *smartphone*. Cuando acabé de comer, me detuve un momento junto a su mesa y le comenté lo asombrosamente feliz que parecía. Sonrió de oreja a oreja y me preguntó con acento alemán: «¿Aunque pase tanto tiempo mirando el móvil?» Nos reímos todos y, cuando me marché, tanto mi día como el de ellos había quedado iluminado por un sentimiento de amor y alegría. Tú puedes hacer lo mismo allí donde te encuentres y sea lo que sea lo que estés haciendo. Antes de colgar algo en las redes sociales, satúralo primero de Amor Divino y no cometas el error de esperar ninguna respuesta concreta, ningún tipo de validación por parte de otras personas. Manda libremente tu amor hacia fuera y confía en que lo recibirás de vuelta.

Encuentra tu voz interior y canta, literal o metafóricamente, como ofrenda a lo Divino y al amor mismo. Como dice Wayne Dyer: «No te mueras con tu música todavía dentro». Da igual que tu canción sea una ofrenda de amor a ti misma o a otra persona. Queriéndote estás contribuyendo a la abundancia de amor, y eso nos beneficia a todos.

El Beso

Puesto que la Divina
no estará nunca más cerca
de lo que está en este momento,
Su beso
nunca espera
a que conozcas a tu alma gemela,
a que tengas un bebé
o adoptes a ese perro extraviado.
No es necesario
que hagas el pino a la perfección,
ni confiar en que Venus
por fin se rinda a Marte algún día.
No hace falta que seas más digna,
ni que seas más sabia
o enciendas
una llama más.
Su beso desciende
cuando el tórrido deseo
del futuro y el pasado
expira en un acceso de puro agotamiento.
Y tú bendices
Este Mismo Momento
Tal y Como Es
posando de lleno tu mirada
en la Única
que te espera desde hace tiempo
y dices simplemente
Ahora.

Tosha Silver, de *Make Me Your Own: Poems to the Divine Beloved* [Hazme tuya: poemas al Divino Amado] (Alameda, California, Urban Kali Productions, 2013).

Hace unos años el estado de Nueva York otorgó un premio a mi madre por ser «una mujer notable». En la ceremonia de entrega de los premios, me fijé en que a las demás galardonadas se les concedía el premio en reconocimiento a lo que habían hecho por otras personas dentro de su comunidad: todas ellas habían llevado a cabo actos desprendidos y caritativos. Mi madre era la única a la que se premiaba por el solo hecho de haber seguido el dictado de su pasión: escalar montañas, completar la Senda de los Apalaches y seguir llevando una vida activa y aventurera cumplidos ya los 80 años. No es que nunca haya servido de manera directa a la sociedad: fue alcaldesa de su localidad durante cinco años, pero luego, a pesar de que tanto los republicanos como los demócratas del pueblo querían que se presentara a la reelección, decidió no hacerlo porque tenía otros intereses muy importantes para ella. Después de recibir el galardón, fueron muchas las personas que se acercaron a mi madre rebosantes de entusiasmo. Era como si sintieran fluir hacia ellos su alegría vital. Querían para sí lo que ella tenía: la voluntad de anteponerse a sí misma, de disfrutar de la vida y de seguir el dictado de sus pasiones. Su relación consigo misma era una fuente de inspiración tanto para hombres como para mujeres.

Sin embargo, ¿cuántas de nosotras nos tragamos la idea de que seguir los deseos de nuestro corazón es un acto de egoísmo? Anita Moorjani, autora de *Morir para ser yo*, afirma que «el egoísmo procede de la escasez de amor propio, no de su exceso». Y explica: «Cuando *soy amor*, no me agoto y no necesito que la gente se comporte de determinada manera para sentirme cuidada o querida o para compartir con ellos mi magnificencia. Reciben amor de forma automática como resultado de ser yo tal y como soy, auténticamente. Y cuando no me juzgo a mí misma, tampoco juzgo a los demás».[1] Al tener una relación fantástica contigo misma, al quererte plenamente, *estás* sirviendo al mundo. Estás inspirando a otros para que se valoren de verdad a sí mismos, emulando tu forma de valorarte a ti misma sin engreimiento ni presunción.

Para quererte de verdad, tienes que descubrir cómo eres, en lugar de reprimir todas esas facetas de tu ser de las que tal vez te hayas avergonzado en el pasado. Yo quise durante años aprender a bailar, pero, cada vez que mi marido y yo íbamos a clases de baile, él acababa criticándome por lo que hacía mal. Sin saberlo yo, en muchos sentidos me hallaba anulada emocionalmente porque siempre intentaba convertirme en alguien que no era.

Con frecuencia nos dejamos llevar por los planes y las expectativas que otros tienen para nosotras porque, en el fondo, nos da pánico que nos abandonen si de verdad intentamos dar cumplimiento a nuestros deseos. Es preferible conformarse con unas migajas (nos decimos) que arriesgarse a quedarse sola. De ese modo acabamos atrofiadas y emocionalmente desnutridas. Después, anhelamos que alguien nos rescate y nos procure lo que creemos que no podemos procurarnos por nuestros propios medios, lo cual, lejos de hacernos irresistibles, nos convierte en seres necesitados. No es la belleza de la juventud lo que perdemos cuando transigimos y cedemos continuamente, sino la belleza del arrojo juvenil. Nunca eres demasiado mayor para asumir riesgos y consagrarte a lo que de verdad te hace sentir viva.

Ya sea que te gusten los caballos, el baile, la jardinería, hacer ejercicio, fabricar joyas o viajar, está claro que todo ello contribuye a la intemporalidad y hace que otros se sientan atraídos por ti. Como decía Julia Child, que descubrió su afición por la cocina estando ya en la madurez, «encuentra algo que te apasione y mantente tremendamente interesada en ello». Eso es lo que te vuelve intemporal.

En las relaciones de pareja, tu labor consiste en llenarte hasta rebosar de amor y entusiasmo por la vida, y luego dejar que esa relación se despliegue. No se trata de encontrar la parte que te falta para que te rescaten de tus problemas, ni tampoco de convertirte en la parte que le falta a otra persona y rescatarla de los suyos. En la película *Jerry Maguire* hay una famosa escena que demuestra lo fina que puede ser esa línea. En dicha escena, Jerry (deliciosamente interpretado por Tom Cruise) se da cuenta de que echa de menos a su mujer (Renée Zellweger) tras haberse volcado en su carrera profesional descuidando sus necesidades afectivas. La ha abandonado, pero corre a buscarla después de uno de los mayores éxitos de su carrera porque se da cuenta de lo estéril que es no tener a nadie con quien compartir su triunfo. Se planta delante de ella con el corazón en la mano, deseoso de tener una compañera a su lado, y con ojos llorosos afirma: «Tú me completas». Y todas las mujeres del público suspiran y desean que un hombre (o una mujer) les diga lo mismo. Pero no te confundas. Jerry no está diciendo que esté incompleto sin ella: está reconociendo que ella hace aflorar lo mejor de él y que es mejor persona cuando está con ella. Así es como se supone que ha de ser una relación de pareja: una simbiosis entre dos personas que se enriquecen mutuamente y que, gracias al poder de esa simbiosis, son mejores de lo que serían cada uno por su lado. Una relación de pareja no debería ser el resultado de dos medias personas que intentan completarse mutuamente. En una maravillosa simbiosis cocreativa que nos haga intemporales, uno más uno suman más de dos.

Con independencia de que seas heterosexual o busques una relación romántica con otra mujer, puedes encontrar una pareja amorosa que sea al mismo tiempo excitante y leal en los aspectos que más importan. Actualmente, las mujeres gozan de mucha más libertad para crear relaciones amorosas que satisfagan sus necesidades, y son conscientes de que, de todos modos, no necesitan una pareja para suplir esas necesidades. Tener un compañero o compañera sentimental es solamente la guinda del pastel.

¿QUÉ HAGO CON RALPH?

Al llegar a la edad de 50 o 60 años, a menudo las vivencias y los intereses de hombres y mujeres comienzan a divergir. Ellas se liberan de sus antiguas obligaciones y sienten el deseo de montar un negocio, viajar o aprender algo nuevo. Ellos dejan de centrarse exclusivamente en el competitivo mundo del trabajo o incluso se jubilan al tiempo que caen sus niveles de testosterona y su energía asciende desde los *chakras* inferiores al *chakra* del corazón. Dicho de otra manera, se acumula menos en los centros energéticos asociados con la supervivencia, la autoexpresión, la sexualidad y el poder y se fortalece en los centros energéticos vinculados a los sentimientos y las relaciones. Este cambio les sienta bien: de hecho, todos deberíamos vivir centrados en el corazón. El campo electromagnético cardiaco afecta a nuestro equilibrio hormonal, de modo que es beneficioso para nuestra salud que el *chakra* del corazón funcione como la seda. Pero este cambio a una energía más centrada en el corazón hace que los hombres de edad madura empiecen también a sentirse más domésticos y puedan volverse muy caseros, lo cual para algunas mujeres supone un problema. Ralph empieza a cultivar un huerto, trastea en el garaje y prueba nuevas recetas. Entre tanto, su mujer se queja: «¡No consigo que Ralph salga de casa y *haga* algo!»

Una mujer que se jubila de un trabajo intenso y de plena dedicación puede disfrutar de tener tiempo libre para leer novelas, despejar por fin el sótano y redecorar su habitación, pero con mucha frecuencia la asalta la inquietud de hacer cosas nuevas. Se siente impulsada hormonal y anímicamente a salir al mundo y a lanzarse a un autodescubrimiento más profundo y a nuevas aventuras. Como decía una mujer que se jubiló a los 65: «Pensaba hacer el viaje de mi vida para celebrar mi treinta aniversario de boda y entonces me acordé de lo aburrido que es mi marido. Se queja constantemente y no es nada divertido. Así que llamé a mi amiga y le dije: "Deberíamos irnos tú y yo". Y me dijo: "Pues sí, tienes toda la razón. ¡Cuenta conmigo!"» Está claro que la mujer que está ansiosa por desplegar sus alas y el hombre que quiere anidar pueden volverse locos el uno al otro a no ser que estén dispuestos a crecer y a cambiar.

El divorcio no es, desde luego, la única solución. Con tal de que ambos reconozcan que tienen intereses y deseos distintos, pueden redescubrirse el uno al otro y forjar una nueva relación.

Muchas de nosotras comenzamos nuestra vida adulta pensando que era tarea del hombre ocuparse del cuidado económico de la mujer y tarea de ésta ocuparse del cuidado emocional de aquél. Aunque nos hayamos librado de esa idea sofocante, acostumbrarnos al nuevo paradigma, tener una pareja que nos apoye y que regrese al nido mientras nosotras abrimos nuestras alas por primera vez en siglos puede resultar conflictivo, pero también muy gratificante. Y las mujeres que no tienen pareja tal vez descubran que están listas para conocer a un tipo de amante y compañero totalmente distinto, ya sea hombre o mujer.

LOS BUENOS CHICOS

Si eres heterosexual y no tienes pareja, debes saber que ahí fuera hay «buenos chicos» que no te aburren mortalmente. De hecho, siempre los ha habido. Los hombres son criptorrománticos que se mueren por complacer a las mujeres, a no ser que sean unos narcisistas, en cuyo caso la cosa no tiene solución. Incluso si no te interesa tener una relación romántica con un hombre, has de saber que hay muchos hombres estupendos en el mundo. Lo que ocurre es que les cuesta darse a conocer cuando se avergüenzan de estar en contacto con su lado romántico, y son los chalados que emplean la violencia y el fingimiento para ocultar su vulnerabilidad los que acaparan todos los titulares. Esos hombres atraen a mujeres que tienen conflictos sin resolver respecto a su propio lado femenino. Abraza tu feminidad a tu manera y empezarán a aparecer hombres interesantes y atractivos.

Como mujeres, tenemos la obligación de reconocer lo asustados que están los hombres y de tomar conciencia de lo mucho que les critican las mujeres de su entorno. Ellos se miran en las mujeres para que les hagamos sentirse fuertes y competentes. Cuando he invitado a amigos o conocidos a la noche de los hombres en la Escuela de Artes Femeninas de Mama Gena, la primera reacción de muchos ha sido: «Genial. Una sala entera llena de mujeres. ¿Otra vez van a despellejarme?» Siempre me ha asombrado esta respuesta, aunque empiezo a darme cuenta de que es muy común que los hombres teman la desaprobación de las mujeres. Y me asombra igualmente que haya hombres que, al hallarse en una sala rodeados de mujeres bellas y sinceras, se sientan tan amenazados que optan por marcharse. En todo caso, ese sentimiento de vulnerabilidad y de dolor por el rechazo (una vivencia que conocemos bien tanto hombres como mujeres) es una prueba elocuente de que estamos todos en el mismo barco.

Dado que vivimos en una cultura del dominador, la faceta tierna, femenina y sensible está tan desprestigiada en los hombres como en muchas mujeres. La dramaturga Eve Ensler viaja mucho y me cuenta que cada vez son más los hombres que pasan el rato en los aviones viendo comedias románticas o películas «de chicas» en sus dispositivos móviles, quizá porque verlas en un móvil o en una tableta es más discreto que verlas en pantalla grande. La cadena de hoteles Hilton comenzó a ofrecer habitaciones decoradas en colores más suaves y con una iluminación más tenue a fin de atraer a las viajeras femeninas, y descubrió que había numerosos viajeros de sexo masculino deseosos de alojarse en ellas. Es bueno ver que los hombres reconocen su lado más blando y se entregan a él. Necesitamos que su número vaya en aumento. Y debemos desprendernos de esa actitud ya caduca y tan propia de la cultura del dominador según la cual los hombres que están en contacto con su aspecto femenino son pusilánimes y poco atractivos.

Nosotras las mujeres debemos marcarles el camino hacia unas relaciones más sanas entre los dos sexos reivindicando nuestra feminidad, abrazando nuestros deseos propios, sanándonos y conectando con el Espíritu. Tenemos que atraer el amor hacia nosotras, canalizarlo y devolverlo al mundo de un modo que beneficie tanto a los hombres como a las mujeres de nuestro entorno. Los hombres están ansiosos por conectar con la fuerza vital femenina, y no sólo de la manera más literal, penetrándonos sexualmente. Quieren contacto y roce emocional. Quieren penetrar en nuestro círculo de sanación. La sanadora holística Tami Lynn Kent, entre cuyos libros se cuenta *Mothering from Your Center:*

Tapping Your Body's Natural Energy for Pregnancy, Birth and Parenting [Maternidad desde el centro: aprovechar la energía natural del cuerpo para el embarazo, el parto y la crianza] (Atria Books/Beyond Words, 2013), señala que esto puede verse claramente en nuestros hijos varones. Incluso en sus años adolescentes, los chicos se sienten atraídos hacia sus madres y las abrazan e intentan sentarse sobre sus rodillas, porque están ansiosos por entrar en contacto con la fuerza vital femenina de la madre. Ella llama a esta conducta «retorno a la nave nodriza».

Como mujeres, no somos emocionalmente tan vulnerables como pueden serlo los hombres, porque no se nos socializa prescindiendo de nuestros sentimientos. También cuidamos más de nuestros cuerpos que los hombres. Sabemos lo importante que es contar con el apoyo de nuestras amigas y tener relaciones sólidas con personas que nos quieren y que se preocupan por nosotras. Poco a poco, los hombres van cobrando conciencia de que ellos también necesitan tener una «tribu» que les apoye. Si no hay mujeres en su vida que les animen a cuidarse y les brinden apoyo y cariño, los hombres tienden a derrumbarse. Por eso los casados suelen ser más longevos y gozar de mejor salud que los solteros. Por eso también tantos hombres vuelven a contraer matrimonio al poco tiempo de divorciarse o quedar viudos. Intuyen que envejecerán rápidamente sin una mujer que les mantenga jóvenes, y no es necesario que esa mujer sea más joven que ellos para que sientan que les está ayudando a conservar su energía vital. Las diosas intemporales son irresistibles para parejas de cualquier edad. ¿Quién no desea estar con una mujer que disfruta de la vida apasionadamente?

En lo relativo a los mensajes perniciosos de nuestra cultura respecto a la fuerza femenina, creo firmemente que los hombres no sanarán hasta que las mujeres hagan el trabajo de sanación por su cuenta y manifiesten públicamente su fortaleza y su feminidad. Vamos a tener que empezar nosotras. Somos las más fuertes y no nos asusta mirar de frente aquello que es necesario restañar. Debemos tomar la iniciativa para que los hombres no se avergüencen de ansiar el contacto con la energía femenina, ya sea tocando o estando físicamente cerca de mujeres o a través de la conexión con su propia fuerza femenina interior.

Los hombres tendrían relaciones más saludables no sólo con las mujeres, sino también con otros hombres si se les permitiera ser dueños de sus emociones y de su necesidad de contacto humano. Hace poco, un marinero muy viril y capaz visitó nuestra clase de tango y le hice bailar con mi buen amigo Leftari, un joven griego que baila con el corazón. Leftari sabe arreglárselas para que otros hombres se sientan a gusto con ese contacto. Después, el marinero me envió un mensaje de texto que decía: «Es curiosa la conexión que sentí bailando, aunque fuera tan poco rato. Tu cabeza se pregunta: ¿de verdad te sientes así de bien bailando con un hombre?, mientras que mi corazón y mi energía saben sin ninguna duda que eso es lo que necesito y ansío: contacto. Es interesante que me hicieras ver previamente esa charla TED de Brené Brown. ¡Muy astuto por tu parte!»

La buena noticia es que cada vez son más los hombres que se desprenden de su vergüenza y que suplen sin complejos su necesidad de contacto con la fuerza vital femenina allí donde pueden acceder a ella. Los hombres que son conscientes de su necesidad de contacto y que no se avergüenzan de ello dejan de intentar dominar a las mujeres. De hecho, empiezan a valorar aún más a las mujeres fuertes y competentes. Al haber alcanzado un mejor equilibrio entre sus lados masculino y femenino, son capaces de desarrollar relaciones más saludables porque también tienen una relación más sana con los aspectos más vulnerables de su yo.

En las culturas ancestrales en las que las personas actuaban de manera colaborativa, en lugar de conceder el poder sobre la totalidad a un líder o un pequeño grupo de líderes, los hombres eran guerreros y cazadores que servían a la fuerza vital. Protegían y servían a las madres y a los niños tanto literal como metafóricamente. No cazaban un mamut por gusto o por conseguir poder sobre la tribu. Lo cazaban para que todo el mundo tuviera alimento suficiente. La capacidad de un hombre para procurar algo de valor a sus seres queridos es clave para su bienestar y su sentido del propio yo. Los hombres necesitan respeto. Cuando no lo obtienen, no funcionan bien.

¿Qué es lo que de verdad quieren los hombres hoy en día? Proteger y servir. Quieren que se les vea como personas útiles y dignas de admiración. Y también les encanta dar placer a las mujeres. En su libro *Los grandes seductores* acerca de los grandes amantes de la historia, la historiadora feminista Betsy Prioleau cuenta que Casanova afirmaba que dos terceras partes de su placer radicaba en hacer gozar a sus amantes. Son innumerables los hombres que suscriben esta afirmación y que aseguran que lo que más les excita es hacer disfrutar a sus compañeras. Muchísimos hombres desean ser héroes. Lo he visto una y otra vez. Lo único que hay que hacer es reconocer su buena disposición. Es así de sencillo y de eficaz. Nosotras, como mujeres y como diosas que somos, debemos permitir que nos sirvan. Es bueno para su alma y para su psique estar en íntima comunicación con mujeres rebosantes de fuerza vital y servirlas de un modo cariñoso y equilibrado. No queremos que los hombres se conviertan en perfeccionistas que dan en exceso y que se agotan hasta anularse, como hemos hecho nosotras. Juntas, podemos crear nuevas relaciones con hombres que apoyen el bienestar, la salud y la intemporalidad.

Durante mis años de juventud no tenía ni idea de cuáles eran las verdaderas necesidades de los hombres, pero por suerte aprendo deprisa. Creo que mi disposición a aprender sobre ese aspecto es en parte el motivo de que mis dos hijas hayan entablado relaciones de pareja con hombres maravillosos, fuertes, vitales y sinceros a los que adoro. He aprendido a valorar a los hombres que forman parte de mi vida y a apreciar todo lo que hacen por mí, e incluyo en ello a todos aquellos que se esfuerzan por hacerme disfrutar cuando bailan conmigo. ¡Pero también valoro enormemente a mi fontanero y a mi electricista! Me siento muy afortunada por que haya tantos hombres maravillosos a mi alrededor.

Si las mujeres lo hacemos todo por nuestros propios medios continuamente y no dejamos espacio para que los hombres nos sirvan, estamos impidiéndoles cumplir su función natural como seres poderosos, sensuales y viriles. Tenemos que dejar de agotarnos y poner fin a nuestra perpetua búsqueda de la perfección. Dejemos que los hombres nos sirvan, aunque no siempre lo hagan intachablemente. Tenemos que subir el listón y esperar más de ellos en lo tocante a sus atenciones y cuidados. Si ponen verdadero esfuerzo en servirnos, debemos valorar ese esfuerzo en vez de ponernos hipercríticas y controlarlos al detalle.

Si deseas el apoyo de los hombres, muéstrate amable y atractiva con aquellos que pueden servirte. Mándales el mensaje de que valoras a los hombres fuertes dispuestos a darte lo que necesitas, sin que entiendan por ello que necesitas que alguien te rescate de tu completo desvalimiento.

SEXO, DINERO Y PODER

Una cosa que obstaculiza las relaciones de intimidad saludables entre los dos sexos es la incomodidad que sienten las mujeres respecto a su propio poder, tanto sexual como económico. El dinero, el sexo y el poder están asociados con el segundo *chakra*. Si tenemos una buena relación con esas cosas, nuestro segundo *chakra*, que es también nuestro centro creativo, será fuerte y estará rebosante de energía. Si no, tendremos un impulso sexual disminuido, dificultades para atraer y conservar el dinero ¡y un montón de problemas ginecológicos!

Es importante ver el dinero y el sexo como fuerzas energéticas: el dinero representa poder y seguridad, mientras que el sexo representa la fuerza vital creativa que equilibra el hecho de dar y el de recibir. Seguramente habrás oído hablar del mito según el cual si una mujer gana más que su marido, su vida sexual se resiente. No tiene por qué ser así, pero un hombre necesita que se valore su papel, ya sea como sostén económico, ya como pareja y padre que sirve a su familia. Un 40 por ciento de las familias con hijos a su cargo se sostiene económicamente gracias al trabajo de la mujer, no del hombre. Cuando una mujer no se desprende del mito de que el hombre necesita ganar más dinero para conservar su hombría, comienza a tener sentimientos ambivalentes respecto a su propia capacidad económica y a sentir que es demasiado fuerte para que el hombre se maneje con ella. Sin embargo, un hombre fuerte y sano siempre se siente atraído por una mujer que tiene poder y que lo emplea con aplomo y seguridad en sí misma.

Lo que nos envejece es el miedo y la vergüenza que sentimos cuando desafiamos las ideas obsoletas acerca de cómo «deben» actuar hombres y mujeres. Forjar relaciones basadas en lo que nos satisface y satisface a nuestras parejas es mucho más beneficioso para nuestra salud y nuestro bienestar que intentar amoldarse a nociones ya caducas acerca de los roles de género. Los hombres tienen que aprender a derivar su sentimiento de poder y éxito del hecho de vivir con plenitud, no únicamente de su segundo *chakra*, donde experimentan su capacidad (o incapacidad) sexual y económica. Y las mujeres tenemos que aprender a ser tiernas y receptivas sin renunciar a nuestra capacidad económica y sexual. Lograr este equilibrio resulta mucho más sencillo cuando los dos miembros de la pareja se libran de su miedo a no gozar de suficiente poder y se resisten a tener una relación «contable» en la que cada uno anota pormenorizadamente lo que aporta el otro.

Mi hija Kate tenía 16 años cuando su padre y yo nos divorciamos. Después del divorcio, gané más dinero que en toda mi vida. Al ver aquello, Kate interiorizó la creencia (y el temor) de que podía tener dinero o amor, pero no las dos cosas. Se esforzó por resolver ese conflicto durante su veintena y ahora está casada con un hombre maravilloso con el que comparte vida y negocio. En su libro *Money: A Love Story* [Dinero, una historia de amor] (Hay House, 2013) narra el proceso de sanación que le permitió resolver sus conflictos respecto al amor y el dinero y ofrece directrices para que otras personas puedan hacer lo mismo. Para alcanzar el equilibrio y la sanación, fue necesario que cobrara conciencia de que las vivencias de su madre habían condicionado sus convicciones acerca del poder, el sexo y el dinero. Puede que tú también te estés aferrando a convicciones dañinas acerca de tus propias limitaciones. Si tienes problemas físicos relacionados con el segundo *chakra*, como fibromas, cáncer de útero, lesiones de papiloma anormales, quistes ováricos o alguna otra dolencia pélvica, debes empezar a analizar esas creencias y el miedo que las acompaña. (Yo tuve un fibroma del tamaño de una pelota de fútbol que se desarrolló varios años antes de mi divorcio. El problema era que estaba volcando mi energía creativa en una relación de pareja que había llegado a un punto muerto y con la que al mismo tiempo me daba miedo romper para seguir adelante yo sola.)

Resuelve tus miedos, y tus problemas con los hombres, el sexo, el poder y el dinero también hallarán solución. Se trata de un proceso, no de un acontecimiento. Y puede llevar un tiempo. En cualquier caso, no tienes por qué transmitirles esos problemas a tus hijas o hijos. De hecho, el trabajo que hagas para resolver esos conflictos cambiará por completo el legado vital que les dejes. La boda de Kate con el hombre de sus sueños marcó esa transformación tanto para ella como para mí. Después de la ceremonia, me regaló una tarjeta con la siguiente dedicatoria: «También quiero agradecerte todo el trabajo que has hecho respecto a tus sentimientos para poder estar presente en este instante. Poder disfrutar de este momento sin tener que preocuparme de las tensiones que pudiera haber entre papá y tú o en torno a la mezcla de familias ha sido el mayor regalo. ¡¡GRACIAS!!»

RELACIONES MADRE-HIJA

Hablemos ahora de otro tipo de relación que se ve afectada por tus creencias respecto al envejecimiento, el poder compartido y la seguridad emocional: las relaciones madre-hija. Resulta triste que las mujeres tengan tan a menudo una relación tóxica con sus madres o sus hijas. Si no has conseguido aceptar a tu madre con sus limitaciones, seguramente tampoco podrás vivir en paz con tus hijas. Tus años intemporales son el momento oportuno para tratar de restañar al fin esas relaciones en caso de que no lo hayas hecho ya.

Todas tenemos que reconocer nuestra parte de culpa en esa toxicidad. Ha llegado el momento de liberarse de la antigua ira, del resentimiento, de la pena y la culpa y de rehacer esas relaciones. Y si tu madre ya no vive, puede que aún tengas trabajo que hacer: relee el capítulo 5 y empieza a desembarazarte de esos sentimientos enquistados a los que te aferras tanto en un plano físico como energético.

Tengo una amiga que un buen día resolvió que estaba harta de la relación disfuncional que tenía con su madre. Llamó a su hermana y descubrió que ella también estaba más que dispuesta a acabar con ese patrón relacional en el que su madre era siempre «la aguafiestas suprema». ¿Acaso no conocemos todas a alguien así? Su madre les decía continuamente «¿Quién te crees que eres tú para intentar eso?» o «No vas a poder, quítatelo de la cabeza». Fueran cuales fueran las circunstancias, mamá siempre estaba allí para verter un jarro de agua fría sobre su alegría.

Mi amiga me telefoneó para pedirme consejo, sabedora de que yo había pasado previamente por el proceso de restañar mi relación con mi madre. Le dije que si tener un conflicto con nuestras madres es tan incómodo se debe a que nuestros cuerpos se crearon dentro de los suyos. Cuando estábamos en el útero y se estaban formando nuestros órganos, el estado anímico y los comportamientos de nuestras madres influían directa y poderosamente en el aporte de sangre y nutrientes que recibían nuestros cuerpos. Si mamá estaba alterada o deprimida, igual que si se fumaba un cigarrillo, el flujo de sangre a través del cordón umbilical disminuía y nosotras lo acusábamos. No había forma de escapar a su felicidad o a su tristeza, y esa huella biológica nos acompaña el resto de nuestras vidas a no ser que la hagamos aflorar a la conciencia y la transformemos. Todas hemos oído decir: «Cuando mamá no está contenta, nadie está contento». De niñas, hacemos todo lo necesario para tener contenta a mamá. Pero cuando eres adulta y tienes una madre que no ha descubierto cómo hacerse feliz a sí misma, es contraproducente permitir que agote tus energías y tenerla contenta a tu costa. Lo mismo puede decirse de una hija que no es feliz cuando alcanza la edad adulta. La labor de una madre tampoco consiste en sacrificarse por el bien de sus hijos.

Lo cierto es que, al liberarse del peso de la negatividad, de la carga de culpa y del control materno, mi amiga y su hermana también estaban liberando a su madre. No hay razón para que todo el mundo sufra por causa de un patrón de conducta establecido años atrás. Aun así, una madre adulta y quejosa puede ser sumamente resistente al cambio si esa pauta de comportamiento le ha permitido suplir sus necesidades durante años, aunque haya sido de un modo malsano. El truco está en invitar a tu madre (o a tus hijas) a darle la vuelta a la relación. Pero debes estar preparada para que la persona «problemática» que chupa tus energías se resista a ese proceso. Hazlo de todos modos. Siente el peso de la culpa. Felicítate a ti misma por percibirlo. Sólo con eso, ya habrás empezado a cambiar vuestra relación porque te estarás valorando y honrando a ti misma.

Las madres pueden convertirse en unas mártires muy controladoras si no han tenido oportunidad de expresarse y de explorar sus pasiones. Esto sucede con frecuencia cuando sienten que para ser buenas madres y esposas tienen que sacrificarse constantemente para servir a sus familias. La película *Hechizo de luna*, protagonizada por Cher, ofrece una descripción fantástica de este fenómeno. El prometido de la protagonista, Johnny Cammareri (Danny Aiello), no puede casarse porque su madre, que se encuentra en Italia al borde de la muerte, no daría su aprobación. Como no puede vivir sin el cariño de mamá, su vida se halla en suspenso hasta que la vieja estire la pata, lo que amenaza con hacer desde hace años. Dado que la mayoría de los hombres acceden a la fuerza vital femenina a través de mujeres, y dado que sus cuerpos se crearon literalmente dentro de los cuerpos de sus madres, algunos nunca consiguen desprenderse de mamá, y algunas madres les alientan en ese comportamiento y les abocan a él. Un hijo puede estar tan atenazado por su madre que ella gobierne toda su vida, lanzando sobre él un hechizo que no se deshace hasta que ella muere, y una hija puede acabar en la misma situación si no aprende a absorber energía primordial por sí misma y a dejar de buscar su Fuente en su madre.

¿Tu madre anciana se está volviendo aún más despótica debido a la demencia senil? He llegado a la conclusión de que, si tantas mujeres se vuelven tan insoportables cuando desarrollan demencia, se debe a todo el resentimiento reprimido y el autosacrificio al que sucumbieron durante su juventud. La primera parte del cerebro que se ve afectada por la demencia es lo que se conoce como «circuitos inhibidores del lóbulo frontal», la región del cerebro que, cuando una persona está sana, inhibe la expresión de sus verdaderos sentimientos. Esos circuitos son importantes si quieres adaptarte al grupo porque te permiten amoldarte a las expectativas ajenas y eludir conflictos. Cuando esa zona del cerebro empieza a deteriorarse, prepárate. Vas a oír lo que tu madre (o cualquier otra persona) piensa de verdad ahora que sus circuitos inhibidores ya no funcionan como habían funcionado durante años y años. Ha llegado la hora de la revancha. Va a exigir lo que se le debe, y a menudo del modo más desagradable. ¡Qué manera tan horrible de conseguir la atención y el cuidado que se ha negado a sí misma durante décadas porque temía que la consideraran egoísta! Tratar con una madre que padece demencia senil es muy, muy complicado, y hace que todo aflore: normalmente, una mezcla potente de vergüenza, mala conciencia, ira y agotamiento, pero sobre todo de culpa. Que conste que es imposible que tú, como hija, te responsabilices de la felicidad de tu madre o confíes en ser la medicina que necesita para curar el dolor de toda una vida. Madres e hijas han arrastrado durante demasiado tiempo una cadena de dolor. Ha llegado el momento de romperla, y eres tú quien debe empezar.

Si tienes una madre o una suegra que parece empeñada en chuparte la vida, hay un modo de desenchufar el cable y darle la oportunidad de respirar por sí sola. Consiste en negarse a participar en esa lucha de poder. (Y te aseguro que, si es una lucha de poder, tienes todas las de perder porque para ella se trata de un enfrentamiento a vida o muerte.) Si puedes, recaba la ayuda de tus hermanos. Las madres suelen azuzar a un hermano contra otro para conservar su poder. Empieza a romper el hechizo consiguiendo que tus hermanas y hermanos se sumen a tu plan de reconectar a mamá con su propia fuerza vital.

Son muchas las mujeres que creen que tienen que enfrentarse directamente a sus madres para denunciar su conducta. Eso rara vez funciona en el caso de una madre controladora. Lo que tienes que hacer es cambiar la forma en que reaccionas ante ella. Una vez hecho esto, se acaba el juego.

Carol notó que su madre, una mujer con plena autonomía física, había empezado a depender enormemente de ella: siempre la telefoneaba cuando iba a llevar a sus hijos al colegio o en mitad de la cena. Por su parte, sus hermanos notaron que había comenzado a mostrarse débil y un poco desorientada y desvalida, sobre todo cuando estaba con el mayor de los hermanos, aunque menos con sus hijas. Había dependido durante décadas de su marido para que la mantuviera y la animara, pero él había muerto diez años antes, dejándola viuda a los 60. Cuando Carol advirtió la creciente dependencia de su madre respecto a ella y a su hermano mayor, reunió a todos los hermanos y les contó lo que había observado. Como cada hijo tiene una relación singular con sus progenitores, Carol sabía que a sus hermanos tal vez les sorprendiera saber lo que estaba pasando entre su madre y ella. Les habló de esas actitudes que la sacaban de quicio para que vieran lo que ella veía, y advirtió a su hermano mayor de que, si seguía mimando en exceso a su madre ya fuera física o emocionalmente, estaría de hecho contribuyendo a su declive. Después de que Carol rompiera el silencio, lo primero que hicieron fue idear una estrategia conjunta para tratar con su madre antes de que desarrollara alguna dolencia física o sufriera algún percance como resultado de su comportamiento dependiente. Pertrechados con información suficiente, se pusieron de acuerdo en dejar de facilitarle las cosas abandonando aquello que estuvieran haciendo para resolver sus problemas más nimios cada vez que les llamaba o les visitaba para quejarse de algo. Su madre se resistió a estos cambios al principio, pero pronto aprendió a suplir sus necesidades de un modo más sano.

Hay que estar dispuesta a soportar el malestar que produce poner límites a una madre o un padre controladores. El doctor Mario Martinez llama a esto convertirse en «guardián de tu corazón». Observa si las conversaciones con tu madre siguen un patrón recurrente, si empiezan bien y luego se deterioran y derivan hacia lo negativo. Puede que tu madre tenga un problema de «tope» o «límite superior» y que sólo sea capaz de soportar cierto grado de alegría o de disfrute antes de reventar la situación quejándose y encontrándole defectos a todo. En lugar de asumir esa negatividad, guarda tu corazón y ten presente que, cuando la dinámica entre vosotras empiece a agriarse, no pasa nada porque te despidas. Pon fin a la conversación. Di «Gracias, mamá. Me alegro de oírte. Tengo que dejarte» y cuelga el teléfono. Si se enfada por tu retirada, tendrás que asumirlo y no dejarte afectar por ello, por difícil que sea. Trátate bien a ti misma, aunque tu niña interior se asuste. Sofocar tu necesidad de huir únicamente para perder después los nervios con tu madre no es forma de resolver las cosas.

Al principio, como un feto que no recibe suficiente oxígeno dentro del útero, tal vez te parezca que poner límites a tu madre te hace sentir fatal, como si fueras a perderla para siempre y a quedar desvinculada de su cariño. Esto no va a pasar. El cariño de una madre es demasiado fuerte para que suceda. Al menos, en la mayoría de los casos. Si tu madre forma parte de ese 20 por ciento de mujeres, aproximadamente, que sufren trastornos de personalidad, tendrás que romper con ella por el bien de tu salud mental, emocional, física y espiritual porque no podrá cambiar sin un montón de terapia y de introspección que la haga cobrar conciencia de sí misma.

Una amiga se puso el identificador de llamadas en el teléfono con el único fin de saber cuándo la llamaba su madre y no verse arrastrada a una conversación interminable (a una «llamada de donación de médula»). Le costaba cortar a su madre cuando hablaban por teléfono y con el tiempo aprendió cuándo llamarla y cuándo colgar: mientras la conversación todavía era grata para ambas. Otra amiga que adquirió la costumbre de telefonear a su madre todas las mañanas tras la muerte de su padre fue espaciando paulatinamente las llamadas: primero la llamaba un día sí y otro no, luego cada dos días y por último una vez por semana. Su madre era una mujer sana y autónoma, pero sencillamente no le interesaba llevar una vida plena y gozosa, pese a las muchas oportunidades que tenía de hacerlo.

¡Qué regalo sería para una madre que su hija la liberara de sus creencias culturales acerca del hecho de envejecer y de volverse irrelevante para sus seres queridos! Con excesiva frecuencia, la madre dependiente o agobiante es un víctima inconsciente de los mensajes culturales que determinan nuestras actitudes asociadas a la edad. Una hija puede liberar a su madre y ayudarla a convertirse en una diosa intemporal simplemente mostrándole que no necesita que sus hijos la saquen de pequeños aprietos.

LAS DIOSAS INTEMPORALES NO SON MADRES HELICÓPTERO

Si eres madre, también debes echar un vistazo a la relación que tienes con tus hijos. Seguramente a estas alturas ya serán adolescentes o adultos. Necesitan independencia. ¿Te está costando desligarte de ellos? Recuerdo la primera vez que fui a Nueva York a visitar a mi hija mayor, que compartía su primer apartamento con unas amigas. Me alojé en un hotel. El primer día de mi visita, cuando nos despedimos a medianoche, mi hija se fue andando a coger el metro para regresar a su casa y me dijo adiós con la mano. Para mí fue espantoso verla marchar. Estaba angustiada. Tenía miedo. A fin de cuentas, soy de un pueblecito de Maine y todavía me cuesta acostumbrarme al ritmo acelerado de Nueva York. Entonces caí en la cuenta de que, como mi hija había visitado Nueva York con sus amigas en sus tiempos de estudiante, sabía desenvolverse en la ciudad. Yo no la había acompañado ni una sola vez durante esas excursiones. Era hora de que le permitiera dar ese paso, y lo hice.

Los padres de hoy en día tienen más oportunidades que nunca en la historia de tomar parte en la vida de sus hijos. Aunque soy partidaria de mantener lazos familiares estrechos, no creo que esta tendencia sea ideal. Una amiga cuya hija acaba de irse a la universidad con una beca deportiva me cuenta que en la facultad de su hija existe una asociación muy influyente que agrupa a los padres de las alumnas que practican ese deporte. A mi amiga le han advertido que, si no está presente en todos los partidos que juegue su hija, es probable que ésta se sienta deprimida y excluida. El problema es que para llegar a la facultad de su hija mi amiga tiene que tomar un avión o hacer un viaje de veinte horas en coche. ¡Me quedé de piedra! Mi amiga, que tiene otros tres hijos más pequeños que también practican deportes y otras actividades, está acusando una enorme presión para que acuda a todos los partidos, una presión que ejercen principalmente los padres de otras alumnas, no su hija.

La presión cultural para ser una «buena madre» implicándote activamente en la vida de tus hijos debería empezar a disminuir cuando se marchan a la universidad. De lo contrario, ¿cuándo van a desarrollar las habilidades necesarias para vivir con autonomía y ser felices sin ti? ¿Cuándo vas a desarrollar tú las habilidades necesarias para vivir sin ellos? Yo estoy sumamente unida a mis hijas y a mis hermanos, pero cada uno tiene su círculo de amigos, extenso y separado de los demás, y sus aficiones y actividades propias. Cuando te reúnas con tus hijos, trae contigo tu plenitud, no tu sentimiento de carencia. Si eres amante de los deportes y te resulta fácil viajar todos los fines de semana durante la temporada en la que se practica ese deporte o coger un avión para ir a ver los partidos de tu hijo o tu hija en la facultad, estupendo. Pero es a todas luces perjudicial para la salud que esperes que tus hijos rellenen los huecos que haya en tu vida, o que tus hijos esperen que tú rellenes los suyos.

Hace poco, mi hija mayor, Ann, regresó a casa desde Nueva York con mi consentimiento. Se encontraba en un punto de inflexión en su carrera profesional y tenía problemas con su apartamento, así que me pidió instalarse en casa una temporada. Hacía casi diez años que se ganaba la vida por su cuenta, de modo que yo no temía que cayera en la dependencia económica. Además, su regreso a casa durante unos meses nos daría la ocasión de volver a estrechar lazos. Se había marchado a la universidad el año de mi divorcio y desde entonces no habíamos pasado mucho tiempo juntas.

Como he contado anteriormente, pronto le interesó participar conmigo en la vida social en torno a las clases de tango. Allí conoció y se hizo amiga de Paul, un buen amigo mío. Con el tiempo floreció entre ellos una relación romántica.

De pronto, inopinadamente, comencé a sentir que estorbaba. Por un lado estaba encantada por ellos. Formaban una pareja estupenda y yo los conocía a ambos íntimamente. Pero no podía evitar pensar: *Ay, ¿y yo qué?* Por suerte mi buena amiga Deb me llamó mientras sucedía todo esto y yo intentaba negar lo que sentía de verdad. Deb me animó a desahogarme por mi cuenta para que Ann, Paul y yo misma pudiéramos seguir adelante y encarar el futuro libremente. Invité a Deb para que me sirviera de testigo y de apoyo, encendí incienso y lo agité para limpiar el aire mientras despotricaba y daba rienda suelta a mi ira. Dejé salir mi sentimiento de soledad y de abandono y también mis celos. Después de tres cuartos de hora, más o menos, le dije a Deb que tenía la impresión de haber adelgazado cinco kilos al quitarme de encima esos sentimientos. Me dijo: «Muy bien. Ahora date la vuelta y entra en tu nueva vida». No volví a abrigar ningún resquemor respecto a la situación. Sólo después de asimilar mis emociones les mencioné a Ann y a Paul cómo me había sentido. No hizo falta que empezaran a sentirse culpables por lo que me estaba ocurriendo. Y después de hacer ese trabajo de sanación, descubrí que aparecían en mi vida multitud de oportunidades y de personas nuevas. Mi vida social se enriqueció con un sinfín de experiencias y amigos nuevos porque yo misma había creado el espacio necesario para que surgiera algo distinto y novedoso.

Como la mayoría de la gente, había estado intentando ocultar mi tristeza y mi sentimiento de abandono poniendo buena cara, en lugar de liberar mis emociones para que no quedaran enquistadas en mis tejidos y me envejecieran. Procura liberarte en todo momento de la vergüenza y aceptar tus emociones para que no te lastren. Busca una forma segura de desahogar tus sentimientos sacándotelos del cuerpo, a ser posible con una amiga o un amigo que te sirva de testigo y de apoyo emocional. Avergonzarte de cómo eres en realidad y tratar de ser la madre perfecta, sin las necesidades y los sentimientos comunes a todos los humanos, sólo conduce a la enfermedad.

La evolución de mi relación con mi hija mayor ha sido uno de los mayores regalos que he recibido. Vivir con tus hijos adultos te brinda la oportunidad de redefinir la dinámica entre vosotros y convertirla en un proceso de sanación, no en un vínculo malsano jalonado de luchas de poder y malos sentimientos. La profunda introspección que requiere el crecimiento espiritual se da en el seno de la familia. Tendréis que negociar para aseguraros de que vuestra necesidad personal de independencia y cercanía con el otro está satisfecha. Ann y yo nos mandábamos un montón de mensajes hablando de planes para cenar, ir al cine y otras cosas. Procurábamos tenernos siempre en cuenta la una a la otra, pero no nos sentíamos lastradas por expectativas poco razonables.

De modo que, al margen de que vivas en un hogar formado por dos generaciones o estés considerando esa posibilidad, o te des cuenta de que has caído en la dinámica de siempre con tu madre o tu hija, da comienzo al proceso de sanación desde hoy mismo. Deja que se despliegue vuestra nueva relación. Resulta tentador retomar tu antiguo papel nutricio, el de la madre que cuida a su hija, en caso de que ésa sea tu actitud natural. Y también es tentador para una hija dejarse mimar y querer como si todavía tuviera 7 años. Pero si vives con tu hija y le haces la colada y le ordenas los cajones y le recuerdas que tiene que poner gasolina al coche, es seguro que os sacaréis de quicio la una a la otra. Cocina como ofrenda de amor, no como una obligación. No lleves la cuenta de qué hace cada una. Es el único modo de que una relación madre-hija (o cualquier relación) funcione a largo plazo.

En cualquier momento puede cambiarse la dinámica de una relación. Tengo una ex paciente llamada Eva que a sus 87 años acaba de empezar a hacer terapia familiar con su hija, con la que se fue a vivir al enviudar. Al poco tiempo su hija le dijo que no soportaba pensar que Eva se moriría algún día dejándola huérfana de madre. Eva dedujo que ese anticiparse a su muerte era un síntoma de que debían cambiar su relación. Cuando existen problemas sin resolver, nos aferramos energéticamente a las personas a las que amamos incluso después de su fallecimiento. En nueve de cada diez casos, quienes más se aferran son las madres.

Y si eres madre y te aferras al resentimiento por cómo te trató tu hija cuando era adolescente, o en tu papel de hija te enfureces aún al pensar en cómo te crió tu madre, debes desprenderte de esos sentimientos. Necesitas liberar esas emociones y tomar la decisión consciente de perdonar a tu madre o a tu hija (y a ti misma) por lo que sucedió en el pasado. No hay nada más patético que dos mujeres mayores teniendo la misma discusión treinta años después. ¿No estáis las dos hartas de la misma historia de siempre? Tened el valor de escribir una nueva. De lo contrario, como me gusta decirle a la gente, ¡en vuestra próxima vida volveréis convertidas en gemelas idénticas!

ELEGIR EL PERDÓN

Al margen de quién nos haya hecho daño o de lo que hiciera esa persona, siempre tenemos parte de responsabilidad en ese dolor. Puede que sea duro reconocerlo, pero la libertad y el goce de vivir comienzan cuando admitimos que, en un plano energético, propiciamos todo lo que sucede en nuestras vidas. En un plano espiritual, elegimos a nuestros padres. Naturalmente, esta convicción intelectual no ayuda a aliviar el dolor de la niña que llevamos dentro.

Si sigues aferrándote al rencor o al reproche, no sólo tienes que liberar esas emociones, también debes tomar la decisión consciente de contar la historia de otra manera para no quedar atrapada en respuestas emocionales que, como el resentimiento, sólo pueden envejecerte. El reproche es por definición una forma de descargar el dolor o el malestar. El perdón, en cambio, implica estar dispuesta a recordar el pasado de manera distinta, en vez de intentar que los hechos adopten por la fuerza un cariz diferente. Los hechos seguirán siendo los mismos. Lo que cambia es tu forma de encuadrarlos.

El perdón no debe abarcar únicamente al otro, sino también a ti misma. He aquí por lo que puedes perdonarte: por no ser perfecta; por no haber sido más prudente; por haber carecido del coraje necesario para dar la cara y decir la verdad; por necesitar una mamá cariñosa y desear que tu madre hubiera sido capaz de darte lo que necesitabas en un momento dado.

Muchas mujeres se aferran a sentimientos relativos a sus ex cónyuges y al mismo tiempo se sienten culpables por el fracaso de su matrimonio. Nuestra cultura nos inculca implacablemente el retorcido mensaje de que el divorcio tiene consecuencias devastadoras para los hijos y de que las mujeres que se divorcian son unas egoístas. Este mito no parece perder fuerza, a pesar de que no hay pruebas que lo sustenten. Todos los artículos en torno al efecto que surte el divorcio sobre los hijos citan el mismo estudio, ya viejo, de Judith Wallerstein, basado en una ciencia social que no cumple los estándares mínimos. ¡Ese estudio de pacotilla no acaba de desaparecer! Y el mensaje que transmite es erróneo de principio a fin. Lo que es verdaderamente devastador para todos nosotros es el estrés crónico y los conflictos irresueltos que con toda probabilidad se encuentran en el seno de una familia en la que los padres siguen casados a pesar de la ira, el rencor y la infelicidad acumulados. Estoy segura de que ninguna de mis hijas ni yo misma tendríamos el grado de salud y de felicidad del que disfrutamos ahora si su padre y yo no nos hubiéramos divorciado.

Considero mi matrimonio, que duró veinticuatro años, un tremendo éxito. Me sirvió de sostén durante los años formativos de mi carrera y dio como fruto dos hijas preciosas a las que su padre y yo adoramos.

Replanteémonos la idea del «hogar roto». ¿Por qué tiene que estar «roto» sólo porque los padres se separen o divorcien? Siempre es preferible una ruptura a la cronificación de la ira, la depresión o el conflicto. Al encarar su infelicidad e intentar resolverla en lugar de seguir casados «por el bien de los hijos», los padres pueden transformar su familia devolviéndole su salud y su cohesión. Después, si siguen juntos, la situación mejorará para todos y, si se separan, la familia no quedará «rota». Sólo tendrá una forma distinta. La infelicidad crónica envejece y genera problemas de salud. Toma la decisión consciente de llevar una vida feliz, con o sin tu pareja.

Y supera la idea de que, por el solo hecho de llegar a su fin, una relación pasa a ser un «fracaso». En este momento de la historia el matrimonio ya no es el acuerdo económico que fue durante siglos. Ahora, tanto hombres como mujeres exigen de sus relaciones de pareja mucho más que antes. Aspiramos a tener un verdadero compañero o compañera con el que podamos crecer y prosperar, no una situación de sufrimiento familiar cotidiano apuntalado por la creencia obsoleta de que el divorcio es lo peor que puede pasarnos.

Después de divorciarnos, tanto mi marido como yo experimentamos un nuevo florecimiento. (No enseguida, claro está, sino con el paso del tiempo. Y con un tremendo esfuerzo de sanación por mi parte.) Él vuelve a estar felizmente casado y mis hijas quieren a su madrastra y a su hermana pequeña, la hija que mi ex marido tuvo con su segunda esposa. Su relación conmigo también es excelente. No tienen una familia rota: tienen dos familias que las quieren incondicionalmente. Si mi marido y yo hubiéramos seguido juntos, hoy no disfrutarían de una relación de afecto con la segunda esposa de su padre ni con su hermana pequeña. No pasamos juntos las vacaciones como una gran familia unida, pero nos llevamos bien, sin conflictos. Ése puede ser también tu caso.

Tus hijos, tu ex marido y tú podéis elegir cómo encarar la experiencia del divorcio. Al estar dispuestos a ver cómo puede beneficiaros a todos, podéis perdonaros mutuamente por el daño que os hayáis hecho y comprometeros a disfrutar de lo que podéis ofreceros los unos a los otros. Perdona a tu ex marido y perdónate a ti misma, y despréndete de cualquier emoción residual asociada al divorcio. Y si estás pensando en divorciarte pero crees que no vas a volver a encontrar pareja y que más vale que sigas casada hasta el fin de tus días, conviene que cambies de actitud. No eres demasiado mayor para empezar de cero. Si optas por mantener una mala relación de pareja, envejecerás rápidamente debido al estrés al que tú misma te estarás condenando.

PERFECCIONISMO Y RELACIONES HUMANAS

Fustigarte a ti misma o estresarte por no ser la esposa, la madre, la hermana, la hija, la amiga o la vecina perfecta es una vía infalible hacia el envejecimiento prematuro. En *Working Ourselves to Death: The High Cost of Workhaholism and the Rewards of Recovery* [Matarnos a trabajar: el alto coste de la adicción al trabajo y las ventajas de la recuperación] (HarperSan Francisco, 1990), la doctora Diane Fassel apunta que la mayoría de las mujeres trabajan en exceso y desarrollan lo que se conoce como la «enfermedad del hacedor». La adicción al trabajo, explica, es la preferida de quienes se sienten indignos de aprecio.[2]

Las diosas que nunca envejecen renuncian a la locura de intentar que todo el mundo las quiera y les dé su aprobación constantemente. La creencia de que debes mantenerte activa en todo momento y esforzarte para complacer a todo el mundo conduce inevitablemente a la angustia, el agotamiento y la obsesión, además de generar en el organismo una creciente cantidad de sustancias químicas inflamatorias que abonan el terreno para el desarrollo de enfermedades degenerativas crónicas.

A mí me sirven de inspiración las palabras «Tú eres mi hija amada, en quien me complazco». Dios nos conoce por completo, con todas nuestras fallas y nuestros defectos, nos quiere por entero, incondicionalmente, y desea que nos queramos a nosotras mismas de idéntica manera. Dios no pretende que nos pongamos a planchar las sábanas, que alisemos los sentimientos heridos de todo el mundo ni que seamos dechados de perfección cada minuto del día.

Cuando pones excesivo empeño en complacer a los demás o en conseguir que se amolden a lo que tú consideras que es la manera ideal de vivir, te vuelves demasiado controladora y agobiante y los demás terminan por alejarse de ti. En las relaciones humanas, la perfección no radica en el hecho de ser perfecta, sino en permitirnos a nosotras mismas y a los demás ser tal y como somos. Hazlo y lograrás la perfección: la perfección de la armonía.

Tiempo atemporal

En su libro *Atrévase a dar el gran salto* (Ediciones Norma, 2010), Gay Hendricks incluye un capítulo titulado «Vivir en el tiempo de Einstein» en el que abunda en la idea de que, dado que el tiempo es relativo, podemos cambiar nuestra relación con él y vivir en un «tiempo atemporal». Para muchas personas que trabajan en exceso, el tiempo se ha convertido en un bien tan preciado como el oro. Sin embargo, a todos nosotros se nos concede exactamente la misma cantidad de tiempo. Escribí este poema para ayudarme a recordar que debía aflojar el ritmo y experimentar plenamente y de una manera gozosa la elasticidad del tiempo.

Recítalo en voz alta, despacio, mientras respiras hondo:
Me jacto de que el tiempo está de mi parte.
Se aquieta lujuriosamente por mí
y yo creo el tiempo sin tiempo,
y tengo tiempo de sobra.
¡Me jacto de que éste es mi mejor tiempo!
De que estoy allí donde el tiempo tiene su raíz, y a un ritmo lento, voluptuoso, sensual la alegría y el placer se prolongan hacia lo eterno.
Aaaaah....

CUIDAR DE LOS DEMÁS Y DE NOSOTRAS MISMAS

Aunque la enfermedad y la debilidad física no son inevitables a medida que se envejece, puede que te encuentres en el papel de cuidadora de un padre o una madre enfermos o achacosos, o que tú misma necesites de cuidados. El flujo del dar y el recibir forma parte intrínseca de la vida, pero resulta fácil volverse malhumorada y hostil, en lugar de someterse gentilmente a su devenir.

Cuidar a otros puede ser tan estresante que te deje sin energías, te deprima y te llene de ansiedades, e incluso puede ser el desencadenante de dolencias asociadas al estrés. No es casual que las mujeres padezcan con frecuencia trastornos autoinmunes después de soportar la presión de asistir a sus padres. Una enfermedad autoinmune se caracteriza por que el sistema inmunológico no reconoce los tejidos del cuerpo como propios. Al cuidar de tus seres queridos, puedes perder la noción de ti misma y empezar a preguntarte: *¿Quién soy? ¿Cuál es mi papel? ¿Soy hija o enfermera?* Si tienes esa posibilidad, y aunque de verdad seas enfermera, busca a cuidadores profesionales que te ayuden a cuidar de tus padres cuando su salud comience a flaquear. Convertirte en la factótum de papá y mamá es un camino seguro para envejecerte. Como hijas, tenemos que aprender a expresar nuestro amor por nuestros padres sin perder la noción de nosotras mismas o agotarnos.

Hace años, el proceso de morir era muy distinto. Carecíamos de los procedimientos médicos de los que disponemos en la actualidad, capaces de prolongar una vida de ínfima calidad a un coste enorme durante una media de cinco años, lo que genera un estrés tremendo tanto a la persona que se acerca a su fin como a la familia que cuida de ella. En su libro *Passages in Caregiving* [Transiciones en el cuidado de los demás] (William Morrow, 2010), Gail Sheehy escribe: «Hoy en día, el cuidador familiar medio en Estados Unidos es una mujer de 48 años que cuenta con un trabajo remunerado (más de la mitad trabaja a jornada completa) y pasa veinte horas a la semana procurando asistencia no retribuida a un adulto que anteriormente llevaba una vida autónoma. Un tercio de las cuidadoras familiares está de guardia cuarenta horas a la semana o más. Un tercio tiene, además, hijos o nietos menores de 18 años a su cargo, y se ocupan de dos personas o más, normalmente sus padres. No es de extrañar que la mitad de ellas manifieste sentir una enorme carga sobre sus hombros y que casi un 50 por ciento afirme que su estado de salud es regular o malo».[3] Si además interviene el afán de perfeccionismo, la presión que soporta la cuidadora se vuelve aún mayor.

Sheehy afirma que el cuidado de los otros debería encararse como un maratón, no como un esprint. Todas queremos creer que, en cuanto mamá supere la operación y la fisioterapia posterior, retomará su vida activa de siempre. Queremos convencernos de que el leve aturdimiento y los olvidos de papá se solucionarán con unas pastillas. Por desgracia, con frecuencia una pequeña merma de salud o de autonomía conduce a otra, y luego a otra, y no estamos preparadas para la rapidez con que se degenera la situación.

El caso típico es que la hija (si hay más de una, suele ser la hija mayor o la soltera) se ofrece a ejercer el papel de cuidadora mientras los otros hermanos o hermanas intervienen puntualmente u ofrecen algún tipo de remuneración a la hija (o al hijo) que asume esa responsabilidad. Los otros hermanos no comprenden la enorme carga que el cuidado de papá y mamá supone para quien se ocupa de ellos. Si detectas que esto empieza a suceder en tu familia, convoca una reunión familiar y establece un plan. Es de esperar que encuentres oposición o resistencia. Nadie quiere reconocer que mamá y papá ya no pueden ser del todo independientes. Insiste en acordar con tus hermanos lo que debe hacerse para no acabar asumiendo en exclusiva el papel de cuidadora.

Si tus padres siguen gozando de independencia y buena salud, habla ahora con ellos y con tus hermanos con vistas a saber qué hacer cuando alguno de ellos caiga enfermo o pierda su vigor físico. Anima a tus padres a hacer un plan de gestión de patrimonio o un testamento vital. Recomiéndales que soliciten y firmen un poder notarial de asistencia sanitaria para que alguien pueda hacerse cargo de sus asuntos económicos en caso de que queden incapacitados. Pídeles asimismo que redacten sus últimas voluntades para disponer de un documento legal exponiendo sus deseos en lo relativo a intervenciones médicas terminales y que rellenen un impreso tipo (el impreso MOST, en Estados Unidos) en el que se expresen sus deseos en cuanto al alcance del tratamiento que quieren recibir en caso de muerte inminente. Este impreso, que ha de revisarse anualmente, es mucho más explícito y detallado que las últimas voluntades. Así, por ejemplo, en él se puede optar por una orden de no reanimación, es decir, que tu padre o tu madre no desean que se les practique la reanimación cardiopulmonar en caso de que entren en parada cardiaca. La cruda realidad es que la reanimación suele provocar la rotura de las costillas y rara vez funciona o, si funciona, a menudo desemboca en una notable merma de la calidad de vida. Es importante saber si tus padres quieren pasar sus últimos minutos de vida en el suelo o en una cama de hospital mientras alguien les da puñetazos en el pecho, o arriesgarse a sobrevivir y a quedar inválidos. Los impresos que he mencionado pueden conseguirse en Internet: varían de estado en estado y de país en país, así que conviene que los leas detenidamente para cerciorarte de que cubren todos aquellos aspectos que te interesan. Lo más adecuado es imprimirlos a todo color y colocarlos junto a la cama de tu ser querido para que todo el mundo los vea con claridad y pueda seguir sus indicaciones.

Si tu padre o tu madre están dispuestos a ello, podéis ir más allá y planear lo que vendrá después. Hace poco, mientras daba un paseo con mi madre, le pregunté qué quería que hiciéramos en su funeral. Teniendo en cuenta sus relaciones con la religión organizada, me dejó bien claro que no quiere cerca a ningún representante del clero cuando llegue ese momento. No tiene inconveniente, en cambio, en que esté presente un monje vedanta amigo de la familia. Y desea que la incineren y que esparzamos sus cenizas desde una avioneta sobre la colina que hay detrás de la granja donde nos criamos. Le pregunté si quería que uno de nosotros hiciera un vídeo con algunos «comentarios de despedida» durante el año o los dos años siguientes para que pudiéramos ponerlo en la ceremonia de despedida posterior a su muerte. Me dijo que iba a pensárselo. También quiere que dicha ceremonia se celebre un par de días después de su fallecimiento. Es importante para ella, y por mi parte tengo intención de respetarlo.

Ya que hablamos de este tema, empieza a pensar en tus propios deseos para cuando te llegue la hora de abandonar este mundo y pasar al siguiente. Da igual que tengas 30 años: no hay mejor momento que el presente para imaginar cómo quieres que sea ese tránsito. Recuerda que las personas centenarias que gozan de buena salud suelen morir durmiendo, no en la cama de un hospital. No obligues a tus allegados a intentar adivinar cuáles eran tus deseos y a pelearse con los médicos, las autoridades y el resto de tu familia para ponerse todos de acuerdo. Desarrolla una relación afectiva contigo misma, con las personas que te rodean y con lo Divino. Creo que no es tanto la muerte lo que tememos como la posibilidad de no llegar a resolver los asuntos emocionales pendientes que forman parte primordial de nuestro aprendizaje espiritual. Recuerda que todos podemos aprender de las muchas personas que han tenido experiencias cercanas a la muerte y que nos enseñan que, cuando fallecemos, descubrimos que somos amados y valorados más allá de lo que alcanzábamos a imaginar. Anita Moorjani afirma que, después de haber muerto y haber regresado al mundo de los vivos, ya no se esfuerza tanto por ser «espiritual». Su experiencia cercana a la muerte le enseñó que quererse de verdad y cuidarse cotidianamente era de suma importancia. Procura vivir con plenitud el presente, confía en los procesos vitales y planifica cómo quieres que sea tu partida. Nadie quiere convertirse en una carga para aquellos a quienes ama, y eso es lo que pasará sin duda alguna si eludes hablar de lo que quieres que se haga cuando llegue el momento de partir.

El doctor Ira Byock, ex director de la unidad de cuidados paliativos del Dartmouth-Hitchcock Medical Center ha dicho: «Cuando la gente muere bien, el duelo de las familias es más llevadero». Explica que lo que más importa en tu relación con tus seres queridos cuando se acerca el final es decir cuatro cosas: «Perdóname, por favor», «Te perdono», «Gracias» y «Te quiero».[4] No hay duda de que el lecho de muerte puede ser un lugar idóneo para la sanación. Mi hermana y mi cuñado vivieron con la madre de él, Thelma, los últimos seis meses de su vida, hasta que finalmente falleció a la edad de 94 años. Thelma había desarrollado una exitosa carrera como investigadora química y había sido una líder natural de su comunidad. Quería morir en su casa y fue una luchadora casi hasta su último aliento. Un día, cuando se aproximaba el final y ya no podía levantarse, apoyó la cabeza en el hombro de su hijo y le dijo: «Has hecho un buen trabajo». Mi cuñado nunca le había oído decir nada parecido, y aquellas palabras no sólo sirvieron para restañar sus heridas, sino también las de sus hijos.

Después de aquello, su madre cayó en coma y pasó cinco días sin comer ni beber. Entre tanto, su extensa familia se reunió en torno a su lecho de muerte. El que sería el último día de su vida, su bisnieto, que era un niño muy pequeño, preguntó: «¿Cuándo se va a morir?» La madre del niño se sintió avergonzada porque Thelma siempre había sido una mujer extremadamente formal y dotada de una fuerte personalidad. Pero nada más formular el niño la pregunta, Thelma tuvo un último momento de lucidez y dijo con enorme compasión: «No puede evitarlo, querida». Un instante después exhaló su último suspiro. La suya fue una buena muerte.

Si hablar tanto de la muerte te está dando ganas de lanzarte a vivir, mejor que mejor. Citando a Rebecca Authement: «El mejor uso que se les puede dar a los pensamientos sobre la muerte es seguir adelante con la vida. La muerte llegará a su debido tiempo. Poner tus asuntos en orden debería ser un mantra cotidiano, no algo que se le dice a una persona con una enfermedad terminal».

LA ERA DE LA COMUNIDAD

Resulta difícil no asustarse en tiempos de incertidumbre, ya sea un periodo de transición personal o una crisis que nos afecta a todos. Mientras escribo esto están teniendo lugar acontecimientos astrológicos que no habíamos vivido desde 1966, antes, quizá, de que tú nacieras. La última vez que los cuerpos astrales estuvieron en una posición parecida fue una época muy convulsa en la que el movimiento de liberación femenina, los derechos civiles, los derechos de los homosexuales y la muy denostada Guerra de Vietnam acaparaban las noticias. Fue también la primera vez en la historia en que las mujeres y las personas que no pertenecían a la raza blanca ingresaron en número significativo en las distintas escuelas profesionales. En la actualidad estamos entrando en una nueva era y experimentando lo que el astrólogo chamánico Daniel Giamario denomina «el vuelco de las eras». No vas a encontrar seguridad en el dinero, ni en el poder, ni haciendo las cosas de la misma manera que siempre. Abandona el hábito del miedo y sustitúyelo por la fe, el amor y el estrechamiento de los lazos con tu entorno. Es en tus relaciones con quienes te rodean donde encontrarás sostén y ayuda. Debemos pensar en el apoyo comunitario como en nuestro principal recurso para liberarnos del miedo, la ira y la tristeza y desarrollar un sentido más profundo de la seguridad, la felicidad y el optimismo, así como para mantenernos sanas e intemporales. El aislamiento social y la soledad constituyen un grave riesgo para la salud, en la misma medida que el tabaco, la tensión alta, la obesidad y la vida sedentaria.[5]

Las personas más felices son aquellas que cuentan con una tribu. En el documental *Happy* [Felices], las ancianas de Okinawa (Japón), una de las célebres Zonas Azules en las que la gente disfruta de una esperanza de vida saludable extraordinariamente larga, hablan de la hermandad que sienten entre sí y de cómo interactúan y juegan con los niños de la isla, y una madre soltera de Dinamarca explica por qué la vida comunitaria con cerca de una docena de familias fue la clave para que superara su soledad y su miedo. No estamos hechos para vivir solos y desconectados de nuestro entorno. En su estudio sobre personas centenarias sanas, el doctor Mario Martínez señala que todas ellas habitan en «subculturas» formadas por individuos de mentalidad parecida que apoyan y refrendan su perspectiva vital saludable y gozosa.

Son muchas las personas que se sienten unidas a su familia y a sus amigos cercanos, que les sirven como tribu, pero también podemos recibir apoyo de la tribu más extensa que constituye la raza humana. Las redes sociales nos han ayudado a cobrar conciencia de nuestra interconexión. Yo suelo participar en la página de Facebook de Tosha Silver, donde somos muchas las que seguimos sus maravillosos escritos y su ejemplo a la hora de entregar nuestras vidas al Divino Amado. El día de mi cumpleaños, estaba en un crucero familiar por las islas griegas y Turquía (unas vacaciones de ensueño hechas realidad) y al abrir la página de Tosha descubrí que había colgado un mensaje hablando de mi cumpleaños. Una mujer llamada Yesim contestó: «¡Feliz cumpleaños desde el lejano Estambul!» Me encantó su fotografía: ¡parecía tan llena de vida! Aproveché la ocasión y le pregunté si quería reunirse con mi familia y conmigo cuando llegáramos a su ciudad. No sólo nos conocimos en persona, sino que nos sirvió de guía durante todo el fin de semana y nos llevó a sitios que jamás habríamos podido visitar sin ella. Además, nos hicimos amigas. En cuanto la conocí comprendí que éramos espíritus afines, y lo mismo sintió toda mi familia.

Así es como estamos diseñados para interactuar los unos con los otros: recordando que todos somos hermanos y hermanas y desprendiéndonos de nuestra angustia social, de nuestro miedo y nuestra vergüenza a tender los brazos y decir: «Oye, ¿por qué no compartimos juntos esta experiencia?» Cuando lo hacemos, compartimos también coherencia cardiaca: nuestros corazones se sincronizan y transforman el campo de energía que tenemos en común. También empezamos a atraer a personas, lugares y cosas que reflejan nuestra celebración de la vida. El universo nos tiende los brazos y nos invita a chocar esos cinco, y la Diosa nos sonríe. Así pues, entra en la nueva era de la comunidad construyendo a tu alrededor una tribu de apoyo sostenible.

Y en lo tocante a tu tribu, sé prudente a la hora de elegir a quienes forman parte de ella. Las personas de tu entorno pueden ayudarte a reconectar con la fuerza vital y a florecer, o pueden agotar tus energías y deprimirte. Hace años, cuando fundamos el centro de salud Women to Women, en una época en que la atención exclusiva de médicas y enfermeras a mujeres supuso un cambio radical, algunos compañeros de profesión a los que yo respetaba reaccionaron con hostilidad y sarcasmo, como hace mucha gente cuando se enfrenta a ideas novedosas. Aprendí a extremar la cautela a la hora de escoger a las personas a las que comunicaba mis ideas. No me hacían falta colegas que criticaran acerbamente y denostaran los cambios que estaba introduciendo en mi forma de enfocar y practicar la medicina, y menos aún en un momento en que esas ideas estaban aún muy tiernas y frescas. A algunos de esos compañeros de profesión los conocía desde hacía años. Compartíamos una larga y rica historia en las trincheras de la formación médica. Los quería y los respetaba, pero, del mismo modo que las plantas crecen hasta que sus tiestos se les quedan pequeños, esas personas se me estaban quedando pequeñas.

Puede que tengas que «bajar el volumen» de ciertas relaciones personales, o incluso desprenderte de ellas, y comprometerte a integrar en tu vida a personas nuevas que te brinden más apoyo. Lo bueno es que el universo se encargará de proporcionarte nuevos miembros para tu «tribu», a veces de la manera más sorprendente. Tan pronto se opere ese cambio dentro de ti, cambiará tu energía, y aquellas personas en las que tu energía encuentre resonancia gravitarán hacia ti. En caso contrario, empezarán a alejarse. Años después de transformar mi modo de ejercer y concebir la medicina, me doy cuenta de que me he convertido en un imán para personas que creen en la necesidad de alentar a las mujeres a experimentar el bienestar y la plenitud sintiéndose conectadas con su goce de vivir y su fuerza vital. Y siempre encuentro a personas nuevas a las que quiero integrar en mi tribu.

Hay personas que de verdad desean vibrar a una frecuencia más alta, ser más felices y tener un humor y una actitud más alegres. Pero algunas de las que se sientan atraídas por tu alegría de vivir pondrán sobre la mesa sus patrones de conducta de siempre, caducos y negativos. Les encanta lo que obtienen de ti, pero te agotan porque no han asumido el compromiso de volverse más livianos y alegres. Son vampiros emocionales. Puede que no te des cuenta de que están sorbiendo tus energías hasta dejarte seca porque al principio parecen muy amables y dispuestas a ayudar. Puede que no se den cuenta de lo que te están haciendo. Pero con el tiempo cobrarás conciencia de que, cada vez que interactúas con ellas, te marchas con la sensación de que te han extraído un litro de sangre. Yo he sentido que necesitaba tumbarme en el suelo y echarme a dormir después de interactuar con ciertos individuos. De hecho, a veces me siento así sólo con leer un correo electrónico suyo. Esas personas ya casi han desaparecido de mi vida, pero he tardado bastante tiempo en cobrar conciencia de esta dinámica.

Cuando comiences a acceder a tu vitalidad, has de ser muy cauta y no permitir que la gente absorba todas tus energías con la misma rapidez con que tú te recargas. Anima a tus familiares y amigos a conseguir lo que tú tienes por sus propios medios y a dejar de verte como su Fuente.

De hecho, hay gente que chupa de ti energéticamente con tanta fuerza que, si te paras a concentrarte y aguzas tus sentidos, puedes sentir la energía discurriendo entre vosotros como por un cable. Yo utilizo el siguiente ejercicio para cortar las amarras con esas personas de manera que puedan encontrar otra fuente de energía.

Ejercicio: cortar cables energéticos

Sírvete de este ejercicio cada vez que sospeches que estás conectada energéticamente a una persona que te está despojando de tu fuerza vital. Cortar el cable energético te beneficia a ti, pero también beneficia a esa persona. Puedes hacerlo tanto si esa persona está viva como si se trata de alguien que ha pasado a la esfera espiritual.

Hay muchas formas de desenchufar un cable energético, pero yo aprendí esta técnica básica del chamán Peter Calhoun, ya fallecido. Aparece expuesta con más detalle en el libro que escribió junto a su esposa, Astrid Ganz, *Last Hope on Earth* [Última esperanza en la tierra] (World Service Institute, 2013). Para eliminar conexiones energéticas oscuras de tu campo energético, debes invocar al arcángel Miguel, un ángel de amor y protección que

empuña una espada de luz azul cobalto. También debes servirte
de la energía de la Llama Violeta, una energía espiritual viva
que constituye un aspecto del Amor Divino. Antes de comenzar,
tómate un momento para despejar tu mente y respira hondo un
par de veces a fin de sintonizar con tu campo de energía.

1. Tómate un minuto o dos para serenarte y relajarte al tiempo
   que te concentras en tu respiración.

2. Empieza por pedir a cualquier energía oscura o errática que
   se marche. Di: «Si hay alguna energía oscura o errática, te
   envío a la luz. Si hay alguna energía oscura, te encapsulo en
   luz negra y te prohíbo regresar».

3. Céntrate en tus *chakras* inferiores, del plexo solar hacia abajo.
   ¿Intuyes, sientes o ves un cable o un gancho que se tiende
   hacia fuera, hacia otra persona, o que entra en ti? Si es así,
   tienes que cortarlo para que deje de absorber tus energías.
   Visualiza y siente cómo cortas los cables al tiempo que dices
   en voz alta: «Con la espada de luz azul cobalto del arcángel
   Miguel, corto ahora toda atadura y todo cable». Puedes acompañar estas palabras haciendo movimientos de barrido con las
   manos alrededor de tu cuerpo.

4. Localiza en qué parte de tu cuerpo notas una sensación de
   incomodidad. En la mayoría de los casos se trata del vientre,
   donde se localiza el tercer *chakra*, o de la región del corazón, donde se halla el cuarto *chakra*. A continuación,
   identifica a la persona asociada a esa sensación, a la que
   debes perdonar y de la que debes liberarte.

5. Ahora di en voz alta: «(Nombre de la persona concreta), te
   perdono por (completa la frase, por ejemplo, con: por haber
   abusado sexualmente de mí, por traicionarme, por abandonar-
   me, por no ofrecerte a ayudarme, o cualquier otra cosa».
   Expresa todo aquello por lo que necesitas perdonar a esa
   persona y permítete sentir plenamente el poder de tus emociones a medida que afloran. ¡No intentes sofocar la culpa ni la
   vergüenza!

6. Cuando estés preparada, di: «Te pongo en el camino de tu
   sanación».

7. Repite los pasos 3 a 6 hasta que sientas que has terminado tu tarea, es decir, hasta que no te queden más emociones que liberar ni palabras que decir.

8. Ahora visualízate de pie dentro de la Llama Violeta (un fuego de color violeta que arde radiante) y di: «Transmuto ahora este patrón de conducta mediante la Llama Violeta». Si lo prefieres, puedes decir: «Transmuto ahora este patrón de conducta mediante el Amor Divino», o emplear cualquier otro enunciado que esté en sintonía con tus creencias respecto a lo Divino.

9. Concéntrate en la zona de tu cuerpo donde sientas malestar. Es muy probable que ese malestar se haya resuelto. Si no, repite los pasos anteriores hasta que desaparezca.

10. Acabas de eliminar una huella o impronta energética que deja un agujero energético. Para protegerte, visualízate «rellenando» la zona donde estaba la huella con luz curativa dorada y azul oscura.

11. Procura beber agua en abundancia y descansar después del ejercicio. Es posible que te sientas muy soñolienta. Si es así, no te resistas. Eliminar una huella o impronta energética es como practicar una operación quirúrgica en tu campo de energía, de modo que es muy importante descansar después.

La extirpación de una huella energética es un proceso parecido a pelar una cebolla. Quizá descubras que, tras cortar el cable y liberarte de la huella energética, surgen otras o el cable vuelve a formarse. Tómatelo con calma: no esperes restañar toda tu tristeza o tu dolor emocional de una sola vez. Ve eliminando huellas o improntas energéticas a medida que surja esa necesidad, tú sola o en compañía de otra persona que te guíe en el proceso.

Los cables pueden volver a enchufarse fácilmente si no cambias tus dinámicas de relación cotidianas, de modo que conviene que tomes precauciones. Antes de interactuar con una persona con la que hayas tenido una conexión energética absorbente, imagina que estás dentro de una bolsa con cremallera y que subes la cremallera desde tus pies hasta tu coronilla. Esa bolsa imaginaria te protegerá energéticamente.

RELACIONES INTEMPORALES

Estar rodeada de personas que te deprimen y te frustran te envejecerá rápidamente. ¿Quieres pasar tus años más creativos rodeada de las mismas personas con las que ahora pasas la mayor parte de tu tiempo? La intemporalidad pasa por discernir qué relaciones merece la pena conservar, entablar y nutrir, y cuáles hay que atajar y relegar al pasado. Puedes hacerlo sencillamente dejando que se marchiten. No es que tengas que dejar de hablarte drásticamente con una vieja amiga o prescindir de esa persona para siempre. Es sólo que no puedes seguir invirtiendo tu valiosa energía en intentar salvarla de aquello que ella misma ha elegido. Tus años intemporales son también una época para hacer nuevos amigos provistos de energía juvenil, que no vivan enquistados en el pasado ni hablen continuamente de enfermedades y médicos. Los centenarios que gozan de buena salud viven centrados en el futuro, no en el pasado.

Yo digo a menudo que «comunidad es inmunidad», y la investigación ha demostrado que es cierto. La gente que cuenta con relaciones comunitarias variadas es más longeva y disfruta de una esperanza de vida saludable más larga que las personas solitarias o con relaciones tóxicas (matrimonios mal avenidos, por ejemplo) que les producen estrés.

Una comunidad malsana genera mala salud. Una comunidad saludable propicia un verdadero florecimiento. Si quieres mantenerte intemporal, debes forjarte una subcultura formada por individuos que lleven una vida sana y gozosa. Imagina y enuncia esa red de apoyo y ten paciencia mientras el universo obra para proporcionártela. Luego, procura juntarte con otras personas. Quizá tus amigas de siempre, con las que solías quedar en un bar a los 20 años y luego en el parque cuando teníais hijos pequeños, estén dispuestas a reunirse en la escuela de yoga o a asistir a una demostración de cocina en el grupo de consumo. Siempre les he dicho a mis hijas: «Todo el mundo busca un buen entretenimiento». Apúntate a clases, asiste a eventos que te parezcan interesantes y acude a sitios que te apetezca visitar, y a ver quién se presenta.

Hay una nueva ciencia llamada sociogenómica que estudia la relación entre las interacciones sociales de las personas y su salud y expresión genética. La verdad es que tu salud será prácticamente la misma que la de las personas con las que te relacionas con más asiduidad, del mismo modo que tus ingresos suelen aproximarse a la media de tus mejores cinco amigos o amigas. En *The Social Network Diet* [La dieta de la red social], Jennifer Ackerman y la doctora Miriam Nelson, nutricionista de la Universidad de Tufts, explican que lo que hace que cumplamos nuestros objetivos respecto a la dieta y el ejercicio no es tanto la fuerza de voluntad como el hecho de contar con una red de personas que nos apoyen en esos objetivos. Si tu familia trae a casa comida basura a diario y se queja cuando quieres apagar el televisor en el cuarto de estar o hacer gimnasia en esa habitación, te resultará muy difícil adoptar hábitos de vida más saludables. Las personas que conservan la buena salud después de cumplir 100 años suelen disponer de subculturas que les ayudan a aprovechar al máximo su capacidad para vivir intemporalmente. Así pues, empieza a buscar personas con las que trabar relación que te faciliten el ser feliz y estar sana.

No hay nada como un grupo de amigas para enriquecer y robustecer la energía vital. A mí me gusta decir que las mujeres pueden servir de placenta las unas a las otras. Sin embargo, lo óptimo es que la relación resulte nutricia para todas y que no se convierta en una hermandad basada en la competición de a ver cuál tiene más problemas para adelgazar o más achaques y dolores. Cuando paso junto a la mesa de un restaurante llena de mujeres dando un «recital de órganos» (hablando de sus visitas al médico, etcétera), pongo pies en polvorosa.

Para forjar una hermandad positiva, tienes que ser una diosa intemporal y decidida que sepa divertirse. Comparte con tus amigas vídeos divertidos de Internet, una receta saludable que hayas inventado o una película desternillante que hayas visto. Quedad para pasar una tarde o un fin de semana haciendo algo que ninguna haya hecho antes y que parezca audaz y divertido. Reuníos para ir a hacer surf, a navegar, a montar en globo, a cantar a un karaoke o a bailar. Id a observar pájaros o a montar en kayak, o a escalar en un rocódromo cubierto. Pasad un fin de semana en un *spa* o asistid a un retiro espiritual o a un festival de música. El trueque de ropa también puede ser una diversión estupenda, y además te puede servir para renovar tu vestuario.

Y si quieres divertirte con amigas, no olvides invitar a mujeres rebosantes de energía, aunque haga poco tiempo que las conoces. La lealtad es maravillosa, pero tenemos una tendencia excesiva a conservar la relación con nuestras amigas, incluso cuando se ha vuelto rancia y deprimente.

AMIGOS PELUDOS

Cada vez son más las mujeres cuya comunidad afectiva incluye también a sus mascotas. No se trata de una exageración: la cantidad de dinero que gasta la gente en sus animales de compañía ha aumentado exponencialmente a lo largo de mi vida, y en las últimas décadas hemos asistido a un cambio drástico en el modo en que la gente se relaciona con los animales. Me crié en una granja y, cuando yo era niña, el sitio de los gatos estaba en el establo y el de los perros en el patio, jamás en el sofá. Se tenían mascotas, pero no se pensaba necesariamente en ellas como en amigos peludos o miembros de la familia. La conexión que existe en la actualidad entre los seres humanos y sus animales de compañía no tiene precedentes en la historia.

La relación que tenemos con nuestras mascotas nos nutre no sólo en el plano emocional, sino también en el espiritual, además de ser muy beneficiosa para nuestra salud. Tener una mascota reduce el estrés, los niveles de cortisol y la presión sanguínea. Perros y gatos mantienen abierto y despejado nuestro *chakra* del corazón. Nos quieren incondicionalmente, cosa de la que los seres humanos no somos de verdad capaces sin la intervención divina. De modo que no es de extrañar que se haya disparado la cantidad de dinero que invertimos en nuestras mascotas. El estereotipo de la mujer solitaria y patética que vive rodeada de gatos tiene que desaparecer. Es mucho más frecuente que la mujer que tiene gatos (o perros, o pájaros, o algún otro tipo de animal de compañía al que se sienta unida) sea más feliz y se sienta menos sola porque se encuentra rodeada de amor y de afecto incondicionales.

Reconozcámoslo: nuestras mascotas son más que simples amigos. Son seres que vienen a hacernos partícipes de su amor. Y su influencia puede ser muy curativa. Los dos gatos que tuve tras mi divorcio murieron de cáncer al cabo de doce años, a pesar de que comían alimentos orgánicos y de que nada en el entorno ambiental de casa había provocado cáncer en sus moradores humanos. Esos gatos vinieron a mí como almas para servirme, y creo que absorbieron el dolor que me causó mi divorcio. Sé de otras mujeres que han tenido experiencias parecidas. Aunque mi gata *Francine* murió hace unos años, todavía la siento a mi alrededor y sueño con ella con frecuencia. Su espíritu visita mi hogar. A veces, cuando una persona muy intuitiva visita mi casa, también percibe la energía de *Francine*, que sigue velando por mí. En tus relaciones con las personas, la intuición nunca te llevará por mal camino. Tú sabes cuándo una relación te conviene y cuándo no. Ya no estás dispuesta a invertir tu precioso tiempo y tus energías intentando arreglar los problemas de los demás o conseguir que cambien. Quieres rodearte de personas que aceptan sus responsabilidades. ¡Qué alivio! Cuando comienzas a reivindicar tu carácter de diosa, también te reapropias de tu intuición y de tu conocimiento intrínseco. Dejas de intentar justificarte ante los demás porque conoces tu valía al margen de lo que piensen de ti. Y sientes que tienes más aplomo, que estás más segura de ti misma y de tu identidad como diosa intemporal.

8

LAS DIOSAS SABOREAN EL PLACER DE LA COMIDA

Todos comemos. Y sería un desperdicio lamentable comer mal.

ANNA THOMAS

Hace poco disfruté de una cena con algunos familiares y amigos. Nos sentamos ante un montón de manjares deliciosos y atractivos a la vista: pechugas de pollo orgánico asadas y sazonadas con ajo, hierbas provenzales y sal marina mezclada con romero; patatas dulces asadas con un chorrito de aceite de coco; y cebollas, zanahorias y col rizada salteadas en aceite de coco, con un poquito de vinagre balsámico añadido al final. El postre consistió en gajos de manzana honeycrisp de cultivo orgánico espolvoreados con canela. Antes de empezar el festín encendí unas velas, unimos nuestras manos y ejecuté mi ritual de costumbre, pronunciando una bendición improvisada. Di gracias a todo y a todos los que habían contribuido a aquel banquete y añadí unas gotas de humor y alguna que otra anécdota escogida entre los sucesos de aquel día. Después de bendecir la mesa, atacamos la comida. Mi hermana y yo habíamos tardado tres cuartos de hora en prepararla, en lugar de los quince minutos que suelo invertir. Estuvimos una hora larga sentados en torno a la mesa, saboreando los platos y disfrutando de la compañía. Cuando se come así, te sientes automáticamente satisfecha y «alimentada», no te pasas el resto de la noche picoteando en un vano intento por procurarle a tu organismo la dulzura, el cariño y el sentimiento de pertenencia que necesita.

Los estudios demuestran, uno tras otro, que el ritual ancestral de «partir el pan» es un modo eficaz de combatir el estrés, forjar relaciones sólidas, mantener unida a la familia e incorporar la alegría y el placer a la vida cotidiana. Cuanto más vivo, más consciente soy de lo importante que es dicho ritual. Como dice siempre Leftari, mi amigo griego, «la comida une a la gente». Es muy sencillo y muy cierto. No fuimos diseñados para comer solos viendo malas noticias en televisión. Somos seres que buscan contacto y, cuando nos sentamos a disfrutar juntos de una comida, nuestras diferencias se disuelven. Esa vinculación emocional nos permite regenerar nuestros tejidos y órganos con un sentimiento de amor y pertenencia. Disfrutar de una comida casera preparada con amor y deleite siempre sienta bien. Y la huella energética que deja en los alimentos el cariño y el esmero de quienes la preparan puede incluso neutralizar el efecto adverso de algunos ingredientes poco saludables que en ocasiones nos vemos obligadas a ingerir.

Si relees el menú de la cena que acabo de describir, notarás lo siguiente: no incluía lácteos, ni cereales, ni soja, ni azúcar ni endulzantes de ninguna clase. En aquel momento yo estaba siguiendo un programa de reseteo nutricional de un mes de duración llamado Whole30, con comidas que incluían carne, pescado, verduras, frutos secos, semillas y fruta, con el añadido de algunos aceites saludables y hierbas aromáticas como condimento. La única cosa que echaba en falta era una pizca de estevia en el café o el té con hielo, pero ahora que llevo una vida placentera no necesito incorporar tanto dulzor como antes a través de la comida. He vuelto a tomar estevia, aunque en mucha menor cantidad que antes. Me doy cuenta de que la consumía mecánicamente y que en realidad no necesitaba tanta.

Disfrutar de la vida te facilita disfrutar de los alimentos que nutren tu cuerpo. La comida no tiene por qué cumplir la función de amiga o terapeuta. Si tienes una relación de amor-odio con la comida, este capítulo te ayudará a hacer las paces con ella. ¡Es posible hacerlas! Si quieres vivir intemporalmente, rompe con la vieja costumbre de llenar el carro de la compra con platos precocinados o procesados en exceso. Sabiendo cuáles son los alimentos saludables y suculentos de los que puedes disfrutar (piensa en cremosos aguacates, o en nueces y arándanos frescos, por ejemplo), te resultará más fácil introducir cambios en tu dieta. Comer bien no tiene nada que ver con la privación, la renuncia o con ser «mala». Y es fácil comer para el corazón, el cerebro, las hormonas y la buena salud en general porque los alimentos saludables benefician al organismo en su conjunto. Es más, descubrirás que la comida saludable es deliciosa y saciante, no aburrida, ni repetitiva, ni carente de gusto y textura.

Quiero que te fijes en una cosa. He empezado a propósito este capítulo con una descripción de una cena placentera, aderezada con velas y buena compañía. Sonaba bien, ¿verdad? Aunque estaba describiendo un menú confeccionado siguiendo ciertas «restricciones» dietéticas, no he mencionado de qué me estaba privando ni qué se me «permitía» comer. Estaba describiendo una comida suculenta y rica en texturas, colores y olores apetitosos. La compartí con personas que, pese a no estar siguiendo mi misma dieta, también disfrutaron de ella y pasaron una velada muy grata. En lo tocante a tu alimentación, debes aprender a comer como una diosa que adora los manjares que se despliegan ante ella y que merece disfrutar de cada bocado. Las expresiones lingüísticas y las ideas en torno a la restricción, la privación y la vergüenza relacionadas con la comida te impedirán florecer. ¡Debes librarte de ellas!

HACER DIETA SIN MORIR DE HAMBRE

Hay cientos de «dietas milagro» por ahí. En todas las revistas aparece alguna y todas funcionan durante un tiempo, pero ninguna de ellas es sostenible a largo plazo. Seguramente habrás probado muchas de ellas para luego volver a una alimentación poco saludable, basculando entre el hambre y el hartazgo, entre la frustración y el capricho, entre el orgullo y la mala conciencia. La comida se ha convertido en un drama para muchas de nosotras.

Yo personalmente he probado decenas de dietas, ayunos y ayunos con zumos desde los 13 años. Cuando estaba en la treintena fui vegana macrobiótica hasta que noté que tenía quebradizos el pelo y las uñas y que estaba ganando peso a pesar de comer tanto cereal. He hecho la dieta Atkins, la HCG, la Furhan... La lista es infinita. Y dado que tengo una estructura ósea más bien ancha y facilidad para desarrollar músculo, siempre he estado por encima del peso «ideal» que supuestamente debería tener para mi estatura (un metro sesenta y dos). Da la casualidad de que sé que, si tienen que elegir entre estar fabulosamente sanas y pesar diez kilos más o estar glamurosamente flacas, la mayoría de las mujeres prefieren esto último. Por eso siguen fumando y tomando píldoras adelgazantes.

Ahora mi peso es estable y toda la ropa que tengo me sirve. Hace más o menos un año que abandoné la costumbre de pesarme a diario porque me di cuenta de que estaba tratando a mi cuerpo como si fuera un enemigo que me traicionaba engordando si no lo ataba muy en corto. Eso sí que es caer en la trampa de la vergüenza y el fracaso. Sí, seguramente peso entre dos y cinco kilos más de lo que me gustaría, los mismos kilos contra los que llevo luchando treinta años. Yo los «perdía» y ellos volvían a «encontrarme» indefectiblemente. Durante décadas mantuve una guerra fría contra mi peso. Ahora, en cambio, esos kilos y yo coexistimos en paz. Y después de un año de «recuperación», ahora puedo subirme a la báscula sin experimentar una subida de adrenalina o una punzada de mala conciencia.

He repetido hasta la saciedad que las mujeres tienen que cambiar la forma de hablar y de pensar sobre su salud. Esperar continuamente que algo salga mal y aguardar con aprensión a que ocurra es un síntoma de falta de confianza en la propia capacidad para mantenerse sana. Lo mismo sucede con el peso. Puedes confiar en que tu cuerpo sea capaz de alcanzar un peso saludable y mantenerse en él. De lo contrario, aquello a lo que te resistes (los alimentos «prohibidos» y el exceso de peso) persistirá. Te sentirás desfallecida y acabarás comiendo *brownies* y patatas fritas, o te estresarás por tu peso, lo que hará subir el nivel de las hormonas del estrés que por sí solas pueden causarte inflamación y aumento de peso, comas lo que comas. Ahora me doy cuenta de que al resistirme a esos «entre dos y cinco kilos», sólo estaba consolidándolos.

A algunas mujeres, el hecho de pesarse a diario les hace sentir que controlan su peso. Ven subir la cifra en la báscula hasta el tope de esos «entre dos y cinco kilos» y se vuelven un poco más precavidas con lo que comen, con cuánto ejercicio hacen y cuánto duermen y con su forma de gestionar el estrés (puesto que el estrés y el aumento de peso están a menudo relacionados). Al cabo de unos días o semanas, la cifra baja gracias a algunos pequeños ajustes. Otras mujeres rara vez se pesan y se orientan por cómo les quedan los pantalones para saber si necesitan prestar un poco más de atención a lo que comen. Sin embargo, para muchas mujeres el hecho de subirse a la báscula todos los días sólo supone un aumento del estrés respecto a su peso. A medida que vayas asumiendo una actitud más saludable respecto a la comida y a tu propio cuerpo, sabrás si quieres prescindir de la báscula o no. Confía en ti misma. Confía en que tu cuerpo haga lo necesario con lo que comes. Y deléitate preparando y consumiendo buena comida, digna de una diosa.

¿QUÉ TE RECONCOME?

A veces las oyentes de mi programa de radio llaman para contarme que, a pesar de que se alimentan de maravilla (con comidas y *snacks* que cualquier nutricionista calificaría con sobresaliente), tienen problemas de salud. No se trata de lo que comen, sino de lo que las reconcome. En su afán por ser la mujer perfecta que se ocupa de todo el mundo sin sudar una sola gota, se llenan obedientemente el plato con salmón salvaje y granos de granada y brócoli orgánico, pero están hinchadas y de mal humor, y además se les cae el pelo. El verdadero problema no es ese trocito de chocolate que de vez en cuando se permiten, sino renunciar a la dulzura de la vida en un intento de alcanzar la «perfección» y someter implacablemente sus verdaderos apetitos. Eso es lo que hace aumentar las hormonas del estrés hasta niveles tan tóxicos como los que produciría cualquier alimento muy procesado.

La vergüenza que te produce lo que comes genera una tremenda ansiedad, así que tómate un momento ahora mismo para pensar en tu estómago. ¿Está relajado? ¿Feliz? ¿Satisfecho? ¿O está tenso o preocupado? Toma conciencia de él. Es lo único que tienes que hacer para que el problema empiece a solucionarse. Nadie come siempre intachablemente. Puedes disfrutar de la comida. Puedes recuperarte del fundamentalismo dietético. Pero primero tienes que tomar conciencia de que existe.

¿No tienes la impresión de que, comas lo que comas, siempre hay alguien que piensa que deberías sentirte culpable por comer eso? La policía de la comida está por todas partes, y muchas de nosotras hemos interiorizado su voz perentoria. Recuerdo que hace años, cuando empecé con la dieta macrobiótica y frecuentaba los restaurantes macrobióticos de la zona donde vivía, la gente a la que conocía del trabajo se acercaba a saludarme y echaba un rápido vistazo a mi plato. Yo notaba que querían asegurarse de que estaba cumpliendo las normas de la dieta macrobiótica. ¿Había algún alimento prohibido en mi plato? ¿Era una «buena» comedora macrobiótica? A medida que fui conociéndoles y les escuché hablar obsesivamente de lo que había que comer y lo que no, descubrí que muchos de ellos fumaban y bebían. Sus actitudes respecto a la comida y a sus propios cuerpos eran tan disfuncionales y destructivas como las de las personas que se enorgullecían de comer hamburguesas extragrandes con doble de beicon. (Y, dicho sea de paso, el orgullo de estas personas refleja una forma de pensar obsoleto, porque, como descubrirás dentro de poco, la grasa, incluso la grasa animal saturada, no es tan problemática como nos han hecho creer.) Los extremos en cuestión de alimentación nunca son buenos, pero cuesta resistirse a esas voces admonitorias que nos dicen por doquier qué alimentos son «buenos» o «malos».

Con frecuencia, la comida representa a la «madre» y lo que obtuvimos de ella o no. Lo que come un bebé adiestra su sistema digestivo y su cerebro y le sirve para interiorizar lo que es una comida buena y amorosa y lo que no. Aprendemos el gusto en los pechos de nuestra madre. De hecho, los bebés de madres fumadoras alimentados con lactancia materna prefieren, por habituación, la leche aderezada con sabor a tabaco. De adultas, a menudo tratamos de nutrirnos a través de comida cuando lo que de verdad necesitamos es afecto, amor y atención. Ha llegado la hora de dejar de suplir tus necesidades afectivas con comida insalubre. Como diosa intemporal, mereces algo mejor.

A menudo, cuando entras en tus años intemporales, tu cuerpo te hace un gran favor enviándote señales inequívocas de que no está bien que sigas nutriendo a todo el mundo menos a ti: que comas cualquier cosa que haya, o lo que sobre, o lo que nadie más quiera, o lo que te sienta bien en un momento dado, pero no a largo plazo. La comida «bastante buena» ya no sirve. Tienes que empezar a cuidarte de manera sostenible. Con el paso de los años, después de unas décadas alimentándote mal, el sistema digestivo cambia y el cuerpo genera menos enzimas digestivas, lo que significa que las golosinas azucaradas o las frituras que contienen gluten, grasas transgénicas, glutamato monosódico o azúcar refinado empiezan a hacerse oír muy rápidamente en forma de hinchazón, gases, calambres y otros malestares estomacales. Puedes ir por ahí con una bolsita llena de enzimas y alimentos probióticos para usar en caso de apuro, pero es mejor hacer caso de la sabiduría de tu cuerpo cuando te dice: «Basta. Me merezco comida de verdad. Te quiero demasiado para permitir que esto siga así».

La cuestión es: ¿sabes qué puedes comer para sentirte llena, satisfecha, bien nutrida y con el cuerpo siempre a punto?

QUÉ COMER

En los últimos años hemos aprendido tanto sobre los alimentos y la nutrición que puede resultar difícil mantenerse al día de lo que constituye una dieta saludable, de modo que permíteme empezar por lo más sencillo. Me encanta lo que dice el escritor y activista alimentario Michael Pollan: «Come comida. No demasiada. Sobre todo, plantas». También afirma que, si te encuentras ante una comida que tu abuela no reconocería, seguramente no deberías tomarla.

Aunque es importante consumir alimentos integrales (plantas, sobre todo), conviene moderar el consumo de cereales porque nuestros cuerpos transforman rápidamente el cereal en azúcar, lo que ocasiona todo tipo de problemas, incluido el aumento de peso. Lo creas o no, hay pruebas de que hasta los antiguos egipcios engordaban en exceso debido al consumo de cereal. Tomamos demasiados azúcares que se queman rápidamente, y con excesiva frecuencia nuestras comidas se centran en el pan, la pasta, el cereal o las magdalenas. Incluso los cereales integrales son problemáticos, y se convierten con facilidad en un sustituto de las verduras y las proteínas saludables.

Debido a la comida rápida (que está por todas partes y es adictiva), y al efecto conjunto de la insulina alta, el azúcar en sangre, las hormonas del estrés y nuestra cultura actual, comer bien exige más planificación que antes. Mi padre, que era dentista holístico, solía regalar a los pacientes que tenían que tomar antibióticos yogur natural que mi madre hacía en casa. Sabía que las sustancias probióticas del yogur contrarrestarían los efectos adversos de los antibióticos, que matan las bacterias causantes de infecciones (lo cual es bueno), pero también las bacterias que son beneficiosas para la digestión (lo cual no es tan bueno: dentro de poco sabrás por qué). Actualmente, cuando vas a una tienda cualquiera a comprar yogur, si lees las etiquetas descubres que lo que contienen esos envasitos de plástico es muy distinto de lo que era el yogur de antaño. Hasta puedes comprar yogur de color rosa y verde neón en un tubito de plástico decorado con un personaje de dibujos animados, ¡y lo venden en tiendas de comida sana!

Tienes que leer las etiquetas y entenderlas, o prepararte tú misma la comida con ingredientes que sepas que son frescos y naturales. Cuanto más procesada está la comida (es decir, cuanto más alejada está de su estado natural), más probable es que dispare el nivel de azúcar en sangre o que contenga toxinas. Puede que ya sepas que, si la etiqueta de un alimento contiene doce ingredientes, la mayoría de los cuales no puedes pronunciar, es mejor que vuelvas a dejarlo en la estantería. Es probable que siga ahí meses y meses sin estropearse, porque las bacterias no pueden descomponer lo que no es auténtica comida. También es importante que evites los colorantes alimenticios y los saborizantes artificiales (que a veces se denominan «aromas naturales» porque el abogado de alguna gran empresa consiguió que se cambiara la normativa de etiquetado). Todos esos aditivos deberían haberse quedado en el laboratorio químico donde fueron creados. Tampoco es bueno un exceso de azúcar refinado, de edulcorantes artificiales y de azúcares procesados de origen vegetal (el jarabe de maíz de alta fructosa, por ejemplo). Añádele los efectos nocivos del glutamato monosódico, que se emplea en la fabricación de multitud de comidas, y tendrás la fórmula perfecta para engordar y desarrollar problemas de salud.

DISFRUTAR DE LA GENEROSIDAD Y LA ABUNDANCIA DE LA TIERRA

Hace poco, mientras preparaba una conferencia para un grupo numeroso de estudiantes de nutrición, estuve repasando algunas de mis impactantes fotografías de personas que habían mejorado radicalmente su estado de salud al adoptar una dieta basada en alimentos orgánicos y naturales. Las fotografías mostraban el antes y el después de esas personas, cuyas caras y cuerpos se habían transformado en cuestión de un par de meses. De hecho, mejorar nuestra dieta es uno de los «botones de reseteo» más eficaces de los que disponemos. Al pensar en el poder de los alimentos de cultivo biológico para mejorar la apariencia y la salud, me di cuenta de que comer productos orgánicos es como alimentarse de los pechos de la propia tierra. Mejorar la calidad de lo que comes equivale a un renacimiento, porque la tierra produce los alimentos idóneos que necesitas para florecer.

Empieza por el verde intenso, el rojo, el naranja y el amarillo que estallan en el huerto en época de cosecha. No hay nada más delicioso que preparar sin prisas una comida suculenta con ingredientes frescos y disfrutarla plenamente.

Unas palabras acerca del glutamato monosódico

El glutamato monosódico es un potenciador del sabor artificial, extremadamente adictivo, que puede encontrarse en numerosos alimentos procesados. Para evitarlo, busca en las etiquetas cualquiera de estos términos que enmascaran el glutamato monosódico, compilados por el doctor Mark Hyman en su libro *The Blood Sugar Solution 10-Day Detox Diet* [La solución a la glucosa en sangre: una dieta de desintoxicación en 10 días] (Little, Brown, 2014).[1]

- Cualquier cosa que contenga el término «glutamato»
- Gelatina
- Proteína vegetal hidrolizada
- Extracto de levadura
- Ácido glutámico
- Levadura autolizada
- Extracto de proteína vegetal
- Proteasa
- Cualquier «enzima modificada»
- Carragenato
- Caldos concentrados
- Cualquier aroma o saborizante
- Malta de cebada
- Extracto de malta
- Condimentos naturales
- Nutrientes o alimentos con levaduras
- Cualquier cosa que contenga «enzimas»
- Maltodextrina

Sobre todo, si lo haces con personas muy cercanas a ti, como he mencionado. Resulta que la mayoría de los miembros de mi grupo de tango son cocineros aficionados. Y es lógico. Quienes saborean el placer de bailar «agarrado» también saborean el placer de la comida. Nuestras reuniones para comer, en las que cada uno lleva su aportación, son festines legendarios. Mi amigo Leftari dice: «Me gusta tanto cocinar que de mis dedos caen gotas de miel en la comida». Doy fe de que, cuando pruebas su comida, saboreas ese amor. Aquí tienes una plegaria para reforzar la alimentación sana y placentera: «Divino Amado, por favor, hazme cambiar para que esté rodeada de comida saludable y suculenta y de personas que disfruten preparándola, sirviéndola y comiéndola».

No todas las comidas te van a saber a gloria ni te van a sentar divinamente. Puede ocurrir que a veces te veas obligada a pedir algo en un restaurante de comida rápida conocido por sus alimentos altamente procesados, salados y edulcorados, diseñados desde fábrica para crear adicción. Ésa es la comida responsable de la epidemia de obesidad que se extiende por el mundo, así que procura evitarla, pero si tienes que tomar alimentos que no sean de la mejor calidad porque no te queda otro remedio, tómate un instante para imbuirlos de Amor Divino. Cuando te sientes a comértelos, di para tus adentros: «Gracias por esta comida. Que alimente mi cuerpo». Luego cómetela sin mala conciencia. Mastica con calma. Deja que tu cuerpo tome conciencia de que estás haciendo una pausa, de que le estás procurando el alimento que necesita para seguir funcionando. Siéntete agradecida por tener un cuerpo sano y comida a tu disposición. Concédete un momento para respirar y relajarte. Si llevas a cabo este ritual, te darás cuenta de que en realidad no quieres que consumir alimentos carentes de vida se convierta en un hábito. La verdadera comida, rebosante de fuerza vital, le sienta mucho mejor a tu cuerpo. Y un poco da para mucho, porque tu organismo se siente satisfecho con mucho menos de lo que podías imaginar.

Si te parece más fácil comprar comida para llevar que cocinar para ti sola, empieza a pensar en cómo podrías preparar comidas sencillas que al mismo tiempo sean muy nutritivas. La clave está en hacer planes con antelación, como si fueras a cocinar para un grupo de invitados. Puedes preparar una comida rica en proteínas y vegetales en apenas quince minutos, y hacerte una sopa que te dure varios días, o intercambiar raciones con otra persona para disfrutar de platos más variados. Cocina y come con otros siempre que te resulte fácil y divertido.

LA RELACIÓN GRASA-AZÚCAR

Nacimos para disfrutar de las grasas, pero, a pesar de que el cuerpo y el cerebro las necesitan, en los últimos años han cosechado muy mala fama. Algunos expertos incluso recomiendan consumir apenas un 10 por ciento de calorías procedentes de grasas, cuando posiblemente necesitamos entre un 50 y un 70 por ciento.[2] La verdad es ésta: *por comer grasas no vas a engordar.* En el año 2010, un metaanálisis de los estudios científicos sobre las grasas demostró que no había pruebas significativas de que consumir grasas saturadas (las asociadas con la carne y los lácteos) aumente el riesgo de padecer enfermedades cardiacas o accidentes isquémicos.[3] Desafortunadamente, muchas mujeres han eliminado las grasas saturadas de su dieta y reducido la ingesta general de grasas, persuadidas de que era lo más saludable. Pero cuando eliminas las grasas, la comida no resulta tan sabrosa ni tan satisfactoria y acabas consumiendo más azúcares e hidratos de carbono simples como el pan y la pasta. De hecho, la popularización en Estados Unidos de las dietas pobres en grasas y ricas en hidratos de carbono ha disparado las tasas de obesidad.

No todas las grasas son iguales, de modo que es importante entender que las grasas *per se* no te hacen engordar. Son las grasas trans (los aceites hidrogenados y parcialmente hidrogenados), los aceites vegetales muy refinados, los azúcares, los almidones y el glutamato monosódico (en sus muy variadas formas) los que hacen que se acumulen los kilos y generan toda clase de riesgos para la salud. No hay razón para temer las grasas dietéticas *saludables.*

De hecho, las grasas son el alimento del cerebro.[4] Tu cerebro está compuesto principalmente de grasa, concretamente de una grasa llamada DHA. Y, al igual que el cerebro de los humanos que vivieron hace cientos de miles de años, se nutre de grasa a no ser que haya glucosa (es decir, azúcar) disponible. Si dispone de azúcar para mantener sus motores en marcha, recurre a él como combustible. Dado que nuestras dietas suelen ser muy ricas en azúcares, nuestro cerebro se alimenta de glucosa y acumula gran cantidad de lípidos en forma de grasa, y al mismo tiempo almacenamos un montón de azúcar transformada en grasa. Dentro de esta grasa se acumulan las toxinas, de modo que nuestro cuerpo retiene pesticidas y metales pesados que nos afectan a nivel celular. Ahora bien, este sistema de almacenamiento de combustible para momentos de escasez funcionaba a la perfección cuando los humanos vivían en cavernas y su organismo tenía que recurrir a la grasa acumulada cuando faltaba la comida. El sistema no funciona tan bien ahora que llevamos una vida mucho más sedentaria y que es muy fácil conseguir en todas partes hidratos de carbono altamente procesados y de baja calidad. Incluso podemos comprar dulces y patatas fritas en las máquinas expendedoras de gimnasios y hospitales, y tomar galletitas gratis en los vestíbulos de los bancos. Por otro lado, la publicidad de los restaurantes de comida rápida sirve para financiar a los principales medios de comunicación. Los anuncios son de patatas fritas, no de zanahorias.

Teniendo a nuestra disposición tantos hidratos de carbono de pésima calidad, hay que prestar mucha atención a la cantidad, calidad y tipos de grasa y glucosa que consumimos. De lo contrario, acabas consumiendo lo que tienes más a mano: normalmente, comidas muy perjudiciales para tu cuerpo y tu cerebro. Tienes que estar muy atenta para no picotear constantemente hidratos de carbono de mala calidad cuando estás descentrada o nerviosa por algún motivo. Cuanto más estresada estás, más te pide tu cuerpo grasas aderezadas con azúcares, porque la parte más primitiva de tu cerebro piensa que lo que necesitas son fuentes de energía para huir de aquello que te persigue. Lo que de verdad necesitas es reequilibrar la química de tu cerebro y de tu cuerpo en general. Cuando los niveles de hormonas y neurotransmisores de tu organismo están como deben, no sientes el deseo de tomar alimentos ricos en hidratos de carbono para calmar tu ansiedad, como puré de patatas, patatas fritas con kétchup, galletas, pasta, panes y cereales azucarados. Estos alimentos, extremadamente adictivos, disparan temporalmente tu energía y tu buen humor, pero producen después un inevitable bajón energético, además de otros problemas de los que hablaré dentro de poco.

¿Te sorprende esta noticia sobre las grasas y los azúcares? Existe una enorme confusión en torno a los pros y los contras de las dietas pobres en grasas y ricas en hidratos de carbono y las dietas moderadas en grasas y pobres en hidratos. Permíteme explicarte por qué no tienes que preocuparte por las grasas saludables y por qué es preferible consumir (si acaso) con moderación azúcares saludables y cereales integrales. Primero hablaré de las grasas y a continuación de los azúcares y los cereales.

LAS GRASAS SALUDABLES

Las grasas procedentes de vegetales tales como el aguacate, los frutos secos y las semillas crudas no plantean problemas. Y los aceites mínimamente procesados procedentes de vegetales orgánicos (el aceite de oliva virgen extra, o los aceites de coco, almendras, sésamo, linaza, cáñamo, etcétera) tampoco. Ten presente que la química de algunos aceites cambia al calentarlos y los vuelve menos saludables, de modo que cocina solamente con aceite de oliva o de coco. Asimismo, puedes emplear mantequilla clarificada, también conocida como *ghee*, un alimento básico en la India, tanto para cocinar como para condimentar los platos. No utilices aceite de colza que, aparte de estar altamente procesado, deriva de semillas que casi con toda probabilidad han sido sometidas a modificación genética. Evita cualquier aceite o crema untable que contenga grasas trans, las cuales contribuyen a la diabetes tipo 2. Si perteneces a la generación que abandonó la mantequilla por la margarina, despréndete de esa vieja costumbre y vuelve a las grasas más naturales y sanas.

La proteína animal es beneficiosa, aunque la carne, el pescado y las aves contengan grasas saturadas. Si no eres vegetariana ni vegana, adelante: come pescados salvajes (no de piscifactoría), así como ternera, pollo, cerdo u otras carnes de animales que se muevan libremente en un entorno natural y se nutran de sus alimentos naturales (carne de ternera de reses alimentadas con hierba y criadas en una granja pequeña, por ejemplo). Si tomas lácteos tales como yogures y quesos, los más recomendables son los elaborados a partir de leche fresca y cruda, pero conviene que conozcas a tus proveedores y la normativa de tu región: los productos con leche fresca son ilegales en muchos lugares debido al temor a las enfermedades de origen alimentario. Si no encuentras o si te inquietan los productos con leche fresca, elige leche de vacas criadas en ganaderías ecológicas, que no añaden hormonas como la rBGH (hormona recombinante de crecimiento bovino) a la alimentación de los animales. Normalmente, es el procesado que implica la fabricación de los productos lácteos lo que los hace difíciles de digerir, aunque tal vez tengas intolerancia a la lactosa (el azúcar de la leche) o a la caseína (una proteína láctea). Haz caso a tu cuerpo. Si te sientes bien comiendo carne o queso orgánicos y limpios en pequeñas cantidades, úsalos como fuente de proteínas.

Seguramente llevas años oyendo decir que conviene eliminar el consumo de grasas saturadas. Esta recomendación, sin embargo, no podría ser más desacertada. Evitar el pescado, las carnes, los lácteos y los aceites saludables, así como los frutos secos y las semillas suele traducirse en una bajada de lo que, siguiendo un análisis de lípidos estándar y obsoleto, se suele denominar colesterol «malo» (el LDL). Pero, como expliqué en el capítulo 4, es necesario pensar en el colesterol de manera muy distinta. El colesterol LDL no es intrínsecamente malo. Ni siquiera es colesterol. Transporta a las células el colesterol que tanto necesitan, mientras que el colesterol HDL (el llamado «colesterol bueno») se lleva el colesterol sobrante que las células no necesitan y lo transporta hasta donde el organismo puede procesarlo y reciclarlo. Piensa en las LDL [lipoproteínas de baja densidad] como en el camión de reparto y en las HDL [lipoproteínas de alta densidad] como en el camión de la basura. Cuando evitas las grasas saludables, tales como las de pescado, frutos secos o aceite de coco, lo que estás haciendo es reducir el colesterol LDL *bueno*, es decir, las partículas menos densas que realizan la labor esencial de llevar el colesterol necesario a las células y no se oxidan fácilmente. Si reduces el consumo de azúcares e incluyes grasas saludables en tu dieta, no tendrás tanto colesterol LDL *malo*, esto es, los camiones de reparto maltrechos y abollados por el exceso de azúcar en el organismo. Las partículas del colesterol LDL malo sirven como indicadores de la progresión hacia la resistencia a la insulina. El colesterol HDL *bueno* puede llevarse el colesterol sobrante, siempre y cuando tu organismo disponga de él en cantidad suficiente (puedes aumentar el nivel de HDL a través de la meditación y del ejercicio regular). Por favor, no te preocupes tanto por las HDL, las LDL y el colesterol. Más adelante te informaré sobre los análisis clínicos más indicados para medir los niveles de colesterol, HDL y LDL, pero de momento recuerda sólo que esa vieja recomendación nutricional está obsoleta.

Incorporar grasas saludables a tu dieta supone que con toda probabilidad estarás alimentando tu cerebro con lípidos: el nutriente básico del cerebro superior. Además, no caerás en el ciclo de sufrir bajadas de azúcar en sangre, ansia y necesidad de ingerir comidas edulcoradas para elevar tu nivel de glucosa en sangre. Recuerda que cuando digo grasas saludables me estoy refiriendo a grasas saturadas naturales presentes en alimentos como el aceite de coco, la ternera alimentada con pastos naturales, el salmón salvaje y los huevos de gallinas de corral que se nutren de alimentos orgánicos. Las gallinas «de corral» pueden deambular a su aire y comer plantas, su alimento natural, lo que hace que sus huevos tengan un mayor contenido en ácidos grasos omega 3. Las gallinas «no criadas en jaulas» suelen disponer de poco espacio para moverse y no comen alimentos ricos en ácidos grasos omega 3, lo que significa que sus huevos presentan un menor contenido de este ácido graso esencial para una salud cerebral óptima. Recuerda que lo que comen los animales afecta a su carne, a su leche y a sus huevos.[5]

Lo que de verdad tienes que plantearte eliminar de tu dieta por motivos de salud no es la carne, ni los lácteos, sino el azúcar y los cereales. Grábate esto en la memoria: las grasas, incluidas las saturadas, no constituyen un problema. ¡Son esenciales para la salud!

GOLOSINAS Y AZÚCAR EN SANGRE

Desde un punto de vista evolutivo, el gusto por los dulces constituyó una buena adaptación de los humanos a nuestro entorno. Preferimos de manera natural los sabores dulces, y las frutas y las verduras en el punto culminante de madurez y dulzor poseen una enorme cantidad de nutrientes. La Madre Naturaleza derrocha azúcar en las calabazas y las fresas, pero alimentos como éstos, con un alto contenido natural en azúcares, también tienen gran cantidad de fibras que ralentizan la absorción de esos azúcares por parte del organismo. No van a disparar tus niveles de glucosa como lo harían los azúcares refinados, y por «refinados» me refiero a cualquier azúcar extraído de frutas o verduras fibrosas. Además, es muy probable que no vayas a excederte comiendo calabazas. Puedes tomar miel y sirope de arce naturales en pequeñas cantidades, pero tampoco conviene excederse en su consumo.

Si te apetece endulzar un poquito tus platos, elimina al menos los azúcares procesados. Puedes utilizar una pizca de estevia, que es natural y muy dulce, de modo que una pequeña cantidad cunde mucho. Evita los edulcorantes que puedes encontrar en pequeños envoltorios en cualquier restaurante o cafetería: el azúcar refinado (sobrecito blanco), el aspartamo (sobrecito azul), la sacarina (sobrecito rosa) y la sucralosa (sobrecito amarillo). Y elimina radicalmente el consumo de jarabe de maíz de alta fructosa que los fabricantes ponen en todo tipo de comidas. Lee siempre las etiquetas y busca el contenido en azúcares. Te sorprenderá la cantidad de edulcorantes que se añaden a cualquier alimento procesado. Hace poco leí la etiqueta de una crema de calabacín orgánica que vendían en un herbolario y el porcentaje de azúcar que contenía me dejó asombrada. El azúcar es tan adictivo como la cocaína fumada, de modo que la compulsión de ingerirla en exceso en cualquiera de sus formas es casi imposible de resistir, y eso incluye alimentos presuntamente «saludables» como las barritas de cereales y el muesli.

La cena que describí al principio de este capítulo contenía suficiente dulzor (patatas dulces y manzanas honeycrisp, una variedad particularmente dulce), sin necesidad de azúcares añadidos. Pero incluso una ingesta de azúcar tan reducida ocasiona fluctuaciones de glucosa en sangre perjudiciales para la salud en personas que ya no son sensibles a su propia insulina debido a años de mala alimentación. Si éste es tu caso, elimina por completo de tu dieta los azúcares y los alimentos generadores de glucosa durante un periodo de entre siete y diez días. Después puedes volver a consumir azúcares un día a la semana o cada dos semanas. Reducir hasta ese punto el consumo de estos alimentos suele restaurar los receptores de insulina, impidiendo el desarrollo de diabetes tipo 2 y a veces incluso revirtiéndola. Si tu páncreas está exhausto debido a la sobreproducción de insulina, seguramente descubrirás que prescindir de los azúcares, el pan y la pasta (así como tomar proteínas en cantidad suficiente) ayuda a tu páncreas a estabilizar tu nivel de azúcar en sangre. Mantener un nivel glucémico estable previene, además, las diversas complicaciones de la diabetes tales como la neuropatía. Y, lo creas o no, si ya sufres esas complicaciones, nunca es demasiado tarde para empezar a mejorar tu salud mediante un cambio de dieta.

Incluso si no presentas síntomas de diabetes, una de las cosas más importantes que puedes hacer para mantenerte intemporal es impedir que tus niveles de azúcar en sangre oscilen continuamente. Para ello debes evitar los azúcares y edulcorantes a menos que procedan de frutas y verduras sin procesar. Si tus niveles fluctúan erráticamente a lo largo del día, en ciertos momentos te sentirás rebosante de energía y en otros te fallarán las fuerzas y tendrás dificultades para concentrarte. También sentirás con frecuencia un deseo ansioso de comer golosinas y dulces y, si cedes a ese deseo y te acostumbras a comerlos, sólo estarás empeorando la situación. Con el tiempo, los niveles inestables de glucosa y el consumo elevado de azúcar ocasionan inflamación celular y resistencia a la insulina, lo que conduce a la diabetes, el cáncer, la demencia y las enfermedades cardiovasculares. De hecho, el azúcar está más asociado al desarrollo de la diabetes tipo 2 que cualquier otro alimento, incluso más que el hecho de llevar una vida sedentaria. Consumir alimentos con bajo contenido glucémico se asocia, en cambio, a tasas inferiores de diabetes, al margen de que se lleve una vida sedentaria o se sea obeso.[6]

Si notas casi todos los días altibajos muy fuertes en tu nivel de energía y en tu capacidad de concentración, o si ya sabes que te hallas en situación prediabética, debes empezar a prestar atención a tu nivel de azúcar en sangre y a lo que comes. Lo ideal es tener un nivel de azúcar de entre 70 y 85 mg/dl en ayunas y que no suba más allá de 40 puntos después de comer. Dicho de otra manera: debería permanecer en 120 mg/dl o menos en las dos horas posteriores a una comida. Durante años se consideró que el tope superior del nivel normal de azúcar en sangre en ayunas era de 100 mg/dl, pero esta cifra es demasiado elevada si se tiene en cuenta que el estudio publicado en 2011 por el proyecto PATH Through Life (las siglas PATH corresponden a *Personality and Total Health* [Personalidad y Salud Integral]) demostró que cuanto mayor es el nivel de azúcar en ayunas, mayores son también los daños que sufre el hipocampo cerebral, daños éstos que están asociados con la demencia.[7] La investigación científica demuestra que existe un vínculo muy estrecho entre diabetes y demencia. De hecho, el mal de Alzheimer puede considerarse como una diabetes de tipo 3.

Para medir y vigilar tu nivel de azúcar en ayunas puedes comprar un glucómetro en cualquier hipermercado (no son caros). Y aunque no te preocupe el azúcar, pruébalo de todos modos durante unos días seguidos para ver cómo están tus niveles. Hazte la prueba antes de desayunar y no tomes ningún tentempié durante la noche. (Si sufres de insomnio y te entran unas ganas terribles de comer en plena noche, o si tienes problemas intestinales o de estómago después de consumir azúcar, es probable que tengas niveles de glucosa inestables.) También puedes pedirle a tu médico que te haga un análisis de hemoglobina A1C para determinar tus niveles de azúcar en sangre durante los dos últimos meses aproximadamente, lo que constituye una forma de medición aún más precisa. Si tu nivel de glucosa es inestable, fíjate en lo que comes. Y haz caso a tu cuerpo. Si a media tarde estás de malhumor y con ganas de comerte hasta el papel de las paredes, es probable que tus niveles de azúcar sean inestables.

Lo que comes al empezar el día marca la pauta de tu nivel de azúcar en sangre durante las siguientes veinticuatro horas, así que procura comer algo de proteína y de grasa a primera hora de la mañana. Huevos con aguacate, por ejemplo, y quizás algunas bayas. Como endulzante emplea estevia, como he dicho. Hay que permitirse ciertos placeres a la hora de comer. Si conviertes en un ritual el disfrutar en pequeñas cantidades de chocolate, té o café endulzados y cosas por el estilo, será menos probable que consumas esos alimentos en tal cantidad que ocasionen inflamación celular y desequilibrios glucémicos. Pero tienes que conocerte a ti misma y tener presente lo que dije en el capítulo 2 acerca de los «moderadores» y los «abstinentes». Porque *muchas* personas son incapaces de parar después de comer aunque sea sólo un trocito de chocolate.

Aunque creas no tener ningún problema con el azúcar en sangre, es importante que seas consciente de que el azúcar afecta a tu cuerpo a nivel celular. Si consumes azúcares y cereales en cantidad (incluso cereales integrales), es probable que tu sistema gastrointestinal esté vertiendo un goteo de partículas alimenticias en tu torrente sanguíneo, en una dolencia conocida como «síndrome del intestino permeable». Recuerda que los cereales modificados genéticamente que consumimos en la actualidad son muy distintos de los que disfrutaban nuestros abuelos. Tienen un contenido en gluten mucho más elevado, lo que ocasiona inflamación celular debido a que las células no saben qué partículas son ésas e intentan neutralizarlas envolviéndolas en fluido. El sistema hormonal reacciona a todo tipo de azúcares haciendo que el páncreas bombee más insulina para llevar el sobrante de azúcar en sangre a las células, donde pueda utilizarse. Una parte de ese azúcar se almacena en forma de grasa, pero la mayoría viaja por tu torrente sanguíneo buscando una célula que lo acepte. Entre tanto, la inflamación de tu organismo y de tus vasos sanguíneos provoca estrés oxidativo, es decir, la proliferación de células a las que les faltan electrones y que intentan conseguir esos electrones «robándoselos» a otras células, lo que a su vez las desestabiliza y las daña.

Cuando el estrés oxidativo y la inflamación se descontrolan, todo se va a pique y tu organismo comienza a colapsarse y a consumirse. El siguiente paso es una dolencia prediabética conocida como estrés glucémico. Se trata de una dolencia reversible si cambias de dieta y liberas emociones reprimidas tales como el resentimiento y la pena. El estrés glucémico provoca inflamación celular, que se manifiesta primero como malestar físico en forma de dolores musculares, hinchazón, dolor de cabeza, insomnio y aumento de peso. Con el tiempo, esto se traduce en enfermedades degenerativas crónicas como dolencias cardiovasculares, artritis, tensión alta, Alzheimer, diabetes o cáncer. Afortunadamente, este efecto dominó (azúcar-inflamación-enfermedad) puede contrarrestarse y revertirse sólo con reducir la ingesta de azúcar y prestar atención a los tipos y la forma de los azúcares que consumes.

Análisis básicos recomendados

Hay varios análisis clínicos que recomiendo para que toda mujer evalúe el impacto de sus hábitos dietéticos en su salud. Los dos primeros miden directamente los niveles de azúcar en sangre; del tercero hemos hablado previamente en relación con la salud cardiovascular. Te recomiendo que le pidas a tu médico o profesional de la salud que te haga estos análisis y que te ayude a interpretar y comprender los resultados.

1. *Test de resistencia a la insulina.* También conocido como test de tolerancia a la glucosa, mide tanto tu nivel de azúcar en ayunas como tus niveles de insulina una o dos horas después de consumir una bebida con 75 gramos de glucosa. Dado que el nivel de insulina en ayunas es lo primero que se descompensa en una dieta inflamatoria rica en azúcares (mucho antes de que tu nivel de azúcar en sangre empiece a cambiar y de que se te pueda diagnosticar una diabetes), este análisis es muy valioso como indicador temprano de que debes tomar medidas. Una alternativa es comprarte un glucómetro para medir tu nivel de azúcar en sangre. El nivel de azúcar en ayunas debe estar entre 70 y 85 mg/dl. Y dos horas después de comer no conviene que supere los 120 mg/dl.

2. *Hemoglobina A1C.* Esta prueba mide tu nivel medio de azúcar en sangre durante las seis semanas previas. Todo lo que supere un 5,5 por ciento se considera elevado. Por encima de un 6 por ciento es diabetes.

3. *Perfil de lípidos NMR.* Es el modo más avanzado de analizar tu nivel de colesterol. A diferencia del perfil de lípidos estándar pero obsoleto, este test identifica el número y el tamaño de las partículas de cada tipo de colesterol (LDL y HDL), además de contabilizar los triglicéridos. Para una explicación por extenso, relee la sección dedicada a este tema en el capítulo 4. El perfil de lípidos NMR puede obtenerse únicamente a través de LabCorp o LipoScience. Los demás análisis puedes encargarlos tú misma a través de SaveOnLabs (www.saveonlabs.com). Lo ideal es que consultes a un especialista en salud que entienda de medicina funcional y nutrición (www.functionalmedicine.org) para que te ayude a interpretar los resultados y a actuar en consecuencia.

CÓMO EVITAR LA ADICCIÓN A LA COMIDA

¿Eres adicta al azúcar? ¿Al azúcar, a la grasa y a la harina blanca? ¿O quizás a algún otro tipo de dulce o golosina? Fíjate en los alimentos que te «llaman», esos que te tientan a comer en exceso. Una amiga mía publicó hace poco en Facebook que por fin estaba afrontando su adicción al chocolate. Se ha dado cuenta de que, tratándose de chocolate, no puede comer con moderación, ya sean pepitas de cacao orgánico o una chocolatina. Sabe que la única solución es cortar por lo sano y no volver a comerlo nunca. Anunciarlo públicamente la está ayudando a conseguir el apoyo que necesita para ceñirse a su decisión.

En otros casos, la comida adictiva puede ser el puré de patatas, o el arroz integral o cualquier cosa salada. Si sientes la tentación de ingerir en exceso una comida, es probable que esa comida sea adictiva para ti. No luches contra ti misma y tus ansias: simplemente, evita por completo ese alimento. Si te resulta difícil comprometerte a ello, toma la decisión de prescindir de esa comida al menos durante un mes, a ver qué pasa. Quizás, al desintoxicarte de ella y romper con el hábito, te des cuenta de que prefieres librarte de esa adicción a seguir combatiéndola. Si eres adicta al azúcar, seguramente descubrirás que las frutas y las verduras te saben mucho más dulces que antes porque has conseguido regular a la baja tus receptores gustativos del dulzor. Y al comer alimentos más naturales y asegurarte de que tienes suficientes proteínas estabilizadoras del azúcar en sangre, estarás reeducando tus papilas gustativas para que aprecien los verdaderos alimentos y reducirás, de paso, tus ataques de ansia.

La escritora Anne Wilson Schaef ha dicho: «Las adicciones sirven para embotarnos de modo que perdamos el contacto con lo que sabemos y lo que sentimos». Si te digo que elimines de tu dieta el azúcar refinado, el alcohol o las comidas con alto contenido glucémico (todo lo cual aumenta la secreción de betaendorfina y hace que te sientas mejor temporalmente), quizá seas capaz de hacerlo. Pero si no afrontas los sentimientos que te impulsan a buscar en la comida dulzor vital, o a recurrir a bebidas con cafeína para conseguir energía, o a una botella de licor espirituoso para encontrar el Espíritu, tus problemas subyacentes harán que ansíes de nuevo esas sustancias.

Está demostrado que la industria alimentaria altera y juega con la química de los alimentos para hacerlos más adictivos. Sabiendo esto, sé muy concienzuda a la hora de elegir qué alimentos comes, y sé sincera contigo misma respecto a si de verdad puedes consumirlos con moderación o si tienes que prescindir de ellos radicalmente. La única cura sostenible a largo plazo para la adicción a la comida es producir de manera natural sustancias químicas que generen bienestar y al mismo tiempo trabajar con tu cuerpo emocional para intentar resolver tus problemas anímicos. Entonces podrás alinearte con la diosa que llevas dentro.

Si tienes ansias muy fuertes de comer dulce es por dos razones: primero, porque comiste para desayunar algo que disparó temporalmente tu nivel de azúcar en sangre. Después de que ese cruasán eleve bruscamente tu nivel de azúcar, se produce inevitablemente un bajón glucémico. El segundo motivo es que tus papilas gustativas se han acostumbrado a alimentos altamente procesados que han alterado el equilibrio de tu flora bacteriana intestinal y tu química cerebral. Si comes alimentos más saludables, se reducen tus ansias de comer azúcar. En ese caso, un puñado de bayas te saciará como no te saciaría un pastel o un helado. Y si lo que de verdad ansías es la dulzura de la vida, sal, siéntate al sol debajo de un árbol y habla con alguien que te haga reír. A estas alturas ya sabes que hay muchas formas de experimentar placer sin recurrir a una sustancia que te anime artificialmente.

Y si te encantan los refrescos, tendrás que cortar con ese hábito. Son golosinas líquidas y es muy común ser adicta a ellos. Tampoco bebas las versiones *light*: contienen edulcorantes artificiales que engañan a tu cerebro para que ansíe verdaderos azúcares. Los refrescos *light* con aspartamo se han vinculado a la obesidad, seguramente porque esa bebida no calórica tiende a hacerte desear cosas como un trozo hipercalórico de pan untado con una crema azucarada, o una galleta. Pero el aspartamo es además una excitotoxina que mata células cerebrales y está asociada con todo tipo de dolencias físicas, desde la apoplejía a la esclerosis múltiple.[8]

Muchas mujeres se han vuelto adictas a los refrescos de cola *light* con cafeína y creen erróneamente que, como no tienen calorías y contienen menos cafeína que el café, no suponen ningún problema. ¡Error! Bebe principalmente agua. Si te apetece un poco de variedad o de burbujas, prueba a beber agua mineral natural, o ponle una rodajita de lima o de limón al agua, o bebe un poco de agua con gas con aroma a frutas o con menta fresca y estevia (que es baja en calorías) o una infusión. Tienes muchas alternativas. Procura que los refrescos o los refrescos *light* no sean una de ellas.

En cuanto al alcohol (y sí, el alcohol es un azúcar), no vas a morirte por tomar vino de vez en cuando, pero ¿lo tomas sólo de vez en cuando? Sé sincera. No lo necesitas y tiene muchos más inconvenientes que ventajas. Si alegas ante ti misma que la investigación demuestra que quienes consumen alcohol moderadamente viven más tiempo y disfrutan de mejor salud, recuerda que seguramente hay un montón de cosas asociadas a ese consumo moderado de alcohol que hace que esas personas disfruten de una vida más larga y saludable. Probablemente es el tiempo de relax en el porche, o el tiempo pasado con los amigos, lo que hace que su hábito de beber proteja su salud. Pero lo cierto es que incluso el consumo moderado de alcohol aumenta considerablemente el riesgo de padecer cáncer de mama. Miles de mujeres participan en carreras contra el cáncer y llevan pulseras rosas, y sin embargo beben cantidades de vino suficientes para duplicar su riesgo de padecer la enfermedad. Estudios recientes indican, además, que a la mayoría de las mujeres no les interesa conocer la relación entre consumo de alcohol y cáncer de mama.

El alcohol, que puede ser extremadamente adictivo, es también un depresor. Es más, cuando tus niveles de estrógenos se hallan bajos durante la perimenopausia o después de la menopausia (o durante los días previos a la menstruación), el alcohol es especialmente eficaz a la hora de desanimarte porque deprime tu química neurológica. ¿Qué humor tienes antes, durante y después de beber? ¿Necesitas una copa para tener el valor de mostrarte encantadora e ingeniosa, para bailar en un bar o coquetear con un desconocido, o para negarte a lo que otros consideran que debe darte placer? ¡Las diosas intemporales no necesitan una excusa para divertirse!

Si eres una alcohólica en vías de recuperación, evita el azúcar, que sólo consigue disparar tus ansias de alcohol y deprimir tu química neurológica. No sustituyas una cosa por la otra. Y ten presente que el alcohol, al igual que otros azúcares, también empeora los sofocos, e incluso los provoca.

Una nota sobre el equilibrio hormonal

Habrás oído decir que las hormonas se desequilibran de manera natural al llegar a la madurez. ¿Quieres equilibrar rápidamente tus niveles hormonales? Elimina el azúcar, el gluten y el alcohol de tu dieta. Escribe un diario al respecto para ver lo rápidamente que experimentas cambios en tu estado de ánimo, tu nivel de energía, tu lucidez mental y tus ansias de alimentos poco saludables. Tomar fitoestrógenos como la *Pueraria mirifica* y la maca también puede ayudarte, dado que contienen lo que se conoce como adaptógenos. Los adaptógenos forman parte de los receptores hormonales de tus células. Si tus niveles de hormonas son demasiado bajos, actúan saludablemente como estrógenos en dosis bajas. En cambio, si tus niveles son demasiado altos, bloquean cualquier efecto adverso derivado del exceso. (Para más información, consulta en el apartado de «Recursos» las secciones correspondientes a los capítulos 3 y 4.)

CEREBRO DE PAN Y BARRIGA HARINERA

Si has oído hablar de la barriga que sale en la menopausia o te has preguntado alguna vez por qué es tan común perder el móvil o las llaves cuando una llega a la madurez, despréndete de la idea de que el problema son tus hormonas o el «envejecimiento prematuro». No pienses ni hables en esos términos. Lo que hace que te salga barriga o que estés despistada no son las hormonas, ni una supuesta senilidad prematura, ni una parte «natural» de la madurez, sino lo que comes. El culpable es posiblemente el cereal, como explican con detalle dos libros excelentes: *Cerebro de pan: la devastadora verdad sobre los efectos del trigo, el azúcar y los carbohidratos*, del neurólogo David Perlmutter (Grijalbo, 2014) y *Wheat Belly* [Barriga harinera], del doctor William Davis (Rodale, 2011).

Durante la mayor parte de la historia de la humanidad, la gente comía muy pocos cereales: un poco de trigo, a lo sumo, o cebada, centeno, kamut, espelta u otros granos que crecían aquí y allá. No cultivaban ni cosechaban, de modo que los cereales no constituían una parte fundamental de su dieta. Al llegar la era de la agricultura, hace miles de años, empezamos a comer mucho más grano y nuestro organismo se adaptó hasta cierto punto a esta nueva alimentación. Pero, como explica el doctor Perlmutter, que la glucosa de los cereales sea la principal fuente de energía de nuestro cerebro y los cereales nuestro principal recurso alimentario no es lo ideal. Como he dicho más arriba, las grasas constituyen el combustible del cerebro: es preferible nutrir a nuestras neuronas y sus mitocondrias (es decir, sus turbinas) utilizando grasas dietéticas extraídas principalmente de vegetales. Todos esos cereales que forman parte de nuestra dieta se convierten en glucosa (incluso cuando son integrales, con la cáscara casi intacta) y surten el efecto del azúcar en el organismo en general y en el cerebro en particular. El aporte extra de azúcar de los cereales también se almacena en forma de exceso de grasa. A las reses se las ceba con grano para venderlas. Y nosotros también engordamos con los cereales.

Existen cada vez más pruebas de que la mayor parte de las enfermedades características del mundo occidental actual, desde el cáncer a los trastornos autoinmunes pasando por el Alzheimer y el autismo, tienen su origen en la inflamación celular que genera nuestra dieta. Piensa en cómo comes cereales. ¿Desayunas o meriendas una rebanada de pan integral untada con miel o con una compota de frutas concentrada, o cereales con fruta deshidratada? ¿Consumes cereales en casi todas las comidas en vez de verduras? Si es así, seguramente has acostumbrado a tu cerebro a funcionar con combustible de calidad regular, no óptima.

Otro motivo por el que no es aconsejable una dieta rica en cereales es la alteración de los granos que se viene produciendo desde fines de la Segunda Guerra Mundial. Hoy en día comemos mayoritariamente lo que se denomina «trigo enano», que fue introducido para mitigar la hambruna mundial debido a su alto rendimiento. Este tipo de grano tiene, además, un alto contenido en gluten, y todos conocemos a algún celíaco o a alguien con intolerancia al gluten. Actualmente hay muchísimas personas con algún grado de intolerancia al gluten. Comer en gran cantidad este trigo nuevo, muy procesado y cargado de gluten, junto con todo el azúcar refinado y las toxinas que consumimos, ha desequilibrado la balanza. El cereal de hoy en día no es el de los tiempos de nuestras abuelas. Además, puedes comer muchas cosas aunque prescindas del pan, de los cereales y de la pasta de trigo. No echarás en falta la pasta y el pan si consumes un poco de azúcar procedente de frutos y endulzantes naturales y comes suficientes grasas saludables y alimentos frescos, porque la comida te sabrá bien y la disfrutarás. La verdad es que, si comes verduras en cantidad y grasas saludables que nutran tu cerebro, los cereales no te hacen ninguna falta.

UN POCO DE PROTEÍNA SALUDABLE DA PARA MUCHO

Las proteínas sanas mantienen estable el nivel de azúcar en sangre, y las fuentes de proteínas que contienen grasas proporcionan el combustible esencial para el cerebro. Además, no se necesita una gran cantidad de proteínas: sólo unos 45 gramos diarios. Una ración de carne de unos 85 gramos y del tamaño de la palma de tu mano contiene unos 21 gramos de proteína, de manera que no hace falta que te llenes el plato de pescado, pollo o ternera ecológica a la hora de la cena.

No tenemos ningún «reloj» dentro del cuerpo que nos obligue a limitarnos a tomar tres comidas al día. A algunas personas les va bien con dos, mientras que otras necesitan cinco. Todo depende de tu metabolismo. Entre comidas, toma algún tentempié rico en proteínas y añade un poco de grasa. Un puñado de nueces, un huevo cocido, una cucharada de aceite de coco, unos arándanos, una manzana con mantequilla de cacahuete, o una loncha de queso impedirán que te sientas mareada o hambrienta entre comida y comida. Son los azúcares refinados (especialmente si están mezclados con grasas) los que nos hacen más daño, de modo que procura evitar estos alimentos. (Ya sabes cuáles son: ¡los que proceden de máquinas expendedoras!)

Una nota acerca de las alubias y las legumbres en general

Así pues, ya sabes que puedes disfrutar de la generosidad de la tierra en forma de verduras, frutas, carnes y productos lácteos procedentes de animales que vivan en contacto con la naturaleza, como en tiempos de tu abuela. Pero ¿qué hay de las alubias y las legumbres en general? Estos vegetales disparan rápidamente el nivel de azúcar en algunas personas y en otras no. No forman parte de la llamada «paleodieta», muy en boga últimamente, pero seamos francas: las judías pintas o los frijoles no son precisamente pastelitos o pan blanco, y constituyen una forma barata y muy a mano de consumir proteínas. No hay por qué descartar el potaje de judías pintas o frijoles, el *hummus* o la ensalada de judías si comes saludablemente a fin de reducir la inflamación celular y mantener estable tu nivel de azúcar. Con tal de que no te generen picos de ansiedad o altibajos de humor y energía provocados por oscilaciones del nivel glucémico, cómelos con toda tranquilidad. Puedes equiparar las legumbres a los tubérculos como la zanahoria y la remolacha, que contienen mucho azúcar: quizá no sean tu primera opción alimenticia, pero consumidas con moderación seguramente te sentarán bien. El tofu y el *edamame* se elaboran con soja y pueden ser muy saludables para la mayoría de las mujeres. En cuanto a la soja refinada, da problemas en algunos casos, pero no en todos.

ALIMENTACIÓN INTEMPORAL

Lo cierto es que los seres humanos estamos diseñados para comer verduras y hortalizas, algunas carnes y frutas, y algunos frutos secos y semillas. Procura siempre que las verduras ocupen la mayor parte de tu plato. Por suerte las formas de prepararlas son infinitas, de modo que no tienes por qué aburrirte y encargar una pizza (aunque una pizza vegetariana de masa integral y orgánica puede ser un lujo ocasional y delicioso). Incluso puedes hacer masa de pizza y pasta a partir de ingredientes tales como los calabacines, la coliflor y la harina de coco. Yo soy muy aficionada a la quinoa, que es una semilla, no un grano. Y no contiene gluten.

Si no estás acostumbrada a llevar una dieta basada fundamentalmente en las verduras acompañadas con proteínas y grasas saludables, aquí tienes algunas ideas sobre qué puedes comer:

En lugar de comer esto...	Puedes comer esto
Cereales fríos con leche	Una tortilla hecha con huevos de gallinas criadas en libertad, ricos en omega 3, algunas verduras, cocinadas con un poco de aceite de coco o aceite de oliva virgen extra, y un poco de queso
Tostada con mermelada	Una magdalena hecha con ingredientes tales como frutos secos, semillas de linaza molidas, zanahorias, almendras o harina de coco, y aceite de coco (para éstas y otras recetas de dieta paleolítica, véase www.fastpaleo.com)
Espaguetis con salsa boloñesa	Una hamburguesa pequeña, vegetariana o de carne, acompañada con ensalada de frutas que contenga frutos rojos, melón y otra fruta entera
Sándwich vegetal con pollo	Pollo orgánico de corral y berenjenas o calabacines a la plancha o la parrilla, cocinados con aceite de oliva y finas hierbas

Tarta de chocolate	Una onza de chocolate negro acompañado con fruta fresca y 30 gramos de queso orgánico
Aperitivos de maíz o patatas fritas	Aperitivos de algas o col rizada o un puñado de frutos secos o semillas
Nachos y salsas	Palitos vegetales o *crackers* orgánicos y sin gluten con *hummus*, crema de alubias o *baba ghanoush* (elaborada con berenjenas)
Pizza	Ensalada de tomate, pepino, ajo, albahaca y aceite de oliva, más unos 60 gramos de carne o queso

La pauta esencial es ésta: comer abundantes crucíferas (hortalizas fibrosas y crujientes, ricas en textura, color y sabor) y cantidades moderadas de pescado, carne, lácteos, huevos y frutas saludables, y emplear siempre los ingredientes de mayor calidad y frescura que tengas a tu disposición para obtener el máximo sabor.

No olvides beber mucha agua, fría o del tiempo, como más te apetezca. Disfruta del té y, si te apetece un poco de cafeína y no te sienta mal, procura que el café que consumes esté lo menos procesado posible o pásate al té verde, que está cargado de antioxidantes que previenen la inflamación y el estrés oxidativo.

¿DÓNDE ESTÁ LA COMIDA?

Cada vez es más fácil encontrar alimentos saludables en los sitios más insospechados. Estoy encantada con las nuevas alternativas de comida rápida que están surgiendo por todo Estados Unidos: algunos ejemplos son Chipotle Mexican Grill, Tender Greens o Elevation Burger. Incluso esa cadena de comida rápida que tiene a un payaso por mascota está teniendo que cambiar lo que ofrece en su carta porque la gente comienza a darse cuenta de que la comida «barata» sale cara a largo plazo. Si conduce a un deterioro de la salud, no puede ser una *happy meal*, una comida feliz. También puedes encontrar comida sana en los mercados de productos agrícolas de venta directa del productor al consumidor, o apuntarte a un grupo de consumo. En los grupos de consumo se paga al comienzo de la temporada agrícola para recibir un envío semanal de productos directamente del agricultor. Son un modo excelente de conseguir los mejores productos locales, cultivados orgánicamente, y apoyar a los agricultores de tu región. Yo adoro a mi agricultor local, Justin, que da la casualidad de que también es un consumado bailarín de salsa. ¡Relaciónate con tus vecinos agricultores! Los grupos de consumo son también una forma estupenda de ser creativa en la cocina, porque recibes una caja llena de verduras y hortalizas que a veces no has comido ni cocinado nunca. Busca en Internet «recetas con colinabo» o «recetas con remolacha». También puedes cultivar tus propias frutas, verduras y hierbas aromáticas si dispones de un jardín, o en contenedores en el porche o la terraza, o en un huerto alquilado. Incluso puedes cultivarlos en pacas de heno o en el sótano. ¡Come y disfruta!

Al margen de dónde compres alimentos envasados, es importante leer las etiquetas. Las salsas, los aliños para ensaladas y los congelados contienen a menudo ingredientes ocultos. Uno de los más corrientes es el gluten, pero estos alimentos suelen contener también otros aditivos como azúcares, glutamato monosódico en sus diversas formas y sal en cantidad excesiva. Utilízalos con precaución.

El movimiento *slow food* aboga por prescindir de las prisas para saborear la comida y tomar conciencia de que procede de la tierra a través de animales, agricultores, distribuidores y comerciantes, de modo que apoyes formas sostenibles de cultivar y producir alimentos y consumirlos. Cuando comes relajadamente y sin prisas en lugar de comprar cualquier cosa y engullirla a la carrera o tragar distraídamente lo que tienes en el plato mientras piensas en lo que tienes que hacer a continuación, es mucho menos probable que te excedas con la comida. Empiezas a darte cuenta de lo absurdas que pueden ser las raciones de los restaurantes y de la poca comida que necesitas para saciarte si comes sin prisas alimentos saludables, saboreando cada bocado.

Recuerda: las diosas intemporales disfrutan del placer de la comida. Cuando hables con otras personas de comida o de alimentación sana, fíjate en el lenguaje y el tono que utilizas. ¿Te estás convirtiendo en la policía alimentaria y juzgándote a ti misma y a los demás? Lo único que consigues con eso es provocarle una indigestión a todo el mundo. Y no te lances a un «recital de órganos» diciendo que ya no puedes comer esto o aquello porque tienes problemas de corazón o que en cambio debes comer tal o cual cosa debido a tus dolencias digestivas. Facilítales las cosas a los demás para que puedan invitarte a comer llevando tú misma los alimentos, condimentos y suplementos digestivos que necesites, sin necesidad de recitar un listado de alimentos prohibidos. Una tira cómica que vi hace poco dejaba muy claro este asunto e hizo que me partiera de risa. Una mujer está hablando con una amiga y le dice: «Hace una semana que no como gluten. Y ya no hay quien me aguante». No te conviertas en esa persona. Cuando estés con tus amigos o tu familia, háblales de una comida nueva o de la receta que acabas de probar. Ve a recoger manzanas o frutos del bosque con tus amigas y sus nietos. Acércate a casa de la vecina con un poco de albahaca o unos pimientos que te sobren y, cuando ella te regale unos tomates, aprovechad para intercambiar consejos de hortelanas. Cultivar alimentos, comprarlos, prepararlos y disfrutar de la comida también puede ser una experiencia comunitaria.

Así pues, trata de «partir el pan» con otras personas aunque en realidad no comas pan. Hay un cuento popular acerca de una sopa de piedras en el que los vecinos de una aldea se juntan para añadir algo a un puchero puesto al fuego que sólo contiene una piedra. No es la piedra lo que hace deliciosa la sopa, sino lo que aporta cada uno: el amor que conforma una comunidad. Ése es el mejor alimento.

SUPLEMENTOS PARA UNA ALIMENTACIÓN SANA E INTEMPORAL

Comer alimentos saludables y naturales nutre a la diosa que hay en ti, pero para una nutrición verdaderamente óptima conviene emplear suplementos alimenticios que restituyan el equilibrio de tu organismo y lo recarguen de energía con mayor rapidez. Estos suplementos también mejorarán tu química neurológica, que afecta a tu estado de ánimo y a tu actitud general ante la vida, de modo que te será más fácil planear una alimentación saludable y cumplir tu programa de autonutrición. En el capítulo 12 encontrarás detalles concretos sobre qué suplementos tomar para llenar rápidamente tus almacenes de energía. Con algunos de estos suplementos, como la vitamina D_3, ya estarás familiarizada tras la lectura de las páginas precedentes, pero permíteme ofrecerte información sobre algunos más que también son importantes y que deberías tomar junto con los suplementos que ya he mencionado. (Encontrarás una lista completa en el capítulo 12.)

El primero es la cúrcuma, que contiene curcumina como principio activo. Esta especia se encuentra en numerosas comidas asiáticas, entre ellas los curris, y posee unas propiedades antiinflamatorias increíbles. De hecho, activa la capacidad del organismo de producir FNDC (factor neurotrófico derivado del cerebro, un tipo de enzima) y glutatión (una combinación de tres aminoácidos), dos sustancias bioquímicas superantiinflamatorias. Puedes cocinar y preparar comidas con cúrcuma, pero piensa seriamente en utilizarla también en forma de suplemento. (Por cierto, si quieres ayudar a tu cerebro a generar FNDC, reduce drásticamente tu ingesta de azúcar.)[9]

Otro nutriente importante es el magnesio, del que muchas mujeres son deficitarias. Es imposible ingerir por accidente una sobredosis de magnesio porque si lo tomas en exceso provoca diarrea. (¿Verdad que has oído hablar de la leche de magnesia laxante? Con eso está todo dicho.) Otro nutriente necesario para las mujeres es el yodo, que ayuda a aliviar los dolores de pecho y contribuye a tener las uñas y el cabello sanos y a restablecer el equilibrio hormonal. La mayoría de las mujeres estadounidenses no consumen algas marinas, que son una fuente excelente de yodo. La estadounidense media consume 240 mcg de yodo al día, mientras que la japonesa media toma 45 *mg* diarios (1 mg equivale a 1.000 mcg). Hacen falta unos 3 mg diarios para reforzar y favorecer la salud mamaria, de modo que está claro que la mayoría de las estadounidenses no toman, ni de lejos, la cantidad recomendada. En cambio, según algunas fuentes, la japonesa media obtiene *seis veces* más yodo que una estadounidense a través de su dieta debido al consumo de algas.[10] (Ten presente que los huevos orgánicos son otra fuente excelente de yodo.)

Para cerciorarte de que tomas suficiente yodo, te recomiendo que lo ingieras en forma de suplemento. Procura incorporarlo a tu dieta paulatinamente, sobre todo si tienes problemas de tiroides como la enfermedad de Hashimoto o estás tomando un medicamento con bromuros. De lo contrario, puede que te produzca sarpullidos, taquicardias e hipertiroidismo (tiroides hiperactivo). Por cierto, la mejor página web para obtener información sobre el tiroides que he encontrado es la de Mary Shomon, http://thyroid.about.com.

También es importante un buen complejo vitamínico. En la etiqueta debe poner «potencia garantizada» y «elaborado en un laboratorio con certificación GMP», siglas que en inglés significan «buenas prácticas de fabricación». Para que una empresa pueda utilizar esta certificación, debe contar con la aprobación de NSF International, un organismo público de control sanitario y seguridad alimentaria. Otro recurso excelente es la guía *NutriSearch Comparative Guide to Nutritional Supplements* [Guía comparativa NutriSearch de suplementos nutricionales] de Lyle MacWilliam, que evalúa los suplementos según su calidad.[11]

También te recomiendo que empieces a tomar probióticos. Como decía más arriba, éstos se encuentran en el yogur y otros alimentos fermentados como el *tempeh*, el tofu, el miso, el chucrut y los pepinillos, si bien la mayoría de las mujeres necesitan tomarlos en forma de suplemento. Permíteme explicarte un poco más qué son y qué efecto producen sobre tu sistema digestivo.

PROBIÓTICOS, PREBIÓTICOS Y UNA COMUNIDAD SALUDABLE EN TU INTESTINO

Tu sistema gastrointestinal desempeña un papel crucial en tu salud a todos los niveles. Forma parte de tu cerebro, dado que produce neurotransmisores tales como la serotonina (que se genera principalmente en el intestino), y también de tu sistema inmune, puesto que protege tu cuerpo de microorganismos externos, ya sean bacterias o virus. No habitamos en un mundo esterilizado, y por tanto tu tracto digestivo está lleno de microorganismos. ¡Tienes más microorganismos en el intestino que células en todo el cuerpo! Dicho de otra manera, tu vientre es una comunidad. ¿Se llevan bien los vecinos? ¿O existe un desequilibrio que hace que la flora perjudicial, como las levaduras y las bacterias insalubres, desplacen a la flora beneficiosa?

Para asegurarte de que tienes suficiente flora beneficiosa lo mejor es comer abundantes crucíferas tales como el brócoli, la coliflor, la col rizada y la col silvestre, porque la fibra que contienen propicia la proliferación de las bacterias beneficiosas de tu intestino. Conviene, además, que los probióticos (las bacterias «buenas») penetren en tu sistema gastrointestinal y proliferen en él. Un buen suplemento probiótico debería estar repleto de microorganismos beneficiosos que faciliten la digestión. Si tienes infecciones de hongos frecuentes en la vagina o la boca o en ambas, existen suplementos probióticos con bacterias especialmente eficaces para eliminarlos. Prescindir del azúcar también ayudará. Un estudio reciente demostró que un vasito diario de yogur Activia (que en mi opinión contiene un número relativamente pequeño de bacterias beneficiosas y demasiado azúcar) puede mejorar drásticamente el estado anímico de una mujer debido a la relación existente entre salud intestinal y cerebro. Si un poquito de yogur azucarado puede hacer tanto, imagínate lo que son capaces de hacer los probióticos de alta calidad. Además, puedes afianzar el efecto de todos esos microorganismos beneficiosos (también conocidos con el nombre genérico de microbioma) comiendo coles, judías verdes, brócoli, etcétera. Es fácil sentirse abrumada ante la idea de cambiar por completo de dieta, pero puedes mejorar sensiblemente el equilibrio de tu flora intestinal en menos de veinticuatro horas sencillamente cambiando lo que comes.[12]

Comer demasiados cereales y azúcares altera el equilibrio de tu flora intestinal al multiplicarse las levaduras y morir las bacterias beneficiosas. Se desarrolla síndrome del intestino permeable, inflamación y estrés oxidativo, como he explicado anteriormente, y los niveles de serotonina descienden.

Una nota acerca del yodo

La cantidad de yodo (tanto en forma de yodo como de yoduro) que necesita el organismo para un funcionamiento óptimo es de unos 12,5 mg diarios. Algunas personas necesitan más. Lo mejor es una combinación de yodo y yoduro moleculares. La cantidad diaria recomendada actualmente es de sólo 150 *mcg* al día: lo justo para prevenir el bocio, pero no lo suficiente, ni mucho menos, para procurar una salud óptima al resto del cuerpo, incluida la glándula tiroides. El yodo es un halógeno. Los demás halógenos (el cloro, el flúor y el bromo) compiten con el yodo y, cuando incorporas por primera vez yodo a tu dieta, puede que tu cuerpo se desintoxique de esos otros halógenos produciendo sarpullidos. Muchas personas confunden estas erupciones cutáneas con una reacción alérgica al yodo, en lugar de interpretarlas como lo que son: un proceso curativo del propio cuerpo. El problema se arregla fácilmente administrando el yodo de manera más paulatina. La hormona tiroidea se compone de yodo: las siglas T3 y T4 hacen referencia al número de moléculas de yodo de la hormona misma. Pero el tiroides no es la única glándula que necesita yodo. El tejido mamario requiere 3 mg diarios para prevenir quistes y dolores y gozar de una salud óptima, y los ovarios también lo necesitan. El déficit de yodo constituye un problema mundial en estos momentos, y la sal yodada no basta para proporcionarnos la cantidad que necesitamos. Teniendo en cuenta que un aporte adecuado de yodo es absolutamente esencial para casi todas las funciones fisiológicas, te recomiendo encarecidamente que lo incorpores a tu dieta de alguna forma.

Empiezas a tener ansias de azúcar, y al ceder a ellas sólo consigues empeorar la situación. Así pues, aunque tomar probióticos es bueno, no es una panacea. También es necesario que reduzcas tu ingesta de azúcares.

Si has reducido la presencia de azúcares y granos en tu dieta pero tu sistema gastrointestinal sigue descompensado, quizá se deba simplemente a que no estás bebiendo suficiente agua o a que estás comiendo muy poca fibra, o a que has comido algo que no te sentaba bien. También podría tratarse de un problema emocional. Recuerda que el intestino produce

más neurotransmisores que el cerebro, de modo que nos habla constantemente. Presta atención a los indicios sutiles que te envía tu intestino, porque reacciona tanto a la comida como a los sentimientos. Si estás ansiosa,
enfadada o deprimida, tal vez tengas movimientos intestinales demasiado
laxos o demasiado firmes, o quizá sufras calambres en el intestino. Energéticamente, el sistema digestivo está asociado con el tercer *chakra* y con
asuntos relacionados con el poder personal, el sentimiento de valía propia,
la autoestima, la confianza en una misma y el sentimiento de responsabilidad. Cuando estás nerviosa o insegura, o cuando te asusta que te avergüencen o te humillen por ser tú misma, o cuando te sientes responsable
de todo y de todos los que te rodean, puede que tu intestino reaccione con
agitación constante.

Decimos «Haz caso de tu instinto visceral» o «No tengo estómago
para esto» porque a cierto nivel intuimos la relación cerebro-intestino,
y los científicos se están dando cuenta de que dicha relación es más
estrecha de lo que se creía. ¡No descuides tu intestino! Toma probióticos y, si tienes problemas digestivos, toma una enzima con las comidas.
Por ejemplo, si vas a disfrutar de un plato de alubias con arroz orgánicas, un suplemento de enzimas te ayudará a impedir un exceso de gases.

VIENTRE FELIZ, CUERPO FELIZ

Si no te gusta la forma de tu barriga, ten presente que reducir drásticamente la ingesta de trigo reducirá su volumen, y que sea cual sea el
aspecto que presente tu barriga puedes hacerla feliz. Procura equilibrar
tu flora intestinal. Nútrete con alimentos saludables y líbrate de todo lo
que te estorba, incluidos la vergüenza, el perfeccionismo y el estrés
emocional que puedan estar afectándote.

Convierte tu barriga en un vientre feliz, un vientre con el que te
sientas cómoda, que no retenga toxinas enterradas en la grasa y que no
favorezca el desarrollo de enfermedades como la diabetes. Demuestra
amor por tu vientre al mismo tiempo que sanas tu intestino. Tal vez
incluso puedas ir a alguna clase de danza del vientre para volver a entrar
en contacto con esa parte de tu cuerpo. La danza del vientre, al igual
que todos los bailes sensuales, facilita la reconexión con tu diosa interior, bella, divina e intemporal.

Renuncia a la meta de conseguir lo que nuestra cultura considera
una silueta «perfecta» o «ideal». Sólo un 1 por ciento de las mujeres
tiene esa silueta a cualquier edad. Además, lo que se idealiza cultural-

mente varía de una década a otra. Es hora de aceptarlo sin más y convivir con ello. Abraza los cambios que surgen en tu cuerpo y piensa si pueden ser advertencias de que algo sucede. ¿Necesitas introducir cambios en tu vida? ¿Has aprendido a quererte plenamente y a abrazar las manifestaciones físicas de tu yo que son tu tripa, tus pechos, tu cara, tus brazos, tu culo, tu cabeza y tus pies? Presta atención amorosa a tu cuerpo y nútrelo. Ten confianza en que, cuando comes saludablemente, tanto tu apetito como tus deseos físicos se estabilizan, y tu peso y tu silueta también.

El deleite es un ingrediente esencial de la intemporalidad. No hagas caso de la policía alimentaria. Conviértete en un Buda sonriente y con la panza feliz. Y cede a tus ganas de disfrutar del placer de la comida, en buena compañía o a solas, en apacible contemplación de los frutos de la tierra.

9

LAS DIOSAS
SE MUEVEN
GOZOSAMENTE

Te mueves y vives, dejas de moverte y te mueres.
Así de sencillo.

Bob Cooley, autor de *Flexibilidad: una forma inteligente*
de practicar estiramientos y fortalecer el cuerpo

Tengo la costumbre de observar y recordar conscientemente aquellos momentos de mi vida que representan el cumplimiento de sueños largamente anhelados cuya realización me ha costado verdadero esfuerzo. Uno de esos momentos estelares fue bailar el tango en Buenos Aires con un argentino mientras escuchábamos a Color Tango, una orquesta de tango que tocaba en el Salón Canning, un local muy conocido. Bailar allí supuso una satisfacción inmensa porque significaba que por primera vez en mi vida había encontrado una forma de movimiento que verdaderamente se avenía con mi alma. El movimiento sostenible es aquel que está en consonancia con el núcleo de nuestro ser, y es el tipo de «ejercicio» que todas debemos hacer.

Llevaba toda la vida queriendo bailar, pero crecí en una familia de amantes del deporte que esquiaban, escalaban y jugaban al golf y al tenis. No había sitio para el baile. A los 7 años vi alborozada cómo mi padre subía por el camino de entrada a nuestra casa con un paquete especial que contenía los zapatos de claqué que yo había pedido por correo, pero el único profesor de claqué que había en el pueblo se mudó poco después de que llegaran mis ansiados zapatos. Durante las dos décadas siguientes probé varias veces con los bailes de salón, siempre con una pareja poco dispuesta y más orientada al deporte. Finalmente me di cuenta de que, si quería cumplir mi sueño de bailar, tendría que hacerlo yo sola. Volvería a apuntarme a clases de bailes de salón. Pero mientras estaba delante del enorme escaparate del Maine Ballroom Dance Studio, una nevada y fría noche de enero, vi a una pareja bailando el tango, fundida en un estrecho abrazo. Era un baile tan sensual, tan conmovedor, que me atrajo de inmediato. Mi corazón me dijo: «Eso es lo que quiero hacer».

Pero una cosa es sentirse inspirada al ver actuar a una pareja de bailarines consumados y otra muy distinta presentarse como una principiante torpona en una clase de baile o una sesión de ensayo, sobre todo cuando ya dominas tu profesión y disfrutas de la comodidad de ser una autoridad en tu esfera de competencia. ¿Cuántas mujeres se retraen a la hora de probar algo que les atrae profundamente por miedo a que se rían de ellas o las avergüencen? Siempre hay un motivo para quedarse en casa y no asumir el riesgo de hacer el ridículo, pero hay que resistirse a esa vocecilla interior, caduca y obsoleta. Eso fue lo que decidí hacer yo, y esa decisión cambió mi vida.

A pesar de mi nerviosismo, me presenté en una clase de tango como una auténtica novata y, poco a poco y con humildad, empecé a aprender ese arte. Había muchas más mujeres que hombres en las clases, y todas mis compañeras esperaban que las sacaran a bailar. Pensé: *Ay, Dios. Lo que hacía falta: otra mujer madura y sola que quiere aprender a bailar. No hay hombres suficientes. ¡Y ahora aparezco yo y empeoro aún más la cosa!*

Pero sentía el deseo ardiente de experimentar en el cuerpo, en la mente y en el espíritu aquel baile tan romántico. Quería sentir la emoción de dejarme llevar por un hombre ágil y diestro. Quería que mi cuerpo aprendiera a expresar mi forma de sentir la música íntimamente. Para lograrlo, tuve que abrir nuevos senderos en mi cerebro y en mi cuerpo y rehacer por entero mi diagrama de configuración. Tuve que esforzarme por conseguir que mi cuerpo imbuyera de placer sagrado cada nervio y cada músculo al tiempo que conectaba con el corazón de mi pareja. La verdad es que conseguirlo me resultó mucho más difícil que estudiar medicina y ejercer como médica residente. ¿Por qué? Porque aprender a bailar el tango como mujer sola de más de 40 años sin conocimientos previos de danza destapó todas mis inseguridades acerca de mi atractivo como mujer. El tango argentino (ese baile íntimo y apasionado que nació del dolor de los miles de africanos y europeos desplazados que se juntaron en Argentina hace más de un siglo) se convirtió en el crisol en el que todo mi dolor y mi inseguridad se fundieron para forjar un cuerpo nuevo, más vitalista e intemporal y, de hecho, toda una vida nueva.

¿Tienes algún deseo secreto respecto a cómo te gustaría sentirte físicamente? Si no te sientes a gusto en tu propio cuerpo en este momento, ¿para cuándo lo vas a dejar? Cada una de nosotras tiene, desde el principio, una forma singular de abordar el movimiento de manera satisfactoria. Para mantenerte intemporal, tienes que recordar cómo te movías de niña, antes de que interiorizaras las ideas de otras personas acerca de cuándo debías moverte y cuándo permanecer quieta, y de cómo debías expresarte y sentir alegría o gozo dentro de tu propia piel. En aquel entonces te impulsaba el entusiasmo, no el afán férreo de «ejercitar» tu cuerpo porque es «bueno para la salud».

En tus años intemporales, no hace falta que vuelvas a esos tiempos del instituto, cuando tenías que competir con tus amigas, realizar movimientos concretos a instancias de un profesor, llevar un uniforme feo e incómodo o dejar que personas más hábiles que tú acapararan toda la diversión. Por el contrario, puedes incorporar placer a tus movimientos y entregarte al mismo tiempo a una sensación de aventura, estirándote físicamente como nunca antes. Pregúntate: «¿Qué puedo hacer actualmente con mi cuerpo? ¿Cómo puedo moverme de forma distinta a como me movía ayer y disfrutar más con mis movimientos? ¿Cómo puedo seguir moviéndome gozosamente, con más libertad y más plenitud?»

UNA RECETA INFALIBLE PARA LA INTEMPORALIDAD: MOVIMIENTO Y DIVERSIÓN

Me desagrada la palabra «ejercicio». Se ha convertido en sinónimo de movimiento en general. Nos lesionamos porque nos han enseñado que «sin esfuerzo no hay beneficio», que hay que «machacarse» y que «el dolor es la debilidad abandonando el cuerpo». Podemos arrastrar una lesión toda la vida si no sabemos cómo restaurar el tejido conjuntivo de nuestro cuerpo: la fascia que lo conecta todo y que he descrito anteriormente. El impacto energético de las lesiones físicas suele quedar acumulado en dicho tejido conjuntivo, pero todo lo que está acumulado puede liberarse, como ya sabemos. Mover el cuerpo por un sentimiento de temor u obligación no es sostenible. Con el tiempo descubres que no puedes seguir obligándote a hacer algo que en realidad no deseas hacer.

¿Recuerdas la primera vez que hiciste una voltereta? ¿Que montaste en bici? ¿Que nadaste en una piscina? ¿Que saltaste a la comba? Estamos diseñadas para movernos. Cuando eras niña, nadie tenía que obligarte a hacer ejercicio. Más bien al contrario, de hecho. Movías el cuerpo con deleite y tenías energía de sobra que quemar. Si has olvidado lo que se sentía, procura observar a niños menores de 5 años. En Internet hay multitud de vídeos de niños adorables que no pueden estarse quietos. Observa lo que hacen cuando se supone que tienen que estar sentados o de pie pero quietos, o siguiendo la minuciosa coreografía de su profesor de claqué. Cuando están nerviosos o emocionados, son como derviches giróvagos, esos místicos sufíes que giran sin cesar, poseídos por el puro gozo de sentirse unidos al Espíritu al tiempo que permanecen en sus cuerpos. Como a toda niña, te enseñaron que debías dejar de retorcerte sin parar y estarte quieta en la escuela, en la iglesia o en el asiento del coche. Ahora, en cambio, las figuras de autoridad te dicen que, por el contrario, debes abandonar la silla y empezar a moverte.

¿Hasta qué punto es importante el movimiento? He aquí un ejemplo: hace un par de años estaba en un viaje familiar con mis hermanos y mi madre y tuvimos que utilizar una pasarela móvil en el aeropuerto de Estambul para llegar a tiempo a nuestro avión. Mi madre, que entonces tenía 87 años, estaba mirando hacia atrás cuando la pasarela acabó bruscamente. Tropezó con el suelo de delante de la pasarela y estiró instintivamente los brazos para agarrarse, pero no había barandilla. Empezó a caerse de lado, y había una caída de unos sesenta centímetros hasta la acera. Comprendiendo que iba a caerse, dio un salto desde el extremo de la pasarela, aterrizó sesenta centímetros más abajo y echó a correr hacia delante aprovechando el impulso resultante de su pérdida de equilibrio. Impresionante. Y muy atlético. Estoy segura de que, si no hubiera estado en tan buena forma, si hubiera sido menos ágil, nos habríamos pasado el mes siguiente en un hospital turco, al pie de su cama, mientras se recuperaba de una fractura de cadera. Ese movimiento instintivo de autopreservación fue resultado de una vida entera de hazañas físicas y movimiento que, en el caso de mi madre, había consistido, entre otras cosas, en practicar el esquí y el senderismo. Estar presente en el propio cuerpo, gozar de buen equilibrio y ser consciente de tus movimientos puede salvarte la vida, además de que el movimiento gozoso puede hacer que merezca la pena vivir. Recuerda que la fuerza muscular y el equilibrio no se deterioran como consecuencia de la edad. Se deterioran por la falta de uso como consecuencia de una vida sedentaria.

Mejora tu equilibrio

La doctora Joan Vernikos, que perteneció a la NASA, ha puesto de relieve que, tras pasar un tiempo en el espacio, los astronautas jóvenes y sanos a menudo tienen problemas para caminar cuando regresan a la tierra. Caminan con las piernas muy separadas, como las personas mayores, porque los sistemas vestibulares de su cerebro se han atrofiado por la falta de gravedad. Del mismo modo, cuando nos pasamos el día sentados y no nos movemos con regularidad oponiéndonos a la fuerza gravitatoria, perdemos el equilibrio. Los astronautas lo recuperan en un par de semanas. Los demás podemos hacer lo mismo, sea cual sea nuestra edad. He aquí lo que hay que hacer: al menos tres veces al día, ponte a la pata coja y cierra los ojos. Comprueba cuánto aguantas en equilibrio sin tener que sujetarte con una mano o apoyar el otro pie. Yo lo hago en la ducha cada mañana, al menos una vez a lo largo del día y antes de irme a dormir por la noche. Cuando empecé, apenas podía mantenerme diez segundos sin tener que agarrarme a algo. Al cabo de una semana llegué a los treinta segundos. Y lo mejor de todo es que mi equilibrio sigue mejorando. Ten presente que tu equilibrio y tu sistema vestibular siempre pueden mejorar con la práctica.

Si haces ejercicio, recuerda que no basta con pasarse todo el día sentada y con entrenar antes o después de pasar horas inmóvil en una silla. Investigaciones recientes demuestran que, si tienes un trabajo sedentario, aunque hagas una hora de ejercicio, esos largos periodos de inmovilidad aumentan tu riesgo de padecer cáncer, diabetes, accidentes isquémicos y enfermedades cardiovasculares, e incrementan en un 40 por ciento tu riesgo de morir en los siguientes tres años.[1] Sin embargo, tienes alternativas. Puedes sentarte encima de una pelota suiza, con o sin soporte para sujetarla (es lo que estoy haciendo yo en este momento), o poner la alarma del reloj y levantarte cada quince minutos para estirarte y moverte (incluso levantarte y volver a sentarte puede ser una práctica muy eficaz). También puedes utilizar un escritorio ergonómico ajustable que te permita inclinarte adelante o atrás o estar sentada y estar de pie. Seguramente en el futuro tendremos «pantallas» de ordenador holográficas que puedan manejarse empleando todo el cuerpo, además de las manos y la voz. Ya existen dispositivos que permiten hacerlo hasta cierto punto. Pero, hasta que llegue ese momento, si a diario pasas muchas horas sentada, tienes que encontrar formas de levantarte y moverte con regularidad mientras trabajas, ¡igual que una niña que no puede estarse quieta!

Cada persona tiene habilidades físicas diferentes, pero muchas de nosotras aprendimos en la infancia que el movimiento es sinónimo de deportes competitivos. A menudo nos han juzgado conforme a destrezas deportivas que no son en absoluto equiparables a la buena forma física. No hay nada de malo en tener una fuerza o una flexibilidad sólo regulares, pero los criterios escolares de hoy en día en cuestión de educación física se basan en la adquisición de habilidades propias de un campo de entrenamiento militar, no en mover el cuerpo rítmicamente o en demostrar flexibilidad, equilibrio, gracilidad o sensualidad. Estos mismos criterios se encuentran en nuestra cultura en general, razón por la cual tantas mujeres acaban odiando el «ejercicio» y renuncian a encontrar formas de mover el cuerpo.

Durante mucho tiempo, mover el cuerpo para hacer ejercicio no fue placentero para mí. Asociaba el ejercicio con el afán de encajar en una familia en la que todos, incluida mi madre, practicaban deportes competitivos. Ya fuera el senderismo, el esquí o el tenis, el movimiento siempre parecía consistir en ganar un partido, marcar un tanto o conquistar una cumbre. Yo les seguía la corriente y disfrutaba deslizándome cuesta abajo por una montaña o golpeando una pelota de tenis de vez en cuando, pero en general ninguna de esas actividades me satisfacía. Me alegro mucho de haber crecido en una familia en la que el deporte era una parte importante de la vida cotidiana, pero, como muchas mujeres, me costó muchos años descubrir cuáles era las actividades físicas que de verdad me satisfacían tanto física como mental y espiritualmente. Muchísimas mujeres pasan décadas sintiéndose culpables por no «ejercitarse», sin saber que hay formas de movimiento que les son naturales, formas de movimiento que en muchos casos han olvidado. Y, al retornar al movimiento que les hace sentir bien, son capaces de practicar el «ejercicio» que necesitan para estar sanas.

Para mantener de por vida un cuerpo sano y flexible, necesitas una expresión gozosa de tu fuerza vital que haga latir tu corazón y circular tus fluidos corporales y tu *chi*. No hace falta que te apuntes a un gimnasio y que entrenes en una máquina de escalones mientras miras un canal de noticias veinticuatro horas, o que te apuntes a un deporte en equipo: sólo tienes que hacerlo si es lo que de verdad te pide el cuerpo. Hay muchas alternativas para moverse. Lo que necesitas es una forma sostenible de movimiento. Tiene que ser divertida y tiene que sentarle bien a tu cuerpo teniendo en cuenta tu estado físico. Si no mueves el cuerpo con regularidad, debes empezar a identificar formas de hacerlo que hagan circular tus fluidos. Si mueves el cuerpo con regularidad pero notas molestias o te resulta difícil motivarte, debes cambiar tu forma de hacerlo.

Da igual cuántas calorías o cuánta grasa queme, lo bueno que sea para el corazón o cuánto músculo desarrolle: si no disfrutas del movimiento, acabarás quedándote sin la fuerza de voluntad que te obliga a seguir practicando determinado ejercicio. Cuanto mayor es el estrés al que te sometes, antes se agotan tus reservas de voluntad. Kelly McGonigal, autora de *Autocontrol: cómo funciona la voluntad, por qué es tan importante y qué podemos hacer para mejorarla* (Urano, 2012), ha escrito largo y tendido sobre la fuerza de voluntad, que según afirma es un recurso limitado que hay que reaprovisionar frecuentemente.[2] Cuando estás más estresada y cuando dispones de menos tiempo, es precisamente cuando más necesitas divertirte moviendo el cuerpo. Así que abandona la palabra «ejercicio» y empieza a hablar de cómo vas a mover el cuerpo disfrutando, como la diosa que eres.

LA DIOSA DANZARINA Y JUGUETONA

Como ya he dicho, una forma de moverse placenteramente de la que disfrutamos yo y millones de mujeres es el baile. En Estados Unidos, cuando yo era pequeña, una chica no podía pedir bailar a un chico, por lo que la mayor parte de las chicas hacían todo lo posible por atraer la atención de los chicos y que las eligieran a ellas. Una amiga mía recuerda el placer de haber crecido en un lugar en el que las chicas dejaban por imposibles a los chicos a los que no les gustaba bailar y bailaban unas con otras sin ningún estigma social. Mi amiga tiene un hijo prea-dolescente cuya experiencia es muy distinta. Dice que en los bailes de su instituto las chicas piden bailar a los chicos. Son los chicos los que esperan a que les saquen a bailar. Lo cierto es que muchas de nosotras tenemos que desprendernos de las rígidas ideas con las que crecimos acerca de cómo bailan hombres y mujeres, así como del miedo a ser juzgadas.

El baile forma parte de todas las culturas del mundo. Es nuestra forma de conectar con nuestra cavidad pélvica, de ahí que en una cultu-ra del dominador las estructuras de poder intenten controlar quién bai-la y cómo lo hace. Cuando dejamos bailar a nuestro cuerpo con alegría y absoluto abandono, nutrimos nuestro espíritu y ayudamos a nuestro cerebro y a nuestro corazón a mantener una salud óptima. En mi clase de tango hemos abandonado todas esas normas respecto a quién baila con quién. Bailamos todos con todos: hombres con hombres, mujeres con mujeres y hombres con mujeres. No asignamos roles según el género o la estatura. Algunas mujeres guardan muy mal recuerdo de las veces en que, durante una clase de baile, se han visto obligadas a llevar a su pa-reja por el simple hecho de ser más altas y, como no quieren repetir la experiencia, nadie las obliga a ello. Sencillamente, bailamos.

Bailar es bueno para el cerebro y para las capacidades cognitivas. Un gran estudio longitudinal realizado por la Facultad de Medicina Albert Einstein de la ciudad de Nueva York sobre personas mayores de 75 años durante un periodo de 21 años analizó cómo afectaban a las capacidades cognitivas diversas actividades físicas, como jugar a las cartas, nadar o hacer las tareas domésticas. Ninguna de estas actividades afectaba a las tasas de demencia senil, excepto una: el baile en pareja, que disminuía el riesgo de padecer demencia en un 76 por ciento. Ninguna otra activi-dad era tan eficaz a la hora de proteger a las personas de la degeneración cognitiva.[3]

Veamos por qué. En primer lugar, bailar es divertido si no te da miedo hacerlo imperfectamente o que la gente te juzgue. Y ya hemos dejado claro que disfrutar de la vida es bueno para la química neuroló-gica. Además, bailar, sobre todo en pareja, es una forma de moverse creativa y reactiva. Si tu pareja te indica de repente que te agaches o que gires, tienes que ajustar rápidamente tus movimientos. Los estudios acerca del baile y de las capacidades cognitivas sugieren que es la nece-sidad de tomar decisiones rápidas mientras bailas con una pareja lo que convierte el baile en una forma tan eficaz de mantener la agilidad cere-bral. Aprender nuevos movimientos contribuye a la buena salud del hipocampo, una estructura cerebral asociada con el aprendizaje y la memoria que queda dañada al desarrollarse la enfermedad de Alzheimer. Así pues, en lo tocante al baile, repetir las series de movimientos que ya dominas a la perfección no es lo más beneficioso: tienes que moverte de manera novedosa. Dicho de otra manera: adelante, haz «el robot», pero no lo hagas mecánicamente: sé espontánea en tus movimientos y hazlo con una pareja.[4]

El baile es también una actividad social, y ya sabemos que la sociabilidad favorece la salud. La investigadora Patricia McKinley, de la Universidad McGill de Montreal, ha descubierto que el tango fomenta particularmente la sociabilidad y la movilidad.[5] El baile ayuda, además, a mejorar el equilibrio y la coordinación, que a menudo se deterioran con la edad. Esto sucede en parte porque dejamos de movernos de manera nueva y en parte debido a la acumulación de fascia densa causada por la utilización limitada de la musculatura. Cuando se deteriora el equilibrio, la gente camina a menudo mirándose los pies para no tropezar. No querrás acabar así. Hay muchas formas, incluido el baile, de recuperar el equilibrio y la coordinación. El tango es especialmente bueno para desarrollar estas habilidades.[6]

Cada vez hay más videojuegos que simulan bailes, incluido el baile con pareja, aunque la espontaneidad y el contacto físico no estén presentes como en el verdadero baile. Estos juegos pueden formar parte de tu receta para moverte gozosamente, sobre todo si juegas con otras personas. Intégralos en tu vida familiar. Sácalos cuando tengas amigos en casa. Pon música para bailar y moverte. La música nos anima a mover el cuerpo de forma placentera. Con algunos temas puede que sientas la necesidad de contonear las caderas, mientras que con otros puede que te asalte el impulso de hacer movimientos concretos de baile que sirven para ejercitar los brazos, el cuello, la parte inferior de la espalda, etcétera. Busca en Internet vídeos de personas bailando en distintas épocas y procura recordar todas las formas en que has movido tu cuerpo y podrías volver a moverlo.

MOVIMIENTO DESDE Y PARA EL CORAZÓN

Aunque tu cerebro consume más energía que ningún otro órgano de tu cuerpo, el mayor generador de actividad electromagnética es el corazón. Al mover el cuerpo, tu sangre y tus fluidos circulan, ejercitas el músculo del corazón, te pones en forma y refuerzas tu salud cardiaca: para eso sirve el ejercicio aeróbico. Pero el corazón es algo más que un músculo autopropulsado del tamaño de tu puño. Es el centro de tu expresión emocional, y lo que irradia de él pueden sentirlo quienes te rodean. Seguramente por eso el baile en pareja es tan eficaz a la hora de mantener las facultades físicas. Son literalmente dos corazones en dos cuerpos distintos, moviéndose en armonía. El doble de placer. El doble de alegría. Y (lo reconozco) el doble de vulnerabilidad al principio, cuando estás aprendiendo.

Seguro que has oído las expresiones «No ponía el corazón en ello» o «Es todo corazón». Nuestro corazón florece y prospera cuando no lo controlan otros. Y lo impulsa el Amor Divino, la fuerza curativa más poderosa del universo. Repite esta frase con frecuencia: «Amor Divino, manifiéstate ahora en mi corazón».

Una de las formas más eficaces de ejercitar el cuerpo es hacer movimientos centrados en el corazón. Muévete al ritmo de la música que más te guste, bailando como acabamos de describir. Hacer ejercicio en un entorno natural puede abrir el *chakra* del corazón de modo que nos resulte más fácil movernos. En verano me encanta sacar mi esterilla de yoga al jardín y hacer pilates debajo de los robles que dan al río. Busca un compañero o compañera para moverte o un grupo de gente dispuesta a salir a montar en bici contigo, a hacer senderismo o a jugar al golf, de modo que el movimiento se convierta en una actividad social y disfrutable. Ve a clases con una amiga. Y sé consciente de lo que te hace feliz y de lo que no y actúa en consecuencia. Yo soy capaz de recorrer una empinada senda de montaña siempre y cuando no tenga que pasar la noche en una tienda de campaña, durmiendo en una superficie que no sostiene mis huesos y mis articulaciones como a mí me gusta. Una mujer que conozco dice que «no le van los mosquitos», así que en verano no sale a hacer ejercicio al aire libre ni al amanecer ni al caer la tarde, cuando los mosquitos están más activos. Sea lo que sea lo que haga que te lata de emoción el corazón y te embargue el placer del movimiento, hazlo y no te disculpes ante nadie. Y ya que estás, concédete permiso para gastar dinero en equipación deportiva que te haga sentir fuerte y como una «verdadera» ciclista o una bailarina, si eso te ayuda a conectar emocionalmente con la actividad que elijas.

El movimiento no tiene por qué quedar confinado a sesiones largas y programadas. Mueve el cuerpo a lo largo del día, por ejemplo haciendo una pequeña pausa para bailar, para levantar pesas o para hacer estiramientos o ejercicios de yoga mientras ves la televisión. Un minitrampolín es fantástico para hacer ejercicio de levantamiento de peso y poner en circulación los fluidos linfáticos. Además, permite que la fuerza gravitatoria ejerza su efecto sobre todo tu cuerpo con un impacto mínimo sobre tus articulaciones, lo que lo hace muy eficaz para combatir los efectos de la «ingravidez», es decir, de la inmovilidad asociada a la silla. Puedes comprar un minitrampolín con un asa para agarrarte si quieres. Cuando estaba embarazada de mi hija pequeña, solía bailar en un minitrampolín al ritmo de la música disco de Donna Summer. Era un ejercicio aeróbico excelente y seguro, y mi hija salió del vientre materno siendo una apasionada del baile y el movimiento.

También puedes nadar, que es una forma maravillosa de reconectar con tu respiración y con el agua. Lo ideal es nadar en una masa de agua natural. A falta de una, puedes buscar una piscina que se depure no con cloro, sino mediante sal o ionización. Si puedes, convierte la natación en una deliciosa experiencia sensorial. Nada a la luz del sol, con música sonando por los altavoces de la piscina, o disfruta del sonido de tu cuerpo al desplazarse por el agua, del chillido de las gaviotas o del guirigay lejano de la gente en la playa. En algunas tradiciones religiosas, el agua representa la emoción profunda y la fuerza materna. De hecho, a las diosas se las asociaba a menudo con ríos y lagos. Nada largos si quieres, pero también zambúllete de cabeza en las olas, haz volteretas o el pino y juega como un pez o un delfín envuelta por la energía materna del agua. De este modo todo tu cuerpo se pondrá en movimiento. Y si tocas la tierra haciendo el pino o pisando el fondo del mar, de un río o de un lago, estarás conectando también con la Madre Tierra. Incluso caminar por la playa, sobre todo si lo haces descalza y mirando hacia el horizonte, puede ser una forma muy sedante y placentera de moverse.

De hecho, caminar es un modo estupendo de moverse si a tu cuerpo le sienta bien. No hay nada como un buen paseo con amigas, charlando, riendo y mirando el paisaje. Y caminar a solas puede ayudarte a aclarar tus ideas y a volver a ponerte en contacto con tu cuerpo y tu espíritu. Paul Dudley White, el famoso cardiólogo bostoniano que trajo el primer electrocardiograma a Estados Unidos, solía caminar y montar en bicicleta por las riberas del río Charles, en Boston. Le gustaba decir que tenía dos médicos: su pierna izquierda y su pierna derecha. Yo no podría estar más de acuerdo. El ejercicio regular alarga la esperanza de vida una media de siete años. Así que, cuando alguien me dice que no tiene tiempo para hacer ejercicio, siempre contesto que morirse siete años antes también consume muchísimo tiempo.

SOBRE LA FASCIA

Uno de los renovadores más interesantes de los métodos de entrenamiento físico que integran movimiento, musculatura, mente, cuerpo y espíritu es Bob Cooley, autor de *Flexibilidad: una forma inteligente de practicar estiramientos y fortalecer el cuerpo* (Paidrotribo, 2007). Bob sufrió rotura de pelvis y otras muchas lesiones después de que un coche que circulaba a más de cien kilómetros por hora lo atropellara cuando estaba cruzando una calle. La fisioterapia convencional, los masajes y la cirugía ortopédica no le sirvieron de mucho y, aunque Bob ya tenía conocimientos de anatomía, fisiología y biomecánica, fue su propia experiencia al intentar sentirse cómodo en su cuerpo maltrecho lo que lo llevó a descubrir cómo cambiar los patrones fasciales a través del estiramiento resistido.

La fascia es un material denso que envuelve los tejidos y los músculos formando un sistema nervioso secundario que une todos nuestros órganos y músculos en una red inconsútil. Es en la fascia donde se almacenan todos nuestros traumas, ya sean físicos, mentales o anímicos. Dichos traumas crean fascia densa y gruesa que obstaculiza el funcionamiento óptimo de nuestro organismo y provoca dolores y molestias que solemos atribuir erróneamente a la edad. John Barnes, fisioterapeuta y pionero en la terapia de liberación miofascial, señala que las contracturas de las estructuras fasciales de nuestro cuerpo (que no aparecen en las radiografías, las resonancias magnéticas ni las pruebas clínicas convencionales) pueden ejercer hasta novecientos kilos de presión por pulgada cuadrada en aquellas partes del cuerpo sensibles al dolor. De hecho, estoy convencida de que la mayoría de las restricciones musculares y articulares que asociamos con el envejecimiento no son más que fascia densificada que es necesario estirar.

Bob descubrió que podía alargar un músculo y contraerlo al mismo tiempo. De este modo podía eliminar la fascia densa de un músculo lesionado para que se acortara como debía. El resultado es un músculo que funciona de manera óptima y en toda su extensión. ¡Nosotras podemos hacer lo mismo!

He aquí cómo puedes experimentar lo que se siente al estirar la fascia. Comienza por estirarte como un gato. Ponte a cuatro patas, arquea la espalda y tensa los brazos igual que un gato que acaba de levantarse de una siesta. Repite este movimiento entre seis y diez veces. He aquí otro ejemplo: túmbate en el suelo, acerca las rodillas al pecho y levanta la cabeza y el pecho. Pega los muslos a él poniendo las manos detrás de éstos. Aparta las piernas del pecho al mismo tiempo que ejerces resistencia presionando con las manos detrás de los muslos. Fíjate en lo que sientes en la región lumbar. También puedes ejercer resistencia mientras haces posturas de yoga, tensando los músculos para estirarte mejor. Así sentirás las zonas donde tienes fascia densa. La notarás tensa y agarrotada, y puede que te duela un poco. Si tensas conscientemente los músculos y te estiras, pronto descubrirás que puedes moverte con más libertad, de una manera nueva. Y al tensar los músculos y estirarlos, con el tiempo notarás que la fascia se remodela. La única forma de aumentar la flexibilidad muscular es aprender a estirar los músculos al mismo tiempo que los contraes, rompiendo así las estructuras de la fascia densa. Fíjate en que los animales lo hacen constantemente.

Bob Cooley entrenó a la nadadora olímpica Dara Torres, que ganó tres medallas de plata en los Juegos Olímpicos de Pekín de 2008, a los 41 años, lo que la convirtió en la nadadora de más edad que había competido nunca en unas Olimpiadas. ¡Eso sí que es una mujer intemporal! Cooley ha trabajado con otros muchos atletas, entre ellos el patinador de velocidad Eric Flaim. Pero lo verdaderamente maravilloso de este método, conocido como «flexibilidad-resistencia», es que emplearlo para cambiar las estructuras fasciales es la clave para conseguir la flexibilidad intemporal del cuerpo, la mente y el espíritu. Aunque hay muchos métodos para tratar la fascia, entre ellas la técnica Yamuna *body rolling* y la de liberación miofascial, la de Cooley es la más rápida y eficaz con la que he trabajado.

El método de flexibilidad-resistencia o yoga Cooley hay que practicarlo para entenderlo (lo cual, como ya sabemos, también puede decirse de los músculos del suelo pélvico, que forman otra importante estructura interna que la mayoría de nosotras no puede sentir sin la guía de un experto). El estiramiento resistido, a diferencia de la manipulación pasiva de la fascia por otra persona, es un método activo que puedes practicar tú sola. Trabaja tu fascia desliándola como desliarías un algodón de azúcar o un ovillo de alambre para estirarlo, poniendo en ello toda tu fuerza y tu atención. Puede que «desliar» la fascia suene doloroso y hasta arriesgado, pero no lo es, porque estas estructuras carecen de terminaciones nerviosas. De hecho, la fascia puede causar dolores crónicos si está rígida y densa y hace falta desliarla. El dolor no se siente en la zona de la fascia, sino en el grupo muscular opuesto a ella. Sí, tus músculos pueden fatigarse por estirarlos y contraerlos simultáneamente, pero la fatiga y el dolor no serán insoportables si avanzas poco a poco y prestas atención a las señales que te envía tu cuerpo. Puedes hacerlo por ti misma siguiendo el programa de Bob Cooley conforme aparece descrito en su libro o visitar su página web para aprender más sobre su método: www.thegeniusofflexibility.com. Y si de verdad vas a tomártelo en serio, te recomiendo que practiques el estiramiento asistido con ayuda de uno de los entrenadores de élite de Cooley, con los que puedes ponerte en contacto a través de su página web.

Anteriormente expliqué que ejercitar unos músculos del suelo pélvico y otros no puede causar problemas porque hace que los músculos opuestos queden atrofiados. Es conveniente ejercitar los grupos musculares complementarios. Piensa en los músculos de tu pantorrilla: si sueles llevar tacones altos, se habrán acortado debido a que están acostumbrados a hallarse contraídos. De ahí que caminar con zapatos bajos pueda resultar incómodo. Naturalmente, también puede decirse lo contrario: si sueles usar zapatos planos, te costará mantener el equilibrio cuando te pones tacones altos y te incomodará contraer los músculos de la pantorrilla al caminar con ellos. Lo ideal es que todos los músculos sean fuertes, flexibles y largos, y que se complementen y apoyen unos a otros. Eso es lo que puedes conseguir con el método flexibilidad-resistencia.

Otras disciplinas de movimiento integral que recomiendo son el yoga, el taichí, el *chikung* y otras artes marciales, además del pilates. Pero si añades el estiramiento resistido a tus movimientos, tal y como explica Cooley, es menos probable que te lesiones por hacer demasiados estiramientos sin resistencia que los equilibre. He conocido a más de un profesor de yoga que ha necesitado una prótesis de cadera. Si tus articulaciones son flexibles de por sí, es probable que las fuerces demasiado al hacer yoga, y las lesiones se producen cuando el cuerpo crea fascia densa en la cápsula articular para protegerla cuando se ha estirado en exceso. Con el tiempo, esto puede generar toda clase de dolencias articulares. Conviene que estires tus músculos y tu fascia, no tus articulaciones.

Tras hacer una serie de sesiones de estiramiento asistido con Bob y sus monitores, ahora practico a diario una tabla de estiramientos para mantener los cambios que ha experimentado mi cuerpo gracias a este programa: duermo mejor, hago mucho mejor la digestión, tengo el abdomen más plano, mi respiración y mi resistencia durante el ejercicio han mejorado y tengo una sensación más intensa de bienestar y de confianza en mi propio cuerpo. Este tipo de entrenamiento se limita a eliminar los escollos que impiden un funcionamiento óptimo del cuerpo, de ahí que Bob lo llame «el entrenamiento que no deja residuos». Te mantienes erguida o respiras de manera natural, porque así está diseñado tu cuerpo. No tienes que pensar en ello ni «obligarte» a hacerlo. Con este método de trabajo ocurre algo parecido. Yo me siento como nueva (emocional, mental y espiritualmente), como si ahora por fin estuviera viviendo la vida para la que estaba hecha, en el cuerpo que estaba destinada a tener de manera natural.

MOVERSE PARA MEJORAR LA SALUD ÓSEA

Cualquier movimiento que tense de forma saludable tus músculos y tendones fomenta tu salud ósea de diversas maneras. El pilates puede mantener tus huesos debidamente alineados, y dos sesiones de cuarenta minutos de ejercicio de levantamiento de peso a la semana pueden prevenir la osteoporosis debido a la presión que experimentan tus huesos. El método flexibilidad-resistencia de Bob Cooley surte el mismo efecto, al igual que el yoga, porque incorpora el estiramiento con contracción muscular. Miriam Nelson, directora del Centro de Investigación John Hancock sobre Actividad Física, Nutrición y Prevención de la Obesidad de la Universidad de Tufts y autora de *Mujer fuerte, huesos fuertes* (Paidós Ibérica, 2001), afirma que el ejercicio aeróbico de alto impacto (caminar por la montaña, escalar o saltar) fortalece la salud ósea. Sin embargo, conviene practicar estos movimientos con moderación. Escucha a tus huesos, articulaciones y ligamentos. No trates de someter a tu cuerpo y de obligarlo a hacer cierto número de saltos, o de forzarte a caminar por la montaña si a tus huesos no les sienta bien. Ejercítate en armonía con tu cuerpo. No es que seas demasiado vieja para moverte «así». Sólo tienes que estar en sintonía con tu cuerpo y hacerle caso cuando te dice: «Basta ya de hacer ese movimiento por ahora: necesito descansar». Tal vez también te esté diciendo: «Deshaz mi fascia». Hacerse mayor no equivale a deteriorarse, pero sí significa que tienes que prestar atención a la sabiduría de tus huesos y tus tejidos, y no a tus ideas preconcebidas acerca de cómo se supone que tienes que moverte a cierta edad. Los huesos están diseñados para ser flexibles y para regenerarse durante toda la vida. Y recuerda que todas las estructuras de tu cuerpo tienen que estar sometidas a la fuerza de la gravedad para seguir funcionando correctamente. ¡Ya basta de estar sentada! El solo hecho de levantarte con regularidad y hacer tareas por la casa puede ayudarte a cosechar beneficios extraordinarios.

Hablando de huesos, ten en cuenta que nos han inculcado un miedo excesivo a los riesgos del déficit de calcio. Normalmente no es que tengamos déficit de calcio, sino que nos faltan los nutrientes que permiten al organismo aprovechar el calcio que ingerimos a través de la dieta. Toma con regularidad baños con sales de Epsom, que contienen sulfato de magnesio, o suplementos de magnesio. Uno de mis preferidos es el suplemento CALM, que se comercializa en forma de bebida con citrato de magnesio. El calcio y el magnesio tienen que estar presentes en cantidades equilibradas. Te recomiendo encarecidamente que evites los medicamentos que protegen contra la osteoporosis, como el Fosamax. Pueden dar como resultado huesos tan densos y quebradizos que la sangre ya no pueda penetrar en ellos y remodelarlos.[7] De ahí que las mujeres que toman estos medicamentos tengan mayores probabilidades de sufrir una endodoncia o una fractura femoral que no cure bien.[8]

Los huesos y el tejido conjuntivo forman el esqueleto, pero cada persona tiene también un citoesqueleto energético que recorre su fascia, donde se encuentra el «cableado» del sistema nervioso secundario. Este campo de energía conecta con el corazón y con su potente campo electromagnético. Y cada meridiano energético que recorre tu fascia está conectado con uno de los principales sistemas fisiológicos. Cuando trabajas los músculos, la fascia y el tejido conjuntivo para alterar el flujo de energía que discurre por ese meridiano, estás aportando energía y salud al sistema fisiológico correspondiente. De acuerdo con la medicina tradicional china, la salud ósea está gobernada por los riñones, donde se almacena el *chi*. Los riñones mantienen la sangre limpia y la médula espinal sana y fluida. Cuando el tejido fascial está bien hidratado y haces estiramientos asociados con el meridiano renal, estás ayudando a tus huesos a mantenerse sanos.

Ten presente que, si intentas aumentar tu flexibilidad centrándote en un músculo en concreto sin ejercitar al mismo tiempo su músculo complementario, ejerces una presión excesiva sobre las articulaciones. Si notas dolores musculares, presta atención al grupo muscular opuesto a aquel en el que sientes las molestias. La constricción de los músculos pectorales, muy frecuente en personas que trabajan sentadas frente a una mesa, provoca encorvamiento y dolores en el cuello y la parte superior de la espalda. Tienes que ejercitar ambos juegos de músculos, el pectoral y el del cuello y la espalda superior, para aliviar las molestias. Por suerte el alivio puede ser muy rápido si adoptas el enfoque holístico que trata todos los músculos afectados, además de la fascia. Yo he padecido durante treinta años molestias y rigidez en la cadera derecha cada vez que pasaba mucho tiempo sentada. Las molestias disminuyeron considerablemente cuando empecé a hacer pilates. De hecho, sin el pilates, me temo que a estas alturas ya habría necesitado una prótesis de cadera. Mi cadera derecha volvió a la normalidad, perfectamente engrasada, después de tres o cuatro sesiones con uno de los entrenadores de Bob Cooley, porque los estiramientos resistidos rompieron la fascia densa que quedaba y alargaron y estiraron todos los músculos afectados. Cooley señala asimismo que casi todos los dolores de espalda y de disco se deben a la incapacidad de los músculos de la corva para acortarse óptimamente por culpa de la fascia densa. Estirar las corvas soluciona el problema de fondo y elimina la tensión de las vértebras de la espalda.

HAZ LAS PACES CON TU PESO

Si te preocupa no hacer suficiente ejercicio para perder peso, o si haces ejercicio principalmente porque no te has reconciliado con tu cuerpo, es hora de desprenderte de esa idea. Ama a tu cuerpo lo suficiente para moverlo como te apetece que se mueva: no intentes maltratarlo para que se someta y recupere la figura que tenías a los 17 años. Todas hemos ido al gimnasio y hemos visto a mujeres fuertes y recias como bocas de riego sudando en la máquina de correr o haciendo decatlones, sin perder peso por ello. Si no cambias de dieta y consigues controlar tus niveles de cortisol, por más ejercicio que hagas no conseguirás adelgazar. Y si llevas casi toda tu vida a régimen, puede que tu cuerpo te esté diciendo: «Se acabó. Estoy harto».

Yo me he sometido varias veces a una dieta de 500 calorías diarias durante casi un mes y he perdido menos de un kilo. Cuando esto me pasó por cuarta vez, decidí que era mi último intento de doblegar a mi cuerpo. Me costaba creer que se pudiera restringir hasta ese punto la comida sin que apenas se notara en la báscula. Eso de «caloría que entra, caloría que sale» como planteamiento para perder peso es un error garrafal. Tu metabolismo cambia cuando tus niveles de hormonas del estrés se vuelven crónicamente altos, y el exceso de peso vence. Lo cual no significa que no puedas reconducir tu metabolismo, pero centrarte en la dieta y el ejercicio como te han dicho que hagas toda la vida es una manera muy limitada e ineficaz de conseguirlo. Una amiga mía, doctora en fisiología del deporte, hizo, al igual que yo, la dieta de las 500 calorías diarias cumpliéndola a rajatabla, con resultados nulos. Luego pasó fuera de casa un par de meses, lejos de sus hijos, para hacer un viaje que esperaba con ilusión desde hacía mucho tiempo, y perdió once kilos. Puedes perder dos kilos de la noche a la mañana si te liberas de la pena o la preocupación a la que te estás aferrando. La clave está en amar a tu cuerpo de tal forma que propicies en él cambios permanentes, para lo cual es necesario que te desprendas de tus antiguos traumas respecto a tu apariencia física.

A la hora de hacer las paces con mi peso, la última pieza del rompecabezas consistió en emplear las técnicas de libertad emocional (EFT en sus siglas inglesas), conocidas comúnmente como *tapping*. El *tapping* me ayudó a desvelar algunas viejas creencias sobre mi cuerpo, sobre el ejercicio y sobre la dieta de las que debía desembarazarme y de las que, en efecto, conseguí liberarme. Prueba a hacerlo tú, a ver si te sirve.

Ejercicio: *tapping* para liberarte de emociones y creencias dañinas acerca de la comida y el peso

El *tapping*, llamado también EFT (técnicas de libertad emocional), libera emociones enraizadas en tus creencias acerca de ti misma. Puedes utilizarlo para ayudarte a liberar y descartar viejas creencias y sentimientos acerca de cualquier tema. La investigación ha demostrado que el *tapping* reduce los niveles de hormonas del estrés en un 24 por ciento de media, si bien en algunos casos este porcentaje alcanza el 50 por ciento. Hacer diez minutos diarios de *tapping* puede aumentar tu seguridad en tu propio físico y poner fin a tu batalla con la comida. Yo aprendí *tapping* con Jessica Ortner, autora de *The Tapping Solution for Weight Loss and Body Confidence* [*Tapping*: la solución para adelgazar y adquirir confianza en tu físico], en las semanas previas a la sesión de fotos para la portada de este libro, un momento en el que normalmente habría empezado a matarme de hambre para caber en la ropa que quería ponerme. El *tapping* me permitió desvelar la creencia, enterrada hacía largo tiempo, de que conseguir la silueta que quería tener era un proceso tan arduo y agotador como escalar una montaña con una pesada mochila a la espalda (cosa que hice durante mi infancia más de lo que me habría gustado). Hacer *tapping* mientras revivía ese recuerdo de esfuerzo físico y hablaba de ello me ayudó enormemente a superar la rutina a la que había sometido a mi cuerpo durante años, basada en la convicción de que tenía que luchar, pasar hambre y obligarme como único medio de perder peso. Finalmente, no me puse a dieta antes de la sesión de fotos. Y cuando llegó el día, me lo pasé en grande y me sentí muy segura de mí misma. Te recomiendo encarecidamente que veas los vídeos de Jess enseñando su técnica, que consiste en golpear rápidamente con el dedo índice y el corazón ciertos puntos de acupresión de tu cuerpo al tiempo que enuncias tus verdaderas emociones. El paso siguiente consiste en interiorizar nuevas creencias haciendo *tapping* mientras recitas afirmaciones positivas sobre el amor que sientes por ti misma.

Puedes ver a Jessica explicando esta técnica en www.TheTappingSolution.com. Visita a continuación www.TheTappingSolution.com/Goddesses, donde encontrarás una guía de meditación que ha creado expresamente para las lectoras de este libro a fin de resolver problemas asociados con la comida y el peso.

ÉSTE ES EL MOMENTO

Nunca es demasiado tarde para transformar las creencias rancias y obsoletas acerca de tu cuerpo que te han mantenido estancada durante años y sustituirlas por otras nuevas al tiempo que aumentas tu fortaleza física, tu agilidad y das nueva prioridad al movimiento. La suegra de una amiga mía no volvió a hacer ejercicio después de jugar al tenis en su adolescencia y su juventud. Cuando tenía más de 90 años, después de que le pusieran una prótesis de cadera, echó un vistazo a los ejercicios de rehabilitación que se suponía que tenía que hacer para recuperar la musculatura y le dijo a su nuera: «Yo esto no pienso hacerlo». Su nuera le contestó con franqueza: «Si te caes, yo no puedo levantarte. Así que quizá tengas que quedarte en el suelo un buen rato y hasta puede que te mueras así. ¿Estás dispuesta a apechugar con eso?» Su suegra contestó que sí. ¡Que así sea, pues! Debes conocer las consecuencias de lo que decides hacer respecto a tu necesidad de movimiento.

Si notas que tu equilibrio ya no es el que era, que no aguantas el ritmo de tus nietos o que prefieres prescindir de ciertas actividades sociales por el tipo o la cantidad de movimiento físico que entrañan, decide si eso es de verdad lo que quieres hacer. No hay límite de edad para mejorar la elasticidad y la forma física. Los estudios científicos demuestran claramente que los nonagenarios pueden recuperar masa muscular y mejorar su equilibrio y su flexibilidad. No te dejes arrastrar por los mitos culturales acerca de lo que puedes o no puedes hacer a cierta edad. Pero procede poco a poco, paulatinamente, y haz caso de los mensajes que te envía tu cuerpo sobre el tipo de movimiento que mejor te sienta. Tienes que decidir cómo, cuándo y cuánto te mueves. Todas las mañanas puede verse en los parques de algunas ciudades a personas centenarias y saludables haciendo taichí. ¡Ésa también puedes ser tú!

Yo voy a clase de pilates dos veces a la semana, camino unos cuatro kilómetros tres o cuatro veces por semana, bailo el tango y practico regularmente la técnica de flexibilidad-resistencia. También practico un método de entrenamiento llamado Sprint 8 para mejorar mi buena forma cardiovascular. Es un ejercicio de alta intensidad a intervalos que no sólo ahorra mucho tiempo, sino que mejora el metabolismo. Sirviéndote de una bicicleta estática, una cinta corredora o una elíptica, o alternando fases de carrera de velocidad y paseo, te entrenas a intensidad máxima durante veinte o treinta segundos y luego te mueves con suavidad durante otros noventa segundos. Tienes que repetir esta secuencia un total de ocho veces. Aunque sólo requiere veinte minutos una o dos veces por semana, este entrenamiento genera un aumento drástico de la hormona del crecimiento y es mucho más eficaz que una hora de ejercicio aeróbico regular. También invalida la excusa de que «No tengo tiempo para hacer ejercicio». Al principio me faltó la respiración cuando corría en la elíptica lo más rápido que podía, pero pasadas un par de semanas mi buena forma cardiovascular aumentó notablemente, y gracias a los estiramientos resistidos de Bob Cooley moverme me resultó más fácil que nunca. (Puedes aprender más sobre la técnica Sprint 8 y sus ventajas en http://fitness.mercola.com.)

Ahora que me muevo con deleite a diario, he descubierto que soy incapaz de pasar largo rato sentada, como hacía antes. La sabiduría convencional diría que se debe a la artritis de la columna ocasionada por la edad, pero no es así. Me siento más «corpórea» que nunca desde que era niña, y ya no puedo desconectar de mi cuerpo como aprendí a hacer durante mis años de estudiante de medicina. Si me siento a trabajar delante del ordenador, me resulta muy difícil pasar más de media hora en esa postura sin tener que hacer una pausa para moverme. Además, me siento sobre una pelota suiza para mantener las caderas y la columna en movimiento durante el tiempo que paso sentada. No esperes para hacerlo a que tu cuerpo se queje a gritos. Haz pausas frecuentes para bailar y estirarte: hay un sinfín de aplicaciones que puedes utilizar para recordarte que debes hacerlo. Y si tienes un gato que salta sobre el teclado, interprétalo como una señal del universo de que es hora de que hagas una pausa para moverte.

LOS MUCHOS BENEFICIOS DEL MOVIMIENTO

Cada vez son más los estudios que demuestran que el ejercicio regular protege el cerebro (y, como he mencionado anteriormente, bailar en pareja es especialmente bueno en ese sentido). El ejercicio mejora la función cognitiva en las personas mayores, con o sin Alzheimer.[9] Está demostrado que dos sesiones de veinte minutos de ejercicio aeróbico semanal aumentan el tamaño del área de memoria del hipocampo en personas de más de 60 años.[10] El entrenamiento con pesas mejora asimismo las facultades cognitivas en mujeres de más de 70 años que sufren daños cognitivos poco graves, según un estudio de la Universidad de la Columbina Británica.[11]

Sé inteligente: mueve tu cuerpo y, si descubres que estás cayendo de nuevo en tus hábitos sedentarios, autocorrígete. Ama tu cuerpo para que los cambios que introduzcas en tus hábitos de movimiento sean permanentes, y para que tus actitudes cambien y no queden sepultadas por las viejas creencias sobre la necesidad de doblegar a tu cuerpo débil e inconstante, o sobre los tipos de movimiento que son más propios o menos de una mujer. Aquí tienes una plegaria que puedes repetir: «Divino Amado, por favor, hazme cambiar para que me convierta en alguien que adora mover su cuerpo». Y ten presentes esas formas esencialmente femeninas de moverse que integran la danza del vientre.

Es muy posible que descubras que las emociones, las ideas y los recuerdos almacenados en tu fascia y tu musculatura emergen cuando empiezas a mover el cuerpo. Cualquier masajista o profesor de yoga te dirá que es muy común que la gente rompa a llorar cuando se estiran o se tocan ciertos tejidos fasciales. Los traumas del pasado (y todos los recuerdos asociados con ellos) se almacenan en la fascia. Si esto sucede, no intentes detenerlo. Te sorprenderá con cuánta frecuencia acaba una riendo a carcajadas después de una buena crisis de llanto. Felicítate por dejar que tus emociones y tus pensamientos enquistados afloren y salgan de ti de modo que los procesos autocurativos de tu cuerpo puedan activarse.

Puede que también descubras que, como les pasa a muchas mujeres, tus creencias sobre tu propio cuerpo y cómo moverlo se basan en ideas obsoletas de las que creías haberte desprendido hace tiempo. La vergüenza a la que se nos somete a las mujeres, tan extendida en una sociedad del dominador como la nuestra, puede alojarse profundamente en los tejidos. Así que, si surge alguno de esos viejos patrones de conducta, recuerda que vas por buen camino. Tami Lynn Kent, una fisioterapeuta que trabaja con la energía de la cavidad pélvica, «oyó» decir a mi madre «Odio esta parte de mi cuerpo» cuando me estaba masajeando la fascia del lado izquierdo de la pared pélvica. Entre las dos conseguimos extraer conscientemente esa vieja vergüenza de mi cuerpo. Ni siquiera era mía, pertenecía a mi madre, pero yo la acarreaba en mi fascia desde hacía años.

La vergüenza mantiene una provisión constante de sustancias inflamatorias en el organismo. Cuando eliminas energéticamente la vergüenza y sale de tu cuerpo, te sientes tan mal como cuando entró. Pero el malestar es pasajero. Y merece la pena repetir aquí que la vergüenza no puede existir en una atmósfera de claridad, lucidez y buen humor. Sólo acecha cuando se mantiene en secreto. De modo que, si te asaltan recuerdos vergonzosos, habla de ellos. Airéalos. Sácalos al sol de la conciencia. Te sentirás cinco kilos más ligera. Desembarázate del desprecio o del odio por ti misma arraigado en el pasado y del miedo a no bastar, a no ser lo suficientemente bella, sexi, joven, etcétera, etcétera. Por el contrario, atrae la inmensa energía intemporal de lo Divino hacia tu corazón y tu cavidad pélvica y mueve las caderas y todo el cuerpo con sensual despreocupación. Baila como la diosa que eres.

10

LAS DIOSAS
SON BELLAS

*La convicción de ir perfectamente vestido
produce un sentimiento de íntima serenidad
que la religión es incapaz de brindar.*

RALPH WALDO EMERSON

El otro día, cuando salía de la estación de autobuses, me crucé con una mujer muy elegante, de larga melena gris, que subía corriendo las escaleras. Le sonreí con admiración. *Ah, otra belleza intemporal.* En la última década, aproximadamente, he adoptado la costumbre de fijarme (de fijarme en serio) en la belleza de las mujeres de más de 50 años. Y he descubierto que, cuanto más busco la belleza intemporal, más me la encuentro. Están, naturalmente, las diosas intemporales más célebres: Helen Mirren, Meryl Streep, Jane Fonda o Barbara Walters, por nombrar sólo unas pocas. Pero cuando prestas atención empiezas a ver también multitud de bellezas intemporales, increíblemente atractivas, en la vida cotidiana. Están ahí, te lo aseguro, y tú puedes ser una de ellas.

Tienes que desprenderte del mito de que para que una mujer sea hermosa ha de ser joven. Para ser bella, una mujer debe ser joven y flexible de mente y de espíritu. Posee entonces una belleza interior que irradia hacia fuera. Como dice Tosha Silver: «La verdadera hondura de tu valía, de tu belleza y tus méritos te la confirió la Divinidad. Está fijada. La conducta o la opinión de otras personas no puede minimizarla *en ningún caso*. Es como si las nubes intentaran eliminar el sol. Siempre reemerge».

CONVICCIONES HEREDADAS ACERCA DE LA BELLEZA Y LA EDAD

Como dije al principio del libro, el primer paso para convertirse en una diosa intemporal es cobrar conciencia de los prejuicios culturales en los que estamos programadas para poder librarse de ellos. Por ejemplo, ¿te has fijado alguna vez en que las revistas femeninas suelen publicar artículos acerca de cómo debes vestir o peinarte según tu edad? «El mejor peinado para los 30, los 40 o los 50» es un ejemplo típico. Todavía no he visto ninguno que diga: «El mejor peinado para los 60, los 70 y los 80», ni he visto que los consejos de estilismo para hombres aparezcan expuestos según la edad. Por el contrario, un número reciente de la revista *GQ* titulado *La Biblia del Estilo* traía en portada un titular que decía: «Sácate el máximo partido en 2014», y punto. El mensaje está claro: las mujeres no tenemos que preocuparnos de nuestro aspecto a partir de los 60, y nuestro estilo viene determinado por nuestra edad.

La doctora Ellen Langer, experta en *mindfulness*, recomienda cambiar de «imprimación», es decir, de expectativas respecto a lo que supuestamente debemos experimentar a medida que pasa el tiempo. Quiero que te olvides de qué peinados son los más adecuados para «mujeres de más de 40 años». Rechazar este tipo de prejuicios te ayudará a sentirte bella cuando entres en tus años intemporales.

Sí, soy plenamente consciente de la obsesión por la edad que nos rodea. En el editorial de la revista *AARP* que mencioné anteriormente titulado «El verdadero negocio está en los mayores de 50», el editor Robert Love señalaba: «Los publicistas, anclados en la obsesión del siglo pasado por la juventud, prácticamente ignoran a los americanos de edad madura. De hecho, sólo un 5 por ciento de los anuncios va dirigido a consumidores mayores, según Nielsen, que lleva décadas analizando los hábitos de consumo de los estadounidenses. Es ultrajante. Como dijo hace poco el veterano publicista Bob Hoffman: "Casi todas las personas que aparecen en los anuncios de coches tienen entre 18 y 24 años. Y sin embargo la gente mayor de 75 años compra cinco veces más coches nuevos que las personas de entre 18 y 24 años". Nielsen llama a las personas de más de 50 años "la generación más valiosa en la historia del *marketing*"». En mi opinión, ésta es una oportunidad maravillosa para darle la vuelta a esa obsesión por la distribución de roles según la edad. Yo, por de pronto, ya no caigo en sus trampas. Y confío en que tú te unas a mí. A fin de cuentas, formo parte de una generación rompedora. ¿Por qué no seguir manteniendo esa misma energía renovadora? La generación del *baby boom* ha cambiado todas las fases de la vida por las que ha pasado. ¡Fíjate en cómo vamos a cambiar también ésta!

También es cierto que, a medida que las mujeres se acercan a sus años intemporales, cada vez les cuesta más aceptar su aspecto cambiante, sobre todo si estaban acostumbradas a atraer todas las miradas cuando entraban en una habitación. Es una lástima no haber desarrollado un verdadero sentido íntimo del yo y de los dones del ingenio y la sabiduría que trae consigo la edad. Para las que nunca tuvimos la experiencia de atraer todas las miradas en nuestra juventud, la transición hacia un nuevo tipo de belleza suele ser menos problemática. Esto es especialmente cierto cuando has desarrollado una «conciencia centenaria» y estás convencida de que tus mejores años aún están por llegar. Para llegar a ese punto, debemos cambiar nuestras ideas y creencias. El estudio de las monjas y otros estudios realizados por investigadores como Becca Levy, de los que ya he hablado anteriormente, demuestran sin sombra de duda que comportarse como si estuvieras en la flor de la edad tiene un enorme impacto en la salud y la apariencia física. Así pues, presta atención a cómo hablas de ti misma. En nuestra cultura obsesionada con la edad incluso las personas de 25 años se preocupan si les sale una cana o si se les ven las arrugas de la risa al ponerse delante de un espejo de aumento. Al cumplir los 30 años (seguramente nuestro primer portal cultural respecto a la belleza, al menos en Occidente), las mujeres empiezan a angustiarse ante la posibilidad de parecer mayores. Pero ¿y si no tuvieras ninguna idea preconcebida sobre qué aspecto se «supone» que debes tener al cumplir una edad determinada? Olvídate del número de velas que «supuestamente» debes poner en la tarta y tus ideas acerca de la belleza podrán empezar a cambiar.

En lugar de angustiarte por la edad, realiza un cambio empoderador como dejar un trabajo que te consume y que hace que te sientas poco respetada. Ese solo cambio puede hacer que parezcas más sana y más joven casi de manera instantánea. Tal vez te suceda que la gente te pregunte si te «has hecho algo» (es decir, una operación de cirugía estética) después de abandonar un trabajo estresante y abrumador. Y no hay nada más bello que la satisfacción profunda y la felicidad, la clase de felicidad que llega únicamente cuando has conectado con la diosa intemporal que llevas dentro. Cuando eres una diosa intemporal, feliz y gozosa, la gente te ve bajo una nueva luz. No se fijan en las arrugas de tu cara, ni en la piel de tu cuello. Ven el brillo de tus ojos cuando ríes.

RECONOCER TU BELLEZA

Una diosa intemporal rechaza la distribución de roles según la edad y reconoce su propia belleza. Un modo de hacerlo es honrar la propia belleza mediante afirmaciones o elevando una oración al Divino Amado como «Divino Amado, hazme cambiar para que vea, aprecie y cultive mi propia belleza».

Otra forma de reconocer tu belleza es adornarte según tu estilo personal. No pienses en la ropa como en un medio para «disimular» una «mala silueta», sino como en un modo de sacar a la luz y realzar tu belleza natural. Gasta dinero en ropa que te haga sentir bella. El corte de un vestido o de una chaqueta varía drásticamente cómo te sientes con esa prenda. Una amiga mía dice en broma que a sus 50 años viste casi igual que en segundo de primaria: jerséis o camisetas de cuello alto o sencillo, de manga larga o corta, vaqueros o pantalones, y zapatos negros planos. Es una indumentaria que le favorece y con la que se siente a gusto. Ahora bien, es muy meticulosa a la hora de elegir el corte, el color y el estilo de cada prenda de esa sencilla lista. Distingue al instante si merece la pena probarse una prenda para que realce su cuerpo de Afrodita. Se siente de maravilla y a menudo recibe halagos por su aspecto y su estilo. Con lo que a veces es mucho más osada es con el carmín y con las joyas. Dice: «Me arriesgo con los accesorios o con el maquillaje cuando me apetece, no porque intente complacer a los demás, ir elegante o estar a la última moda. Cuando era más joven, mi aspecto físico transmitía el mensaje: "Puedo adaptarme y convertirme en lo que quieras que sea". Ahora mi aspecto es el *mío* clásico». No le preocupa que piensen que va a la moda, o que su ropa es «demasiado juvenil», «demasiado anticuada», «demasiado sobria», o lo que sea.

Como ha dicho Shirley MacLaine: «No creo que puedas quedar pasada de moda cuando vives en el presente la mayor parte del tiempo».

No sientas vergüenza por desarrollar un estilo que te haga sentir bien, ni por pedir ayuda si la necesitas. La intemporalidad significa ser osada y valiente, así que arriésgate. Sé que puede ser difícil porque vivimos en una cultura avergonzadora, pero no te doblegues a las ideas limitadas de otras personas acerca de cómo debes vestir o peinarte. Si quieres dejarte el pelo largo, adelante. Si quieres teñírtelo de morado, no dejes que nadie te detenga. Si te gusta llevar carmín llamativo, elige un tono que se vea desde el otro lado del salón. ¿Te encantan los zapatos de tacón? Pues búscate un par con tacones de doce centímetros y ejercita los músculos de los pies y los tobillos para poder llevarlos airosamente y con soltura (al menos durante una hora). Y si quieres retocarte los ojos o hacerte un *lifting*, adelante. Así es como una diosa intemporal reconoce su belleza: sin avergonzarse ni pedir disculpas.

Y si no sabes cuál es tu estilo personal, utiliza los accesorios para ayudarte a descubrirlo. Oblígate a salir de tu zona de confort y a ver cómo te sientes probando una forma nueva de maquillarte (o de no maquillarte), una nueva forma de vestir (quizá simplemente introduciendo pequeños cambios en tu estilo habitual) o un peinado distinto.

¿La apariencia física se valora mucho en tu trabajo? Si es así, te animo a contratar a un estilista personal. Un buen estilista te ayudará a reconocer y realzar tu belleza, en lugar de intentar presionarte para que vistas de determinada manera porque «esto es lo que se lleva». Merece absolutamente la pena gastar el dinero en encontrar ropa que te siente bien y que te haga sentir bella y segura de ti misma. Algunas mujeres tienen el don del estilo personal pero, para las que no lo tenemos, contar con un asesor contratado (o con una buena amiga o amigo que tenga ese don) es algo maravilloso. Cuando trabajas de cara al público, es especialmente importante desprenderse del miedo a pedir ayuda en ese terreno. Dicho esto, si alguien te dice que no deberías ponerte determinada prenda, pero tú te sientes bien con ella y te gusta cómo te queda, no le hagas caso.

¿Tienes rituales de belleza que nutran tu yo? Yo no me maquillo mucho a diario, pero me doy el gustazo de ir a la peluquería todos los viernes. Es un ritual de belleza que proclama «¡Que venga el fin de semana!», y que me hace sentir como una diosa. Antes mencioné los beneficios de un buen masaje, y los masajes también pueden ser un ritual de belleza delicioso, al igual que las limpiezas de cutis, la manicura o la pedicura. Si no tienes mucho dinero, hazlo en casa tú misma o con tus hijas, nietas o amigas. Ve a un *spa* o a una academia de esteticistas. A mí me gustan las nuevas manicuras Shellac, hechas con luz ultravioleta, que duran un par de semanas. Algo tan nimio como tener unas uñas bonitas o una piel resplandeciente después de una limpieza de cutis puede mejorar drásticamente tu confianza en ti misma. Puede ser divertido elegir colores de laca de uñas escandalosos o tonos que combinen con un atuendo que te favorezca. Y si no quieres colores, puedes hacerte la manicura y ponerte sólo brillo, o ni siquiera eso y disfrutar de la sensación de la parafina templada en tus manos y de un masaje de manos.

Si la sola idea de entregarte a rituales de belleza que nutran tu yo te hace sentir incómoda, piensa en por qué puede ser. No hay nada de malo en querer que te mimen, ni en reconocer que eres una diosa bella e intemporal.

Una forma muy concreta de reconocer y honrar tu belleza es invertir en retratos de estudio. Los fotógrafos especializados en estos servicios son con frecuencia mujeres que desean sinceramente ayudar a otras mujeres a recuperar la confianza en su atractivo físico. Una buena fotógrafa hará lo posible por tranquilizarte para que no parezcas tensa e incómoda y ajustará la iluminación, el fondo y tu postura para que salgas guapísima. Puede ayudarte a encontrar las poses más favorecedoras, pero haciendo una búsqueda en Internet también encontrarás multitud de ideas. Escuchar buena música de fondo durante una sesión de fotos o estar acompañada por amigas que te hagan reír también ayuda mucho. Si estás relajada, te resultará más fácil sentirte dueña de tu belleza y atajar cualquier posible duda respecto a tu atractivo. Déjate llevar y siéntete como una diosa deslumbrante posando ante la cámara. Un fotógrafo me dijo una vez que procurara que alguien me hiciera reír o que pensara en algo divertido justo antes de que pulsara el disparador. Las mejores fotografías son las que captan una emoción genuina. La diferencia entre una sonrisa forzada y una sincera es enorme.

Y aunque prefieras seguir con las instantáneas en vez de recurrir a un fotógrafo profesional, ten en cuenta que hay varios trucos para sacarle todo el partido a tu aspecto. Recuerda los consejos de las actrices de Hollywood acerca de la iluminación: tanto la luz natural como la iluminación suave de espectro total son muy favorecedoras. La luz del atardecer es tan amable que los fotógrafos llaman a veces a esa parte del día «la hora mágica». En tiempos anteriores a la cirugía estética, el bótox, los rellenos o las inyecciones de colágeno, algunas actrices de Hollywood como Bette Davis insistían en controlar quién se encargaba de la iluminación de una película, o incluso de una aparición personal. Davis era tan puntillosa respecto a cómo aparecía en cámara que, si se fundía una de las muchas bombillas de un plató, ella se daba cuenta. No hace falta que llegues al extremo de contratar a un diseñador de iluminación para que te siga a todas partes, pero puedes prestar más atención a la iluminación y a cómo apareces en las fotografías y los vídeos.

Una vez encargué que me escanearan algunas dispositivas antiguas para pasarlas a formato digital y encontré una fotografía mía de mi luna de miel. Me quedé pasmada al ver a aquella joven tan bella que sonreía a la cámara. Pasmada, de verdad. En aquella época pensaba que estaba demasiado gorda y que no era muy atractiva. Ignoraba hasta tal punto mi propia valía que le pregunté al hombre con el que me había casado qué pensaba de mi peso. ¿Su respuesta? «No te vendría mal perder un par de kilos.» Pesaba entonces 56 kilos, un peso al que casi con toda probabilidad no volveré a acercarme. Me asombra sentirme ahora más atractiva y feliz de lo que me sentí nunca en aquella época. ¡Qué gran alivio! ¿Tú has tenido alguna experiencia parecida? ¿Te ha ocurrido que las personas de tu entorno contribuyeran a solidificar tus inseguridades? ¡Es tan corriente! Por eso quiero que hagas la siguiente promesa. Levanta la mano derecha y di en voz alta: «Prometo que nunca, jamás, volveré a dudar de mi atractivo y de mi valía. Y que nunca más le preguntaré a nadie qué piensa de mi peso, o si cree que ésta o aquella prenda me hace gorda». Si has ganado peso, lo que importa es que ese peso no te reste salud, y no si te hace parecer distinta a como eras con 20 años. ¡Claro que eres distinta! Ahora eres una belleza intemporal. Reconócelo sin complejos.

MI EDUCACIÓN EN EL ARTE DEL ADORNO PERSONAL

Hace años di en la famosa Chautauqua Institution una charla que retransmitió la cadena de radio NPR. Un par de productores de televisión de Chicago oyeron la charla y quisieron que apareciera en uno de sus programas, pero me dijeron que primero tenían que verme en fotografía. «Necesitamos saber qué aspecto tiene —dijeron— a fin de cuentas, la televisión es un medio audiovisual.»

Así comenzó mi educación en el arte del maquillaje, el vestuario y el acicalamiento personal, y mi aprendizaje de toda clase de trucos para estar más guapa. Hasta entonces nunca me había hecho la manicura ni la pedicura, ni mucho menos me había dejado peinar, vestir o maquillar por un profesional. Nunca se me había ocurrido pensar que mis uñas pudieran aparecer en televisión. Ahora hablo a menudo en público y aparezco con frecuencia en televisión y, como con los años he ido cobrando conciencia de que «el medio es el mensaje», pongo mucho cuidado en mi vestimenta y mi aspecto físico. Cuando me he ocupado de esto, puedo olvidarme de mi apariencia y dedicarme a comunicar mi mensaje. Sé, sin embargo, que ambas cosas están inextricablemente unidas. Y en lugar de enfadarme por tener que ponerme de punta en blanco y maquillarme para la cámara, lo acepto como parte de mi trabajo y disfruto de ello.

Durante gran parte de mi vida no presté atención a mi aspecto físico. Mi formación médica se encargó de pulverizar por completo mi afición natural por la ropa y la belleza. Ni siquiera me veía como una mujer atractiva. Por suerte, cuando tenía que tomar alguna decisión respecto a mi apariencia o mi forma de vestir contaba con un montón de ayuda, sobre todo de hombres gais. Hace un tiempo, mientras estaba dando conferencias por la zona de Cape Cod, entré en una peluquería de Provincetown. Un peluquero me dijo al instante: «Tesoro, ese pelo no te favorece nada». Me sugirió que, con mi pelo tan fino y mis facciones, probara a hacerme lo que llamó un «corte *carré evasé*». Está claro que aquel peluquero sabía de lo que hablaba, porque me hizo el mejor corte de pelo que me han hecho en mi vida. En otra ocasión, cuando tenía que comprarme un traje para una aparición importante en televisión, Joseph, el dependiente de una *boutique* de Boston, me acompañó hasta el probador y empezó a llevarme conjuntos, muchos de los cuales quedaban lejísimos de mi zona de confort. Los tacones de aguja en particular me parecían una exageración. Al verme tan insegura ante la posibilidad de ponerme una prenda tan descaradamente sexi, me dijo que «me fuera haciendo a la idea». Otra vez, cuando estaba visitando a una amiga en Boca Ratón, Florida, entramos en unos grandes almacenes de lujo y me probé un vestido negro de diseño y unos tacones. Mi amiga me dijo que estaba guapísima, pero yo no lo veía por ningún lado. Temía que mis amigos y mi familia se rieran de mí por atreverme a ponerme algo tan sofisticado y tan sexi. A menudo no somos capaces de vernos bajo la luz que más nos favorece y necesitamos que otras personas nos sirvan de espejo para reflejar nuestra hermosura y nos recuerden que somos diosas bellísimas.

Dicho esto, quizás algunas personas de nuestro entorno más inmediato se esfuercen por disuadirnos y desanimarnos cuando empezamos a mejorar nuestro aspecto. Ello se debe a que se sienten amenazadas por nuestra belleza, insertas como están en una cultura del dominador en la que las mujeres deben supuestamente competir entre sí en el terreno de la apariencia física. Es lo que se conoce como «síndrome de los cangrejos en el cubo». Cuando un cangrejo empieza a trepar para salir del cubo, los otros tiran de él hacia abajo. Si estás en un cubo con un montón de cangrejos que tiran de ti hacia abajo, búscate otro cubo. Si te preocupa, como me preocupaba a mí, lo que puedan decir tus amigos si de pronto empiezas a tener mejor aspecto, es síntoma seguro de que tienes que cambiar de amigos. Todas necesitamos lo que yo llamo una «placenta de apoyo»: mujeres y hombres que eleven y enriquezcan nuestra forma de expresar lo mejor de nosotras mismas. Sin eso, resulta difícil rechazar la idea cultural según la cual nunca vamos a estar convenientemente guapas porque siempre nos faltará algo.

Cuando me vi en pantalla con mi traje de diseño y mis tacones de aguja después de grabar aquel primer programa de televisión en la PBS, me di cuenta de que el traje que me había elegido Joseph me hacía parecer no sólo seria y profesional, sino también elegante, sofisticada y hasta sexi. Tuve que reconocer que ese envoltorio funcionaba a la perfección a la hora de comunicar mi mensaje. Durante años me había visto a mí misma como una médica poco atractiva y desmañada en el vestir, así que la idea de poder ser atractiva y hasta osada sin que por ello dejaran de tomarme en serio fue para mí muy liberadora. Acababa de dar un paso muy importante en mi camino para convertirme en una diosa intemporal.

He tenido que aprender a reconocer mi belleza y a no sentirme torpe e insegura cuando tengo que presentarme en público o hacerme una foto. La sesión de fotos para la portada de este libro requirió un día entero, un estilista, un estudio y un fotógrafo maravillosos y un maquillador muy hábil. Yo, por mi parte, me divertí de lo lindo. ¿Por qué? Porque ahora sé cómo funciona toda esa magia de las revistas y disfruto siendo partícipe de ella. Llegué al estudio con el pelo mojado y sin maquillar, pasé un día muy entretenido cambiándome de ropa y sonriendo a cámara, sintiéndome segura de mí misma y feliz, y acabé abrazando a toda la gente maravillosa que había participado en la sesión.

¿Alguna vez te ha dado miedo calzarte (literalmente) unos zapatos nuevos o peinarte de otra manera? ¿Cuándo fue la última vez que te arriesgaste con la ropa, el pelo o el maquillaje? Abandona la expectativa absurda de la perfección física y diviértete acicalándote. Reivindica tu belleza, reálzala y disfruta de ella. Cuando lo haces, todo el mundo sale beneficiado. Y hay muchas formas naturales, fáciles y saludables de hacerlo que pueden no costarte ni un céntimo.

SECRETOS PARA ESTAR GUAPÍSIMA
A CUALQUIER EDAD

Si amplías tus ideas acerca de lo que constituye la belleza, no hace falta que inviertas un montón de dinero en ropa, peluquería y maquillaje para sentirte a gusto con tu apariencia. Lo más importante es sentirte bella, aunque tu aspecto no encaje con las ideas limitadas de otras personas respecto a lo que es atractivo y lo que no. Recuerda que tus años intemporales son el momento idóneo para abandonar de una vez por todas tu adicción a complacer a los demás y centrarte en complacerte a ti misma. Hay infinidad de cosas sencillas que puedes hacer para mejorar tu aspecto y reforzar tu confianza en tu propia belleza.

Pelo intemporal

Con los cambios hormonales, el cabello puede cambiar de textura y color. Puedes emplear tintes, pelucas, extensiones y alisadores o rizadores químicos o naturales para cambiar el aspecto de tu cabello si no te gusta, o puedes aprender a quererlo tal y como es en este momento de tu vida. Si se quiebra fácilmente o si no te crece más allá de cierta longitud, tal vez estés sometida a demasiado estrés o no comas o duermas bien. También puede deberse a que tu pelo ya no soporta el castigo al que lo sometes. Piensa en dejar de usar productos químicos durante un tiempo y en renunciar a hacerte peinados que alteran tus folículos pilosos. También puedes realzar tu estilo personal con sombreros, pañuelos o cortándote el pelo muy corto (siempre me ha encantado ese *look*).

Si se te cae el cabello, puede que se deba a un desequilibrio hormonal. Los motivos pueden ser una descompensación del tiroides, un exceso de azúcar e insulina o un déficit de yodo. Si tu organismo presenta un exceso de dihidrotestosterona o DHT (resultado del exceso combinado de insulina y estrógenos), tal vez sufras un principio de calvicie o te salga vello más oscuro y grueso en el labio superior y la barbilla. Con frecuencia el problema es un exceso de azúcar en la dieta unido a un déficit de yodo. Los folículos pilosos de la cabeza están provistos de un receptor de testosterona y, cuando tu organismo tiene demasiada glucosa y poco yodo, acabas generando metabolitos que encajan en esos receptores y que taponan los folículos sensibles a la testosterona. El exceso de testosterona bloquea el crecimiento de cabello en la cabeza. En la cara ocurre lo contrario. He visto cómo la toma de un suplemento de yodo restauraba el cabello (por no hablar de la energía, la salud mamaria y el equilibrio tiroideo) de muchas mujeres.

Zapatos bonitos

Para mí, llevar unos zapatos bonitos es fundamental para sentirme a gusto con mi apariencia física. Los tacones altos hacen que las piernas parezcan más largas y pueden ser extremadamente sensuales. En el musical de Broadway *Kinky Boots* hay una canción que afirma que «el sexo está en los tacones». Llorraine Neithardt, del programa de radio *Venus Unplugged*, diseña zapatos como ofrenda a Afrodita (puedes ver algunos de sus diseños en www.shoefineart.com). Sus glamurosas creaciones, que aparecieron en la película *Posdata: Te quiero*, captan a la perfección la estética del zapato sensual.

Yo acabo de estrenarme en la pasión por los zapatos, porque nací con los pies muy anchos y con una dolencia llamada metatarso aducto que hace que la parte delantera de mis pies se tuerza hacia dentro. Cuando era pequeña pensaban que tenía los pies cavos. Ahora, sin embargo, pueden encontrarse zapatos bonitos con hormas más anchas que nunca, y gracias a Internet es muy fácil encontrar calzado de tamaño muy variado. Por primera vez en mi vida estoy encontrando zapatos que de verdad me sirven.

Dicho esto, para mí llevar tacones altos es una especie de acontecimiento «deportivo». Puedo soportarlos dos horas, como mucho, lo suficiente para bailar el tango hasta colmarme de placer. Nadie debería llevar tacones todo el día, porque son pésimos para la salud de la columna y la pelvis. Son las mujeres que gastan continuamente zapatos de tacón alto las que mantienen el negocio de los podólogos. Si te gustan los tacones altos, hay ejercicios que puedes hacer para mantener la buena salud de tus pies de modo que te sostengan y se reduzca la probabilidad de sufrir problemas podales. Uno de ellos, que aprendí en pilates, consiste en mover en círculos las plantas de los pies descalzos sobre pelotas de tenis mientras estás sentada. Después de bailar, yo siempre me doy un masaje en los pies y hago una serie de estiramientos y ejercicios de pies mientras me remojo en sales de Epsom, en la bañera. De hecho, la reflexología podal es, con mucho, mi tratamiento de *spa* favorito. Busca en Internet ejercicios de pilates para los pies. Descubrirás algunas técnicas excelentes para mantener los pies flexibles y evitar que te duelan. Estas técnicas pueden atajar la aparición de juanetes e incluso eliminarlos. Pruébalas antes de pensar en operarte.

Piel intemporal

Para que tu piel, tanto la de la cara como la del resto de tu cuerpo, luzca más joven sólo tienes que mejorar su salud. De hecho, tu piel es un reflejo de tu estado de salud general. Lo que significa que las cosas que haces, por ejemplo, para mantener una salud cardiaca óptima se traducen, por añadidura, en una piel más radiante. Creo que a estas alturas ya sabrás que la alegría y el goce de vivir también constituyen todo un secreto de belleza.

El deterioro de la piel se debe en su mayor parte a la inflamación celular causada por un exceso de glucosa y de grasas trans en la dieta, junto con un exceso de cortisol y epinefrina, las hormonas del estrés. Los niveles de estas hormonas aumentan cuando te alimentas mal, lo que impide el buen funcionamiento de los mecanismos autocurativos del cuerpo, entre ellos los que mantienen la piel lozana y saludable. Dormir bien mejora la salud de la piel y la apariencia física en general. Lo del «sueño reparador» no es ninguna broma. Todo está relacionado, de modo que cuando cambias tu dieta, combates el estrés aprendiendo técnicas para relajarte profundamente, respiras a pleno pulmón, te liberas de la ira y el resentimiento enquistados, mueves el cuerpo gozosamente, te ríes más y recargas tus energías durmiendo a pierna suelta, te sientes mejor y tu aspecto mejora en todos los sentidos.

Si quieres restaurar tu piel y que su apariencia mejore rápidamente, prueba este *lifting* facial dietético del doctor Nick Perricone, autor de *Cómo vencer las arrugas y perder peso*: durante tres días, no comas más que salmón salvaje, berros, arándanos y melón cantaloupe. Todos estos alimentos son ricos en antioxidantes y otros micronutrientes que ayudarán a reparar tu flora intestinal y a reducir la inflamación y el estrés oxidativo y contribuirán a que tu piel resplandezca. A largo plazo, una dieta baja en glucosa y rica en nutrientes y grasas saludables también se traducirá en una piel más sana. Y si tienes rosácea conseguirás reducirla purificando tu dieta, porque el azúcar y el alcohol exacerban sus síntomas. Mi empresa, A-ma-ta, también fabrica una excelente línea de cuidado de la piel llamada Performance[3] que contiene *Pueraria mirifica*, una planta conocida por sus efectos regeneradores de la piel.

La producción de colágeno, la sustancia que mantiene el andamiaje profundo de la piel, se reduce con la edad debido al estrés acumulado durante años, la mala alimentación, las toxinas ambientales y el efecto de la gravedad. Los afroamericanos poseen una capacidad extraordinaria para generar colágeno. (He oído decir a Whoopi Goldberg con una sonrisa: «*Black don't crack*»[Los negros no se agrietan], y sí, es cierto). Después son los asiáticos los que más capacidad tienen para generar colágeno, y a continuación los caucásicos, con las mujeres rubias y pelirrojas en último lugar.

Sea cual sea tu color de piel, puedes aumentar la capacidad de tu cuerpo para fabricar colágeno, mejorando así la salud de tu piel y pareciendo más joven. Adopta una dieta hipoglucémica y toma suplementos de vitamina C y D_3. Los productos de cuidado facial con ingredientes tales como la *Pueraria mirifica* también contribuyen a prevenir el déficit de colágeno. Si vives en el hemisferio norte y estás entrando en tus años intemporales, seguramente necesitas 5.000 UI de D_3 en invierno para mantener un nivel óptimo de esta vitamina.

Si tienes la piel descolorida por los daños causados por el sol, existen formas de restaurarla. El método más eficaz es el ILP o luz pulsada intensa, un tratamiento que puede aplicarte un dermatólogo o un cirujano plástico. También funciona de maravilla con las arañitas vasculares. Si no lo usas ya, empieza a usar a diario protector solar. El maquillaje suele llevarlo incluido, pero no olvides ponértelo en el cuello, el pecho, los brazos, las orejas y cualquier otra zona expuesta a la luz solar.

El acné suele ser resultado de una dieta rica en glucosa, sobre todo después de la adolescencia. Lo que sucede en tu cuerpo suele reflejarse en tu cara. Puede que descubras que consumir ciertas comidas te produce granos en sitios concretos. Una amiga mía se dio cuenta de que le salían granos en el mismo sitio de la barbilla cada vez que bebía un refresco de cola *light*. Presta atención y relaciona lo que comes con lo que pasa en tu cutis. Si tienes acné causado por una descompensación hormonal, desintoxica tu cuerpo dietéticamente para devolver el equilibrio a tus hormonas.

Si te incomoda mucho el aspecto que presenta tu piel, en la actualidad existen multitud de intervenciones y procedimientos cosméticos que tal vez quieras sopesar. Yo, por ejemplo, tenía un montón de arañitas varicosas en las mejillas que desaparecieron por completo con los tratamientos de IPL. Me someto a uno de estos tratamientos cada seis meses. Consulta a un esteticista, un dermatólogo o un cirujano plástico especializado en trabajar con la piel, pero desconfía de los que empiezan de inmediato a enumerar todo aquello que podrías hacerte en la cara. Si vas a una consulta porque quieres quitarte las arrugas del labio superior y empiezan a hablarte de todas las partes de tu cara o tu cuerpo a las que «les vendría bien un retoque», márchate. No necesitas sentirte presionada por un «experto» que de pronto ve un sinfín de «defectos» en tu apariencia que a ti nunca te han molestado.

Las arrugas de tu cara representan la sabiduría que has adquirido. No te sometas a operaciones quirúrgicas para intentar recuperar el aspecto que tenías a los 22 años, o acabarás pareciendo artificial. Una vez se acercó a mí una mujer en una exhibición de tango y me dijo: «¡Fíjese en la piel de su hija! ¡Es tan bonita...! Ojalá tuviera yo todavía ese cutis. ¿No opina usted lo mismo?» Y yo pensé: «No». No pierdo el tiempo deseando poder recuperar la piel o el aspecto que tenía hace años, porque ahora me siento mejor y más segura de mí misma que cuando tenía 18 años, o incluso 45. Deja que la energía divina fluya por tu cuerpo y tendrás un aspecto radiante a cualquier edad, decidas o no hacerte la cirugía estética, o un tratamiento láser, o dejar de teñirte las canas. La decisión es sólo tuya.

Una sonrisa intemporal

Como hija de dentista que soy, sé que se puede descubrir el estado de salud de una persona con sólo mirarle el interior de la boca. Nuestros dientes pasan de manera natural de un blanco luminoso a un tono más marfileño a medida que nos hacemos mayores, pero es posible blanquearlos mediante tratamientos de peróxido, tanto en casa como en la consulta de un dentista. Al entrar en tus años intemporales, tal vez te apetezca hacerte esos tratamientos dentales para mejorar tu sonrisa que has estado posponiendo porque te parecía una frivolidad invertir dinero en tu cuidado personal. Las fundas, las carillas o el blanqueamiento pueden hacer que te sientas más segura de ti misma al sonreír.

Sea cual sea tu edad, un buen cuidado de la dentadura previene la gingivitis, que puede desembocar en enfermedad periodontal y pérdida de piezas dentales. Es importante no descuidar la higiene bucal porque la enfermedad peridontal aumenta el riesgo de padecer dolencias cardiacas y diabetes. Las bacterias que proliferan en la boca penetran en el torrente sanguíneo a través de las encías, provocando inflamación. Tómate el tiempo necesario para emplear el hilo dental y estimular tus encías y hazte limpiezas con regularidad. No bañes tus dientes en azúcar tomando cosas dulces a lo largo del día, y beber café o té con leche cuenta como un dulce. La leche y la crema tienen azúcar, naturalmente (aunque la crema menos que la leche), y beber asiduamente cualquier bebida con azúcar contribuye al deterioro de la dentadura, así como a la proliferación de las bacterias. Para reducir la cantidad de bacterias en la cavidad bucal, puedes emplear la técnica del «enjuague con aceite»: toma una cucharada de aceite de coco y haz pasar el aceite entre tus dientes, adelante y atrás, sirviéndote de la lengua, durante unos veinte minutos diarios. También puedes reducir el número de bacterias cepillándote los dientes con arcilla roja. Si te gusta mascar chicle, elige uno con xilitol, una sustancia que reduce el deterioro de la dentadura.

Los dientes, lo mismo que los huesos, necesitan calcio, magnesio, boro y oligoelementos para estar fuertes y sanos. Pero en este caso tampoco suele ser el déficit de calcio lo que causa problemas, sino la falta de magnesio para ayudar a metabolizar el calcio que se ingiere a través de los alimentos. La osteoporosis suele empezar en la mandíbula y un dentista puede identificarla mucho antes de que corras el riesgo de romperte una cadera. Como decía anteriormente, no recomiendo fármacos como el Fosamax para tratar la osteoporosis porque adensan los huesos e impiden la afluencia de sangre a las raíces de los dientes, lo que hace necesario practicar endodoncias.

A la postre, la sonrisa más bella es una sonrisa sincera, una expresión de puro placer que surge del corazón. Al desprenderte de ideas constreñidoras acerca de la belleza, así como de la vergüenza cultural que afecta a la mayoría de las mujeres, te será más fácil sonreír. Te reirás de todo corazón, sin temer que alguien pueda pensar que eres demasiado escandalosa o que no deberías llamar así la atención. No te importará lo que digan los demás respecto a tu estilo personal porque habrás reconocido que eres una diosa intemporal, bellísima y poderosa: una manifestación de la fuerza vital que no puede refrenar su alegría. Es tu derecho natural. Reivindícalo y celébralo y serás intemporal.

11

LAS DIOSAS ENCARNAN LO DIVINO

El camino más seguro y firme para llegar al alma pasa por la carne.

MABEL DODGE LUHAN

En *Riding Giants*, un documental acerca de los surfistas de grandes olas, el surfista Laird John Hamilton explica que siente manifestarse su alma cuando se funde con una de esas grandes olas, poniendo en juego todos y cada uno de los músculos de su cuerpo. Cuando no hay olas y no está en el agua, se deprime. Otra leyenda del surf, Greg Noll, describe este deporte como un idilio eterno con una mujer extraordinaria llamada Océano. Comenta con sorna que si alguien se pasa la vida en un monasterio rezando todo el día, no decimos que es un vago, y sin embargo si una persona tiene una relación profunda y sagrada con el mar, materializada en la práctica del surf, lo tachamos de «holgazán de playa». Lo que describen ambos surfistas son sólo dos ejemplos de los miles que podrían ponerse de la radicalidad con que hemos separado lo espiritual del placer de vivir en un cuerpo físico, como si experimentar el éxtasis de existir en nuestros cuerpos no fuera sagrado o útil, pero apartarnos de ellos en largas horas de meditación sí lo fuera. Muchas de nosotras hemos interiorizado el mensaje de que nuestros cuerpos son una especie de carga a la que debemos someter y trascender.

Por desgracia, mucha gente tiene ideas confusas acerca de la divinidad y de Dios. Dios no está confinado en un libro o una iglesia, una mezquita o una sinagoga. La divinidad es el flujo creativo, amoroso y vibrante de la fuerza vital de la que todos somos partícipes y a la que estamos conectados. Nuestros Espíritus sirven como una línea telefónica directa con esa fuerza amorosa que en realidad somos nosotros mismos. Nuestros cuerpos son recipientes exquisitos hechos para encarnar, no para negar, nuestro espíritu.

Si te has educado en una tradición religiosa que enseña que Dios es implacable y vengativo (y que si le contrarías serás condenada al castigo eterno), tal vez te resulte muy difícil no sentirte avergonzada de tu cuerpo y su funcionamiento. A fin de cuentas, los fundamentos de las religiones judeocristianas vinculan la caída de la humanidad con una mujer, Eva, que seducida por la serpiente tentó a Adán con alimento y sexo, haciéndole comer a él también de la fruta prohibida y asegurando de ese modo la expulsión de ambos del paraíso. De ahí que todas las mujeres den a luz con dolor y sufrimiento como castigo por el pecado de Eva. ¡Eso sí que es una mentalidad nociva! Y, sin embargo, a partir de este mito que se halla en el centro de nuestro sistema de creencias (un sistema de creencias que muchas de nosotras no nos detenemos a cuestionar), hemos llegado a pensar que para ser espirituales y «buenas» debemos negar nuestros cuerpos y sacrificarnos. El doctor Mario Martinez llama a esto el «arquetipo de la expiación», un arquetipo que, créeme, empapa por completo nuestra sociedad. Todas hemos oído decir: «El espíritu está dispuesto, pero la carne es débil». Esta sola afirmación nos aboca al sufrimiento y a la negación de las emociones y las experiencias exaltantes que hacen que merezca la pena vivir. No tenemos que separar los deseos y las necesidades de la carne de nuestra espiritualidad. Son una manifestación de la fuerza vital creativa.

Nuestros cuerpos requieren contacto y placer frecuente para florecer de verdad. Cuando oyes la palabra «placer», ¿piensas de inmediato en el sexo? Muchas personas sí, ¡y es una creencia tan limitadora…! Nuestra cultura ha concentrado la inmensa variedad de los deleites accesibles a los humanos en el estrecho terreno de la sexualidad y le ha pegado una etiqueta: ¡PECADO!

Sí, el sexo es enormemente placentero, pero hay un infinito abanico de placeres a nuestro alcance cuando habitamos en un cuerpo humano que está conectado de manera consciente con la divinidad y con nuestra naturaleza de diosas. En la película *City of Angels*, este placer sensorial aparece bellamente descrito en una escena protagonizada por un ángel al que interpreta Nicolas Cage. Cuando el ángel se transforma en mortal y por fin es capaz de probar el sabor exquisito y la jugosidad de una pera, experimenta un placer terrenal sencillo y sin embargo divino. Si ves la película, sabrás a qué me refiero. Mientras tenemos un cuerpo, estamos hechos para disfrutarlo con todos y cada uno de nuestros sentidos.

Cuando desvelas tu placer y transformas tus creencias negadoras del espíritu, descubres que el placer sostenible es una disciplina consciente, no una invitación a la adicción o a la indolencia. Cuando experimentas placer, Dios se manifiesta a través de ti. Al cobrar conciencia de tu naturaleza divina, descubres que el gozo te sobreviene de maneras que te son singulares. Una persona puede expresar su espiritualidad a través del placer de bailar, mientras que otra puede expresarla mediante la pasión por montar o trabajar con caballos. Cuando yo era pequeña, en mi familia nadie tocaba el arpa y yo nunca había visto una, pero estaba ansiosa por tocar este instrumento y al cabo de un tiempo lo conseguí. Ahora mismo tengo delante el arpa dorada de mi infancia. Aunque hace años que no la toco, simboliza un vínculo muy fuerte con mi propio espíritu.

Cuando tienes una vocación así de fuerte, es que procede del alma. Estás oyendo la llamada de tu espíritu, que ansía expresarse. Por eso, si respondes a esa llamada, todo el mundo se beneficia, porque lo que hagas personalmente para materializar el Espíritu y llenar tu vida de alegría cambia el universo entero. La palabra «materia» procede de la raíz *mater*, que significa «madre». Cuando nos referimos a la Madre Tierra, no es sólo una metáfora. Nuestros cuerpos físicos están hechos de los mismos elementos que la propia tierra. Nuestros huesos se componen de minerales. Nuestra sangre y nuestro líquido amniótico son muy parecidos al agua marina. La materia es la cosa más densa de la creación, razón por la cual, al convertir el Espíritu en materia densa a través del ejercicio de conectar y reconectar una y otra vez con la alegría y el placer empapados de Espíritu, traemos el paraíso a la tierra. Ayudamos a aligerar y a elevar las pesadas vibraciones de la vergüenza, la ira y el resentimiento, no sólo para nosotros, sino para el mundo entero.

Eres un ser divino que está diseñado para vivir intemporalmente. Honrar la «vasija» que es tu cuerpo y paladear cada momento de vida que puedas, ése es el verdadero objeto de estar aquí. Tu concepción y tu presencia aquí, en esta época y en este espacio, no fueron un error, sino un milagro orquestado antes de tu nacimiento por tu espíritu, la parte de ti que es eterna.

Somos la vanguardia de la creación, y somos Dios danzando hecho carne. No somos seres rastreros y lastrados por la culpa, necesitados de expiar el pecado original de haber nacido humanos. Nosotros y Dios somos uno. Si reivindicas tu naturaleza de diosa y la expresas en forma de alegría y pasión por la vida, experimentas lo que significa ser una creación divina y lo experimentas ahora, sin tener que esperar al tránsito hacia el mundo no físico. Y cuando experimentas la creación divina aquí, en la tierra, floreces de verdad.

ERES ANTENA Y CRISTAL

Hemos olvidado que todo está interconectado. Es un hecho científico. Dentro de nuestros cuerpos, los filamentos trenzados del colágeno conforman el tejido conjuntivo o fascia que se entreteje entre nuestros órganos y tejidos y comunica nuestros músculos con los huesos y la piel, sirviéndonos de citoesqueleto. La electricidad circula por la fascia mediante moléculas de agua que se superponen a las de colágeno y actúan como cristales líquidos, recibiendo y enviando energía (energía cargada de información, por ejemplo). Por esa razón masajearte los pies rejuvenece y relaja todo tu cuerpo. Los meridianos de la acupuntura discurren por la fascia como una autopista por la que circulan energías sutiles y los mensajes que contienen.[1]

En las culturas tribales, nuestro vínculo con todo lo existente es una certeza que se da por descontada. Hoy en día, esa sabiduría ancestral se está documentando científicamente gracias a que al fin podemos medirla y calibrarla en lugar de limitarnos a intuirla. Así, por ejemplo, las investigaciones llevadas a cabo por Thomas Zwaka, del Black Family Stem Cell Institute (Icahn School of Medicine, Hospital Mount Sinai, Nueva York) han demostrado que la proteína p53, un supresor tumoral, impide que las células cancerígenas sustituyan a las sanas. Cuando la p53 muta, el cáncer crece.[2] Según Zwaka, de su estudio se desprende que nuestra evolución como especie exigió cooperación, de modo que estamos programados no para engañarnos y manipularnos unos a otros o para competir ferozmente, sino para trabajar en consonancia. Y en la entrada de su blog «El cáncer es un gen egoísta», la investigadora Lynne McTaggart señala que esta proteína o gen actúa como un «guardián de la paz, al igual que una abeja reina en un panal». Darwin parece haber pasado por alto el factor de la cooperación que subyace en la competitividad aparente del mundo natural.[3]

Otro ejemplo de hasta qué punto estamos todos conectados desde nuestro origen es la historia del «hombre que susurraba a los elefantes», el difunto Lawrence Anthony, un conservacionista que salvó la vida a incontables elefantes, muchos de ellos machos bravíos que habían abandonado la manada y estaban destinados a morir a manos de los humanos. Tras la muerte de Anthony, dos manadas distintas de elefantes salvajes sudafricanos a las que había salvado de la destrucción cruzaron lentamente Zululandia, un viaje de doce horas, sin comer ni beber, y llegaron al complejo de Anthony con un día de separación entre ellas. Cada manada se quedó dos días para llorar y presentar sus respetos al hombre que les había salvado. Después, volvieron lentamente a la sabana. ¿Cómo es que dos manadas separadas de elefantes salvajes sabían que el corazón de un gran hombre que les había querido había dejado de latir repentinamente?[4]

Tanto la conducta de nuestras células como la de estas manadas de elefantes que de algún modo sabían que un amigo había muerto son ejemplos de una verdad de enorme calado: la de la filosofía hermética de la relación armónica entre ser humano y naturaleza contenida en la expresión «así arriba como abajo». Nos hallamos actualmente en una encrucijada en nuestra comprensión del lugar que ocupamos en el universo. Por fin empezamos a ver que estamos diseñados no para doblegar a la naturaleza o para dominarnos unos a otros, sino para vivir en colaboración. Debemos cultivar la relación con algo que trasciende con mucho nuestro ego. Mientras no lo hagamos, no podremos florecer.

La relación con lo Divino te permite confiar en el Orden Divino y alinearte con él. Llega un punto en que todos nos damos cuenta de que el cambio es constante y de que o seguimos la corriente o nos pasamos la vida oponiéndonos a ella hasta agotarnos. Alinearse con el Orden Divino no tiene nada que ver con esperar pasivamente a que ocurra algo. Por el contrario, se trata de rendir la voluntad propia a la Voluntad Divina, siendo consciente de que la parte divina de tu ser conoce tus deseos íntimos mejor de lo que tu mente consciente, condicionada por expectativas culturales, podrá conocerlos nunca. Tu yo verdadero y auténtico no te miente, no te desorienta ni te aleja de tu fuente de poder. Es un alivio entregar tu vida a la Divina Voluntad, o a Dios. Recuerda que Dios no es una fuerza externa de la que estás desvinculada, sino la fuerza vital misma, esa que mora dentro de ti, no en una nube allá lejos.

Cuando por fin te alineas con el Orden Divino y la Divina Voluntad, te liberas de la necesidad de controlar minuciosamente tu vida. Dejas de perseguir la perfección. La adicción al control y el afán por complacer a los demás se terminan. Haces de tu vida una ofrenda a lo Divino y pides a Dios que se sirva de ti. Después, sigues las señales cuando aparecen y actúas en consecuencia.

EL ORDEN DIVINO: LA CLAVE PARA VIVIR COMO UNA DIOSA

En su exquisito libro *El juego de la vida y cómo jugarlo* (publicado por vez primera en 1925), la escritora Florence Scovel Shinn afirma que la solución perfecta para todo problema o anhelo vital ya ha sido elegida y nos será revelada cuando invoquemos al Orden Divino. Hace años, antes de empezar a escribir, yo estaba leyendo una edición antigua del libro de Scovel Shinn y me sentí conmovida por un pasaje en particular. Era un viernes a las once de la mañana y, de pie en mi dormitorio, leí el texto en voz alta: «Espíritu infinito, muéstrame una señal. Indícame el mejor uso que puedo dar a mis dones y a mis talentos». Ese mismo día, a las dos de la tarde, recibí una llamada de un agente literario que me dijo: «Creo que debería usted escribir un libro». Eso es el Orden Divino en funcionamiento.

El Orden Divino funciona también para las pequeñas cosas. Cuanto más te alineas con él, más fácil es orientarte en la dirección exacta de lo que necesitas (aunque no siempre de la forma que querría tu ego en ese momento). La clave es dejarse llevar, aflojar la mano. El pasado verano le sugerí a mi hija, que acababa de prometerse en matrimonio, que fuéramos a comprar su vestido de novia. No tenía ni idea de dónde ni cómo hacerlo porque, cuando yo me casé, usé un vestido prestado que le devolví a su propietaria al día siguiente de la boda. En aquel momento estaba estudiando medicina y me hallaba bajo la absurda impresión de que dedicar tiempo a zambullirse en algo tan frívolo como una boda (incluido el alboroto en torno al vestido) era una idiotez.

El caso es que mi hija, a diferencia de mí, había pensado mucho en su vestido de novia y hasta había creado un tablón en Pinterest que yo nunca había visto y en el que incluía una foto de su vestido ideal. Kate estaba alineada con lo que quería materializar y yo, por mi parte, me hallaba abierta a lo que tuviera que suceder. Las dos primeras tiendas que visitamos estaban cerradas. Ese mismo día, ya tarde y sin ninguna expectativa, entramos en una tercera tienda en la que no teníamos cita (yo no sabía entonces que a menudo no te atienden si no tienes cita previa). ¿Quién iba a suponer que comprar un vestido de novia fuera un asunto tan complicado? Kate habló un momento con la propietaria de la tienda y la convenció de que nos dejara pasar. Luego, se probó el primer vestido que descolgó de la percha. Le quedaba perfecto y era exactamente lo que había imaginado. De hecho, era tan perfecto que cuando salió del probador, se subió al pedestal y se miró en el espejo, se echó a llorar de emoción. Fue un bello ejemplo de lo que puede suceder cuando te alineas con el Espíritu y no le pones trabas. Nada es demasiado pequeño o insignificante para que el Espíritu se ocupe de ello: ni el cabello de tu cabeza, ni los lirios del campo, ni el vestido de boda perfecto. A veces, la materialización de un deseo surge enseguida y a veces tarda años en llegar. La clave es recordar que lo Divino sabe exactamente lo que necesitas. Y sí, el vestido era casi idéntico al del tablón de Kate en Pinterest.

Otra cosa interesante respecto al hecho de alinearse con el Orden Divino es que, cuando tienes cierta experiencia vital, puedes mirar atrás y ver cómo ciertos presuntos obstáculos se convirtieron en oportunidades y cómo ciertas oportunidades perdidas resultaron ser la mayor de las bendiciones. Dices: «Ay, gracias a Dios que no me quedé con él» o «Caramba, si no me hubieran despedido, nunca habría montado mi propio negocio». La sanadora intuitiva Caroline Myss afirma que hay que andarse con ojo cuando pides a los ángeles que hagan tu vida mejor, porque para un ángel es coser y cantar borrar un trabajo o un matrimonio así, de un plumazo, en cuestión de una semana. Son cosas que pasan, pero con frecuencia esa ruptura conduce a la dicha más arrebatadora.

EL CONTRATO DE LAS ALMAS Y EL ORDEN DIVINO

Desde que leí toda la obra de Edgar Cayce cuando tenía unos 12 años, la idea de la reencarnación y el contrato de las almas encontró resonancia en mí. (Edgar Cayce, conocido como el Profeta Durmiente, fue un afamado sanador que vivió a fines del siglo XIX y principios del XX y ayudó a sanar a miles de personas entrando en contacto con la Mente Universal.) Tengo la convicción de que establecemos contratos de almas con nosotros mismos y con otras almas antes de encarnarnos en nuestro cuerpo humano. Estos contratos marcan con quién vamos a tener nuestras relaciones fundamentales, qué tipo de cosas pensamos conseguir mientras estamos aquí, en la tierra, y qué asuntos pendientes vamos a resolver. Funcionan incluso cuando no somos conscientes de ello. Y, en términos generales, aquellas personas con quienes tenemos más «asuntos pendientes» acaban formando parte de nuestra familia. De modo que, incluso cuando estudias y trabajas con la Ley de la Atracción, con frecuencia descubres que esos contratos de almas han suplantado tu capacidad para conseguir lo que deseas. Tosha Silver lo expresa así:

> Una vez tuve una clienta que se tomaba muy a pecho la «manifestación» de sus deseos. Tenía un tablero de visión en cada habitación, una *coach* personal y una lista de afirmaciones tan larga que tardaba una hora en recitarlas todas. Pero, pese a todo su empeño, la mayoría de sus deseos nunca se hacían realidad. Estaba desesperada, sobre todo porque su *coach* opinaba que estaba «bloqueando» la materialización de sus deseos.
>
> «Bueno —le dije— la verdad es que, aunque nuestros pensamientos sí que atraen la realidad, no se trata sólo de eso, hay mucho más. Porque en una vida dada también tenemos *prarabdha karma*, el currículum personal de nuestra alma, las lecciones que estamos destinadas a aprender. Así que no se trata únicamente de visualizar algo, agacharse y subirse al tren de un salto.»
>
> Con desapego, aceptación y apertura suficientes, las cosas ocupan su lugar sin esfuerzo. Sencillamente se alinean. He aquí una oración para recitar cuando lo que deseas no se hace realidad: «Cámbiame, Divino Amado, para convertirme en Alguien que desea sinceramente que Tú le marques el camino. Permíteme conocer la verdadera entrega, la apertura y la aceptación. Hazte cargo de mis actos para que sepa cuándo actuar y cuándo detenerme».

Un buen día echamos la vista atrás, vemos un patrón recurrente y por fin llega lo que estaba destinado a suceder desde el principio. Es entonces cuando podemos pasar a la siguiente lección. Si escribo un diario es, entre otras razones, para poder echar la vista atrás y ver cómo me ha guiado la Divinidad desde el principio. Documentar mis experiencias en este periplo y anotar mis sueños es una forma muy práctica y proactiva de reforzar la confianza en esa guía divina. Si piensas en una época dolorosa de tu vida ya lejana, ¿puedes ver cómo te sirvió de punto de inflexión para traerte hasta este momento en el que eres sabia, alegre y experta en el arte de sobreponerte a la adversidad? Ahora piensa en una experiencia penosa que tuvieras la semana pasada o hace un mes, o incluso esta mañana. ¿Ya has recorrido tu camino desde la pena, la frustración, la ira o el sentimiento de pérdida hasta la alegría y el placer de vivir? ¿Habrías hecho ese trayecto tan rápidamente si esa experiencia te hubiera sucedido hace veinte años? ¡Apuesto a que no! Ya estás entrando en tus años intemporales. Como dice el doctor Joe Dispenza, la sabiduría es sencillamente memoria desprovista de su carga emocional. ¡Qué revelación cuando al fin podemos volver la vista sobre los tramos más dolorosos de nuestro periplo vital, apreciar con cuánta perfección se desplegó todo visto en retrospectiva y no sentir ya aquel dolor! Eso es la libertad, una libertad que te permite afrontar los días que tienes por delante con dicha y con deleite.

ACTUAR EN CONSONANCIA CON LO DIVINO

Mi intención diaria es dejar mi vida en manos de lo Divino y esperar después el impulso de actuar. Si algo me apasiona, sé que estoy destinada a hacerlo. Si algo te emociona o te ilusiona profundamente es porque está en consonancia con tu verdadero ser. Eso fue lo que supuso para mí aprender a bailar el tango. A veces, sencillamente *sabes* algo. Otras veces recibes una señal. Podría ser un letrero en un camión o en un tablón de anuncios, un sueño, o una estrofa de una canción que oyes justo cuando necesitas una respuesta. O también puedes buscar una señal en las cartas del oráculo o hacer caso a tu intuición si te grita «¡no!» o «¡sí!». Hace un par de días me marqué el propósito de probar a aprender magia, sólo por diversión. Al día siguiente, mientras conducía camino de la casa de una amiga, vi un coche delante de mí en cuya matrícula ponía «MAGIA». Me reí, llena de placer. Este tipo de cosas pasan continuamente en cuanto empiezas a alinearte con lo Divino.

Actuar alineada con lo Divino no significa que no puedas probar a hacer cosas para que se materialice algo concreto. Estoy muy a favor de los tableros de visión y de concentrarse en la propia intención. Puedes pedirle al Espíritu lo que quieras, pero sé flexible. No te agotes intentando servirte de tu voluntad, en lugar de dejar actuar a la Voluntad Divina. Ten presente que el Espíritu responde a las oraciones de tres maneras distintas: «¡Sí», «Ahora no» y «No, porque te quiero demasiado». Recuerda un momento de tu vida en el que la respuesta haya sido «Ahora no». ¿Te parece que ahora tiene sentido? ¿Comprendes que la Divinidad te tenía reservado algo mejor? Y, si miras hacia atrás, ¿no recuerdas algún momento en que pensaras que Dios te estaba diciendo: «No, porque no te lo mereces», y ahora, sin embargo, te das cuenta de que lo que te estaba diciendo en realidad era: «No, porque te quiero demasiado»? De buena te libraste esa vez, ¿verdad?

Las acciones que emprendas para alinearte con el Orden Divino deben ser de índole espiritual y al mismo tiempo práctica. Debes desprenderte de tus expectativas respecto a lo que se supone que tiene que suceder y confiar en el plan divino. Hace poco a mi hermano pequeño, que cría mulas, animales híbridos conocidos por su docilidad, una de ellas lo tiró al suelo mientras montaba cuesta abajo y al caer se hizo daño en el cuello. Como médica hice todo lo que pude, como es lógico, para conseguir información de sus doctores y ayudar a la familia a comprender su estado y lo que se podía hacer por él desde un punto de vista clínico. Ésa fue la parte práctica de mi acción. Pero también hubo una parte espiritual. Yo sabía que el accidente podía ser un suceso que estaba destinado a ocurrirle como parte de su periplo vital. Actué también espiritualmente, elevando una plegaria para pedir que se recuperara por completo. También me reuní con otros miembros de la familia para mandarle Amor Divino, sobre todo a sus pulmones, porque sabía que necesitaría fuerza en ellos para sobrevivir a la operación de urgencia. Pero más allá de hacer lo que podía, incluyendo rezar y mandar Amor Divino, tuve que dejar que fuera el Creador quien rellenara los huecos en blanco de la historia de mi hermano. Para nuestro inmenso alivio, superó bien la operación. Y al entregarme al Orden Divino, en lugar de intentar controlar obsesivamente la situación como la sabelotodo designada por la familia (en todas las familias parece haber un sabelotodo en momentos de crisis), me ahorré a mí misma y a quienes me rodeaban un montón de sufrimiento.

No puedo garantizar que si vives gozosa e intemporalmente no vaya a ocurrirte nada malo. En el planeta Tierra ocurren cosas continuamente. Aunque tu cuerpo físico envejezca, o sufra un accidente, o desarrolle una enfermedad, viviendo gozosa e intemporalmente conseguirás sacar el máximo partido a tu esperanza de vida y a tu salud. Y la fuente de toda alegría es el Espíritu. El antiguo poeta sufí Rumi escribió: «Hay un beso que ansiamos toda nuestra vida: el beso del Amado». El Espíritu o la Fuente es nuestro verdadero Amado, el que siempre nos acepta, nos perdona y nos ama. Es el beso del Divino Amado el que todos andamos buscando, y el Divino Amado está dispuesto a dárnoslo. Lo único que tenemos que hacer es invitar al Amado, que nos aguarda pacientemente. No hace falta que esperemos a perder esos cuatro kilos que nos sobran, o a limpiar nuestro cajón de sastre o a pasar la aspiradora por la alfombra: ¡podemos tenerlo ahora mismo!

EL CUERPO, EL ESPÍRITU Y LA TIERRA

Soy muy partidaria de aquietar la mente quince o veinte minutos para meditar, pero estamos aquí para vivir y disfrutar de nuestro cuerpo, nuestro corazón y nuestra mente, no para escapar de ellos. La verdadera meditación es la vida. Conozco a un profesor de meditación que se pasa diez horas diarias sentado en un cojín, pero su vida fuera del cojín es un desastre. Puedes convertirte en adicta al «rollo» metafísico para evadirte de las necesidades de tu cuerpo y tu vida cotidiana, puedes ir a la India, trepar hasta los antiguos asentamientos mayas y sentarte a entonar cánticos a los pies de la Gran Pirámide. Pero cuando vuelvas a casa, las relaciones que te desquiciaban cuando te marchaste seguirán ahí, y seguirás teniendo que hacer la colada. No puedes desentenderte de tu fisicidad y de tu conexión con la tierra.

La disociación respecto a nuestra cavidad pélvica generativa y nuestra fuerza vital, erótica y sensual, se refleja en nuestro sentimiento de separación respecto a la Madre Tierra. Esa desconexión dolorosa comenzó hace miles de años, cuando nuestra adoración por la sacralidad de la tierra dadora de vida empezó a disiparse y surgió una cultura de dominación, no de colaboración. Desarrollamos la creencia de que estamos hechos para dominar y explotar el planeta, pero en un plano intuitivo sabemos que no es así como debemos relacionarnos con el mundo natural. El Espíritu y la tierra están absolutamente entrelazados. La hipótesis Gaia afirma que la tierra es un ser vivo y que no sólo habitamos en el planeta, sino que formamos parte de él. Tras miles y miles de años de disociación, por fin estamos empezando a comprender que no es saludable mantener con el Espíritu, con la tierra y con nuestros congéneres una relación basada en el dominio y no en la cooperación. Y estamos cobrando conciencia de la sacralidad de la vida en nuestro planeta, en lugar de pensar que Dios habita muy lejos de nosotros, allá en los cielos, escindido de nosotros, de nuestra vida cotidiana y nuestras experiencias corpóreas.

Reconectar con la tierra (y con el cielo) no es algo que pueda hacerse sólo en sentido figurado. El cuerpo humano evolucionó para caminar por la tierra, para beber su agua, respirar su aire y disfrutar de su sol. Puedes mejorar tu salud pasando más tiempo en la naturaleza y poniéndote en contacto con la tierra y el cielo. Cuando lo haces, experimentas la divinidad tanto de la tierra como de tu propio cuerpo.

Hace más o menos cien años, los victorianos creían que era importante tomar el sol y el aire fresco. Entendían instintivamente que los parques públicos podían ayudar a reducir la delincuencia y los desórdenes públicos y a tranquilizar a la gente que disfrutara de ellos, razón por la cual construyeron tantos.[5] Si contraían la tuberculosis, se iban a un sanatorio en la montaña. La cura funcionaba a menudo porque el aire puro, la relajación y el alivio del estrés cotidiano ayudaba al cuerpo a sanar. Pero luego empezamos a mandar a la gente a hospitales y clínicas con luz eléctrica y médicos que nos trataban con fármacos y bisturíes. Por suerte están empezando a surgir investigaciones que inciden en lo que todos sabemos: que pasar tiempo en un entorno natural nos revitaliza, reduce nuestro estrés y por tanto mejora nuestra salud.[6] Pasar tiempo en un entorno natural también reduce los niveles de cortisol y mejora las defensas.[7] Estar al aire libre y al sol incrementa los niveles de vitamina D y reduce el riesgo de padecer depresión, cáncer, enfermedades coronarias y otras dolencias graves. Uno de los efectos del alejamiento de la naturaleza es que no nos exponemos a la luz natural como hacíamos cuando vivíamos más apegados al terreno, antes de que se inventara la luz artificial. Piensa en la luz natural como en un nutriente que necesita tu cuerpo para disfrutar de buena salud y equilibrio anímico. Es el regalo que te hace la Madre Tierra.

Si vives en el hemisferio norte o te expones poco al sol porque pasas todo el día en interiores con luz artificial, seguramente tendrás un déficit de vitamina D. Puedes mejorar los niveles de esta vitamina procurando que te dé más la luz. Sal más, sobre todo los días soleados. No abogo por que te tuestes al sol durante horas, pero tomar el sol media hora sin protección, a primera hora de la mañana o a última de la tarde, puede hacerle un bien inmenso a tu estado anímico y a tus niveles de vitamina D. (Más allá de eso, utiliza protector solar.) Procura que te llegue suficiente luz natural a través de las ventanas. Si no es posible, utiliza bombillas de espectro natural. También puedes comprar cajas de luz, cuyo brillo de espectro total imita la iluminación exterior. Para que tus ojos no se fatiguen, colócalas de tal manera que puedas verlas de soslayo. Deja que la luz del cielo brille sobre ti y reponga tus energías.

Y hablando de ojos, pasar la mayor parte del tiempo en interiores se asocia con la miopía, mientras que estar al aire libre puede prevenir o atajar su avance.[8] Trata de pasar largos ratos al aire libre (sin gafas de sol) como hacían tus ancestros. Tu retina también necesita luz natural para fabricar serotonina, un neurotransmisor del bienestar que mejora el ánimo y previene la depresión. El trastorno afectivo estacional (o SAD en sus siglas inglesas), una dolencia transitoria muy común en invierno, cuando hay menos luz natural, puede mitigarse con la exposición al sol o con una iluminación de espectro total. Dicho esto, respeta y trabaja con los ciclos naturales de tu cuerpo y de la luz solar. Si te apetece quedarte durmiendo hasta tarde cuando el día está oscuro y lúgubre, haz caso a tu cuerpo. Si en invierno duermes un poco más, no te preocupes por ello.

Otro modo de mejorar tu salud a través del contacto con la naturaleza es practicar la «toma de tierra», la reconexión con el campo electromagnético de la tierra (normalmente caminando descalza) para estabilizar tu propio campo eléctrico. Todos los aparatos eléctricos que nos rodean, como los teléfonos móviles, los televisores y otros dispositivos electrónicos, afectan a nuestro campo personal de energía y al campo electromagnético con el que estamos interactuando continuamente. Yo duermo con una sábana de *earthing* que conecto a un enchufe a tierra, pero también paso todo el tiempo que puedo descalza, con los pies en contacto con la tierra. Los iones negativos de la tierra neutralizan los iones positivos que producen estrés oxidativo, responsable del deterioro de los tejidos. De hecho, diversos estudios han demostrado que plantar los pies en la tierra desnuda reduce el *jet lag* y la inflamación celular. Pruébalo la próxima vez que tengas que volar a algún sitio para volver a conectar con los ritmos naturales de la tierra y el sol.

CICLOS NATURALES, CICLOS CÓSMICOS

Alinearse con el Orden Divino supone, en parte, alinearse con los ciclos naturales de la tierra y el cosmos. Uno de estos ciclos naturales es el ciclo del sol, que produce dos solsticios cada año: el de invierno y el de verano, el 21 de diciembre y el 21 de junio en el hemisferio norte (las fechas se invierten en el hemisferio sur). El solsticio de invierno marca el retorno del sol y el alargamiento de los días, y el de verano marca el día más largo del año y el comienzo del alargamiento de las noches. Cada uno de ellos tiene un significado distinto. Para quienes vivían más apegados a la tierra, cuando la Diosa Madre era el centro de la espiritualidad y la religión, el solsticio de verano era una época para el baile y la celebración. El solsticio de invierno, en cambio, era un momento de reflexión. Al regresar la luz, llegaba el momento de imaginar qué se podía crear en los días más largos que estaban por llegar. Dado que el solsticio de invierno cae cerca de Navidad y Año Nuevo, tal vez quieras aprovechar alguno de esos dos días, o el del solsticio mismo, para reflexionar sobre lo que te gustaría incorporar a tu vida. Pasar tiempo descansando y reflexionando nutrirá tu cuerpo y tu alma.

La luna también tiene ciclos, o fases. En las tradiciones antiguas, el sol se veía a menudo como una energía masculina, mientras que la luna era una diosa. A fin de cuentas, la luna gobierna el flujo de los fluidos corporales, incluido nuestro ciclo menstrual. También gobierna el flujo de fluidos sobre la Madre Tierra y en su interior, entre ellos las mareas y los ciclos de fertilidad de muchas plantas y animales. A lo largo del mes, hay momentos en que la luna está llena y rebosante y otros en que se oculta y no reparte su luz. Quienes trabajan con plantas medicinales suelen seguir los ciclos lunares para plantar y cosechar. También puede ser muy revelador fijarse en cómo afecta la luna a tus ciclos vitales. La luna creciente y la luna llena marcan momentos en que un sinfín de cosas surgen a la vida o dan fruto, mientras que la luna menguante es una luna liberadora. Cuando la luna está menguando, es buen momento para liberarse de lo que ya no se necesita, como las aflicciones y los resentimientos antiguos. La luna nueva es el momento de plantar las «semillas» de las nuevas intenciones. Los eclipses lunares y solares causan a menudo agitación y trastornos, y hay investigaciones que demuestran lo que quienes hemos trabajado en servicios de obstetricia sabemos desde hace mucho tiempo: que los partos son más frecuentes cuando hay luna llena.[9] Presta atención a las fases de la luna y piensa qué quieres atraer a tu vida y de qué deseas liberarte porque ya no te sirve.

Los planetas tienen sus propios ciclos. Aunque los horóscopos de los periódicos y las revistas constituyen un entretenimiento inofensivo, la verdadera astrología, que emplea cartas detalladas y observa la posición de los planetas en el momento de nuestro nacimiento comparándola con su posición en el momento presente, puede ayudarte a comprender cómo encajan tus ciclos personales en los ciclos del universo. Si prefieres no creer en esta forma de adivinación basada en la naturaleza, no importa. Pero para muchas personas, entre las que me incluyo, la astrología es una herramienta para cobrar conciencia de los patrones de conducta recurrentes tanto personales como sociales. Las cartas astrales son planos del periplo del alma. Yo encargo todos los años una carta de retorno o revolución solar a un astrólogo profesional para ver qué energías me influirán en mi periplo. Conocer mis predicciones astrológicas me ayuda a mantenerme lúcida y a prepararme para lo que voy a vivir, incluidos los aprendizajes espirituales. Es como cuando consultas el pronóstico del tiempo para saber si es buena idea coger el paraguas o una chaqueta ligera. Estar preparada evita que me sienta víctima de las circunstancias. No hay cartas astrales «malas», pero a veces las posiciones de los planetas muestran que vas a tener que afrontar alguna dificultad.

Si quieres consultar a un astrólogo, no vayas a uno que te asuste con la información de tu carta astral. Consulta a uno que emplee la astrología como una herramienta de lucidez y conciencia. Los astrólogos agoreros son tan perjudiciales como los médicos que siempre buscan lo peor, en lugar de ayudarte a florecer.

Hipócrates, el padre de la medicina occidental, cuyo juramento hacemos todavía los médicos al acabar nuestros estudios, era astrólogo. Hemos perdido, sin embargo, ese sentido de interrelación entre la tierra, el cosmos y nuestros cuerpos que estaba presente en su época. Si la luna gobierna el flujo de nuestros fluidos corporales, ¿por qué no van a afectarnos también otros planetas, aparte de la luna? Las energías sutiles y su forma de moverse e interactuar con el campo de energía que todos compartimos sigue siendo un misterio para los científicos, pero nos afectan a través de la red electromagnética que percibimos en nuestro tejido conjuntivo. Es un hecho científico. Y resulta muy empoderador saber que contamos con esa herramienta.

En septiembre de 2013, cuando estaba escribiendo este capítulo, el planeta Saturno entró en lo que se conoce como el nodo norte del Destino. (Los nodos marcan los puntos de intersección entre la órbita de la luna y la del sol.) Un planeta de avance lento como Saturno penetra en estos nodos con muy poca frecuencia. La conjunción nodo-Saturno también se había dado en junio de 2002, en enero de 1991 y en julio de 1979. Busqué esas fechas en mis diarios y vi que, de hecho, todas coincidían con un acontecimiento importante relacionado con alguno de mis libros. Muchas personas me han contado que también han experimentado grandes cambios en sus vidas durante esos periodos. Conocer los ciclos astrológicos y ver cómo se manifiestan en mi vida es un modo de confiar en el Orden Divino. Sé que no es una simple «coincidencia» que estuviera escribiendo otro libro en ese momento preciso.

Presta atención asimismo a los ciclos naturales de tu cuerpo. Si eres madrugadora, elige conscientemente dedicar las mañanas a actividades que sean prioritarias para ti. No cedas tu mejor momento del día a nada ni a nadie. Si tienes un ánimo más reflexivo a primera hora de la noche, aprovecha ese momento para escribir tu diario, para reflexionar sobre tus sueños de la noche anterior o para meditar. Respetar tus ciclos naturales y los de la tierra y el cielo te ayudará a conectar con el Espíritu y con tu creatividad y tu alegría de vivir.

CONEXIONES CONSCIENTES

Si conoces los ciclos de la naturaleza y el cosmos, puedes elegir conscientemente alinearte con ellos. Al hacerlo, te alineas también con otras personas y estás cambiando la relación entre los seres humanos, así como la relación entre el género humano y la tierra.

En el capítulo 4 expliqué el fenómeno conocido como coherencia cardiaca. La iniciativa Global Coherence (www.glcoherence.org), lanzada por el Institute of Heart-Math, es un proyecto que se sirve de la coherencia cardiaca para cambiar la conciencia global orientándola hacia el equilibrio y la colaboración. En este movimiento participan personas que emplean la intención consciente, la afirmación, la plegaria y la meditación para alterar el campo electromagnético del planeta que nos afecta a todos. Al medir la actividad de este campo electromagnético han descubierto correlaciones con crisis globales como la del 11 de Septiembre, cuya magnitud afecta al corazón de todos los seres humanos. Además, han observado resultados cuando gran número de personas concentran su intención en elevar la vibración del campo electromagnético terrestre a través de la alegría. ¡Nuestros campos de energía personales afectan al campo energético de la Tierra misma! Y sí, están empleando métodos científicos para documentar sus progresos. A menudo lanzan un llamamiento global a la oración y la meditación en un momento determinado. Diez minutos, por ejemplo, en una fecha concreta. Robert Fritchie, del World Service Institute (www.worldservice-institute.org), y Lynne McTaggart (www.lynnemctaggart.com) disponen de grandes redes de contactos que también coordinan estas actividades. Y los líderes espirituales se están uniendo al llamamiento, sobre todo cuando se avecina una crisis. Todo el que participa en esta elevación de la vibración del campo electromagnético de la Tierra está contribuyendo a cambiarlo, y el efecto es acumulativo.[10]

Conectar con otras personas mediante la oración o la meditación, sea cual sea la forma elegida, es una manera excelente de comunicar con el Espíritu. Las iglesias y las sinagogas ayudan a menudo a la gente a sentirse segura y arraigada y suplen importantes necesidades sociales. Jesús dijo: «Allá donde se reúnan dos o más en mi nombre, también estaré yo». En otras palabras: cuando al menos dos personas deciden juntarse en un estado de vulnerabilidad con intención de conectar con el Divino Amado y con su propio ser espiritual, el resultado es muy poderoso y enriquecedor para el alma. La investigación demuestra que la asistencia regular a la iglesia está asociada con un mejor estado de salud y una mayor longevidad. Las reuniones terapéuticas para luchar contra adicciones del tipo que sean también funcionan de maravilla para unir a la gente y hacerle recordar que el Espíritu es el mejor sanador de las adicciones. Ten presente, sin embargo, que aunque una parroquia, una sinagoga, un *sangha*, un grupo de oración o un grupo de terapia pueden brindarte apoyo emocional y ayudarte a sentirte en contacto con el Divino Amado y con una comunidad más extensa, el grupo también puede estar cargado de intencionalidad política o de disfunciones psicológicas. Si has tenido una mala experiencia con iglesias o comunidades religiosas, no dejes que eso te impida unirte a una o crearla, o mejorar la comunidad a la que ya perteneces para que apoye el bienestar espiritual de todo el mundo. Echa un vistazo a tu alrededor, dentro de tu propia comunidad. Habla con gente que sepas que está metida en diversas redes asociativas. También puedes encontrar algún grupo a través de Internet. O puedes marcarte el propósito de contactar con personas de mentalidad parecida a la tuya que no necesiten un edificio o un horario fijos para sintonizar con su espiritualidad. Ya no nos hacen falta edificios concretos llamados sinagogas, mezquitas, iglesias o templos para comunicar activamente con el Espíritu. Cuando yo era pequeña e iba a la iglesia con mi padre, mi madre siempre se iba al bosque. Le decía a mi padre: «Tú vete a tu iglesia, que yo me voy a la mía». *Esa* vivencia infantil dejó una profunda huella en mi noción de la vida espiritual.

Da igual dónde celebres tus reuniones. Cualquier espacio puede ser sagrado cuando recuerdas que Dios está dentro de ti. Pero tal vez te resulte especialmente enriquecedor reunirte con otros en un entorno natural, o en un bello espacio público, o en un lugar donde la gente haya rezado durante siglos. Algunas de las catedrales antiguas de Europa se erigen sobre manantiales sagrados que ya adoraban los habitantes de esas regiones antes del advenimiento del cristianismo. Sedona siempre ha sido considerado un espacio sagrado por los indígenas de esa zona, y se ha convertido en un imán que atrae a innumerables personas ansiosas por experimentar y expresar su naturaleza espiritual. La primera vez que fui allí, pensé enseguida: *¡Hala! Este sitio es sagrado. Es un santuario.*

No necesitas la bendición formal de un líder religioso para crear una congregación o un grupo de personas interesadas en la vida espiritual, o para explorar tu propia espiritualidad. Reconectar con el Divino Amado equivale a desprenderse de la caduca idea de que necesitas que alguien te sirva como intermediario cuando quieres sentirte en contacto con el Espíritu. Lo que buscamos es lo Divino interior, no algo que esté «ahí fuera». Todos nosotros merecemos tener línea directa con esa fuerza nutricia.

Cuando sentimos esa comunión con la divinidad, tenemos la certeza de que *hay*, efectivamente, un plan divino. También es más fácil ver ese plan cuando entramos en nuestros años intemporales y sabemos por experiencia que lo Divino obra, en efecto, de manera misteriosa, extraordinaria y exquisita.

CARNE DE GALLINA Y CONOCIMIENTO INTERIOR

El Divino Amado se comunica con nosotros de múltiples maneras, pero para recibir su mensaje tenemos que salir de nuestra mente racional. Resulta controvertido afirmar esto en una cultura de la dominación que desdeña la intuición y las artes adivinatorias, pero aun así lo afirmo. Como mujeres, sabemos en nuestro fuero interior que la intuición es enormemente poderosa y que podemos fiarnos de ella. Las mujeres sabias e intuitivas se han visto ridiculizadas y marginadas durante siglos. Decir: «No sé explicar por qué, pero sé que esta situación no me conviene» (es decir, hacer caso de tu conocimiento interior) puede resultar problemático porque nos han enseñado que teníamos que justificar de manera lógica lo que nos dicta el corazón. Sin embargo, cuando el conocimiento femenino se robustece dentro de nosotras, resulta cada vez más fácil adoptar esta postura sin justificaciones ni complejos.

Tú te conoces y conoces tu corazón. Si sientes resistencia a hacer algo, indaga en ese sentimiento. Cuando das vueltas a una idea durante un tiempo o te mantienes lúcida y alerta en una situación dada, tus verdaderos sentimientos y creencias se vuelven mucho más nítidos. Quédate quieta y escucha tu conocimiento interior... y, si se te pone la carne de gallina, presta atención. Siempre me ha fascinado que nuestros cuerpos sean capaces de producir esa reacción física tan inmediata. Si alguien te habla de una coincidencia asombrosa o vives un momento de perfecta sincronía, o si de pronto tienes la intensa sensación de que te guía una fuerza amorosa y protectora, es frecuente que se te erice el vello. Se trata de un síntoma seguro de que lo que acabas de oír tiene especial significación. He aquí la anatomía de la «carne de gallina»: una señal eléctrica activa los diminutos músculos cutáneos que controlan el movimiento del folículo piloso. El vello se pone literalmente de punta. Esa señal eléctrica se activa cuando una verdad profunda de nuestro fuero interno conecta con una verdad profunda ajena a nosotros. Percibimos un campo de resonancia entre esa verdad externa y nuestro corazón que enlaza ambas cosas como puntos en una enorme retícula. La carne de gallina es el síntoma de que nuestras «retículas» están en sincronía con una verdad profunda e intuitiva que tal vez no alcancemos a expresar por completo de manera racional.

Si te encuentras cansada o triste sin ningún motivo y acabas de visitar un cementerio, un bar o un hospital, quizá sea porque has captado en ese lugar energías turbias y densas, o porque había espíritus merodeando por allí. El difunto Peter Calhoun, ex sacerdote episcopaliano que se convirtió en chamán, me dijo que los indios norteamericanos con los que trabajaba solían decir: «Vosotros los blancos no sabéis desasiros de vuestros muertos. Estáis rodeados de gente muerta». A muchas de nosotras nos enseñaron que si las almas vivían después de la muerte (y siempre era un «si» condicional), iban a un lugar en el que no podíamos percibirlas ni ellas comunicarse con nosotros. Pero muchas almas no cruzan ese portal si sus seres queridos siguen aferrándose a sentimientos irresueltos relacionados con ellas. Son innumerables las mujeres a las que ha ayudado el hecho de saber que no pasa nada por desprenderse de sus madres o de sus seres queridos después de su muerte. Una amiga mía se dio cuenta de que sentía más que nunca la presencia de su abuela después de muerta. Su abuela sufría una enfermedad mental y había sido una enorme carga para la familia, sobre todo en sus últimos años. Efectivamente, un sanador amigo mío percibió que su abuela no había cruzado el portal y seguía allí, haciéndoles la vida un poco más ardua a todos. Mi amiga me dijo que, cuando el sanador ayudó a su abuela a cruzar al otro lado, sintió que le quitaban un gran peso de alrededor de los tobillos.

Resulta reconfortante saber que tanta gente es capaz de conectar con regularidad con sus seres queridos después de su muerte. Este fenómeno aparece bellamente descrito en la película *Más allá de los sueños*, que recomiendo con entusiasmo a quienes puedan tener problemas a la hora de desasirse de sus muertos. Los mensajes y la comunicación con nuestros seres queridos que han pasado al otro lado son muy frecuentes pero, de nuevo, la cultura del dominador ridiculiza y desprecia nuestra intuición y nuestra experiencia de todo aquello que no puede demostrarse. Reivindiquemos esa experiencia. Es auténtica y lo sabemos. A mí me gusta pensar que vivir es algo parecido a estar en una enorme feria: pierdes temporalmente el contacto con alguien, pero al final acabas encontrándote otra vez con esa persona.

COMUNICARSE CON LO DIVINO

Cada uno de nosotros es un ser de luz con conciencia, una manifestación de lo Divino que ha vuelto a la Tierra para recordar y experimentar su esencia sagrada. El doctor Gary Schwartz, investigador de la Universidad de Arizona, ha demostrado que en efecto somos seres de luz y que irradiamos luz. (Puedes descubrir más sobre este tema en www.drgaryschwartz.com.) Es probable que tu alma viniera al mundo con la intención de aprender algo mientras tengas forma humana, pero tú no estás aquí para demostrarle nada a nadie. No tienes que ganarte el amor de tu Creador. Es algo que te viene dado. Muchas religiones afirman que Dios es amor, y es la verdad. El amor divino se te concede al margen de lo que hagas o pienses. De ti depende aceptarlo y comunicarte con él. Si crees lo contrario, es señal de que necesitas reconectar con aquello que sabes en lo más profundo de tu ser: que eres una diosa intemporal, amada, divina y merecedora de amor incondicional. ¡Reconócelo!

La intemporalidad supone participar en el proceso creativo de la vida misma, no verse constreñida por una idea preconcebida acerca de cómo se «supone» que tienes que actuar o envejecer o comunicarte con lo Divino. La Divinidad sólo quiere que conectes con ella. No reparte órdenes acerca de si tienes que ponerte de pie o sentarte o si tenéis que daros las manos o decir tal o cual cosa.

Aunque lo Divino está siempre ahí, a nuestra disposición, es fácil sentirse disociada de Dios en una cultura que lo mantiene encerrado en una caja con la etiqueta «religión» y que nos enseña que no podemos acceder a la Divinidad sin la mediación de un profesional. Pese a todo, el poder de la oración reside en que invoca lo Divino y te ayuda a sentir de verdad esa comunicación. Hay muchas formas distintas de orar, de modo que, si no te sientes a gusto con una, prueba con otra. A algunas personas cantar, hablar o recitar en silencio una plegaria que conocen bien les permite sentir físicamente la resonancia del Espíritu. Las palabras suscitan un sentimiento de comunión con todo aquel que alguna vez ha pronunciado esa misma plegaria. Recitar palabras u orar también cambia la vibración que te rodea, de modo que una plegaria puede ser muy poderosa, aunque sea improvisada. En la tradición judía existen numerosas oraciones para dar gracias por nuestras bendiciones cotidianas. ¿Por qué no adoptas la costumbre de recitar una oración de gratitud por todo aquello que se te ocurra mientras haces una tarea rutinaria? «Gracias por estas cacerolas tan buenas y por que sepa cómo usarlas para preparar una comida deliciosa. Gracias por que la nevera esté llena, y por que los calabacines sean frescos y de temporada. Gracias por que mis cuchillos estén afilados.» ¡Pruébalo alguna vez! Las oraciones de gratitud son poderosas herramientas de bienestar.

A mí me encantan las oraciones al Divino Amado de Tosha Silver. Ya he introducido varias en el transcurso de este libro, y encontrarás más en el Programa Diosa Intemporal en 14 Días, en el capítulo siguiente. Tosha cuenta que inventó esta forma de oración después de trabajar con numerosos maestros espirituales que le recomendaban sencillamente «dejarse ir» y tras reflexionar largo y tendido sobre cómo podía hacerlo. Finalmente, dio con las oraciones *Hazme cambiar* como forma de conseguir que el Yo ayude al yo. Estas oraciones son un modo muy efectivo de sortear el férreo control del ego, que siempre quiere saber «cómo, cuándo, dónde y cuánto». En efecto, cuando recitas estas oraciones le estás pidiendo a tu Yo Superior que tome el timón y te alinee con el Orden Divino. Cuando rezas «Divino Amado, por favor, hazme cambiar para que sea alguien abierto a esta experiencia y a todo lo que puede ofrecerme», también estás invitando al Espíritu a ayudarte a tener fe en el Orden Divino. Estás enviando un mensaje a través de la estructura cristalina de tu cuerpo conectada con tu corazón, y esperando a recibir consejo. Dado que tu citoesqueleto está diseñado a la perfección tanto para mandar como para recibir y está gobernado por tus deseos más profundos y sinceros, puedes estar segura de que tus plegarias se envían y se reciben.

Con todo, la vibración con la que se hace una petición o se pronuncia una plegaria es a menudo muy distinta de la vibración de la respuesta. Puede que pasen varias semanas o meses, o incluso años, antes de que tu plegaria obtenga contestación. Puede que no obtengas respuesta hasta que eleves tu vibración, lo que conseguirás desprendiéndote de viejos rencores, aflicciones o creencias que te impiden percibir tu bondad. A veces, como he dicho, la respuesta del Espíritu a una oración es «No, todavía no» porque primero tienes trabajo que hacer. Recuerda que los contratos de las almas son acuerdos para resolver lo que está irresuelto y para experimentar cosas que deseamos experimentar. Tal vez tengas que crecer un poco y sanarte antes de estar lista para obtener lo que anhelan tu corazón y tu mente.

A mí me encanta invocar a una parte más sabia y más fuerte de mi ser y pedirle que me cambie para convertirme en alguien más organizado, a quien no le cuesta recibir o confiar o cualquier otra cosa. La idea de poder pedir ayuda, la convicción de que no todo tiene que proceder de ti, no ha calado tanto como debería en el pensamiento de la Nueva Era. Las mujeres piensan que todo tiene que venir de ellas, que tenemos que hacer que todo suceda. Pero Dios está ahí para ayudarnos en cualquier circunstancia. Cuando le pides ayuda, estás reconociendo que el perfeccionismo, el afán de controlarlo todo al milímetro, es horriblemente agotador y que eres digna de la intervención divina. He aquí una oración que puedes pronunciar a diario: «Divino Amado, hazme cambiar para que me convierta en una persona que disfruta de su naturaleza de diosa y de su relación contigo y con la Tierra. Conviérteme en alguien que de verdad confía en el Orden Divino. Y, ya que estás, por favor, envíame alguna señal que me recuerde que siempre estoy en contacto contigo». Cuando digas esto, permítete sentirlo de verdad.

Las afirmaciones son otra forma de oración. Cuando las dices, estás expresando lo que deseas como si ya se hubiera cumplido. Los pensamientos emiten vibraciones, evocan emociones y cambian el potencial eléctrico que se transmite a través de tu retícula. Si quieres cambiar tus emociones, tienes que cambiar tus pensamientos y ser muy lúcida respecto a cualquier autodescalificación. Y en el cerebro, las neuronas que se activan juntas quedan literalmente conectadas unas con otras. La energía fluye siguiendo el curso que le marca la conciencia. Si piensas en problemas en lugar de pensar en soluciones y oportunidades, tus problemas se acrecientan. Si tienes un problema de salud y éste se convierte en tu principal foco de atención (en tus conversaciones o en lo que publicas en las redes sociales para tus amigos, familiares y conocidos), concedes a la enfermedad una enorme cantidad de energía que podrías dirigir hacia la salud y la alegría. Piensa qué es lo que quieres afirmar: ¿que estás enferma o que estás restaurando activamente las células de tu cuerpo, tus órganos y tus tejidos al tiempo que llevas una vida gozosa y estimulante?

Recita las afirmaciones de todo corazón, como si lo que estás afirmando ya se hubiera cumplido, y tu campo electromagnético y tu corazón enviarán mensajes que empezarán a atraer hacia ti aquello que resuena en tu interior en forma de vibración. Seguramente haces afirmaciones todo el tiempo sin darte cuenta. Piensa en cuántas veces dices «soy» o «estoy» a lo largo del día. ¿Qué estás afirmando cuando lo dices? ¿De veras quieres que el universo refleje tu «Estoy agobiadísima» o «Lo estoy haciendo fatal»? No, quieres que el universo refleje tu afirmación cuando dices: «¡Estoy floreciendo! ¡Soy una diosa feliz e intemporal!» El nombre original del Espíritu es «YO SOY»: el Espíritu es el poder de la intención de crear algo nuevo.

La espiritualidad exige estar presente y ejercer la plena conciencia. Las prácticas de *mindfulness* fomentan la intemporalidad y la salud, y también son un modo de comunicarte con lo Divino. La meditación o la respiración conscientes, así como el baile en pareja u otras actividades llevadas a cabo con conciencia absoluta, en las que tienes que estar plenamente presente y atenta a lo que está sucediendo en ese instante, son algunos ejemplos de prácticas de *mindfulness*, pero hay muchas otras. No hace falta apuntarse a un curso para practicar *mindfulness*. Sólo tienes que salir de tu cabeza y abandonar tu ansiedad y tu miedo a no ser suficiente, a no dar la talla. Olvídate de eso. Si estás meditando y te das cuenta de que tu mente comienza a divagar, ríete y vuelve a concentrarte en tu respiración o en tu mantra. Cada vez que sustituyes el juicio racional por un retorno al vivir presente, aquí y ahora, mejoras tu capacidad para impedir que tu mente divague y escape a tu control. Dejas de preocuparte por no estar plenamente consciente cuando puedes volver a estarlo cuando quieras.

El uso de las afirmaciones

Las afirmaciones son más poderosas cuando se expresan en tiempo presente y son completamente positivas. Aquí tienes varios ejemplos de los que puedes servirte, pero piensa en escribir algunas propias basadas en lo que te gustaría que se materializara en tu existencia y en aquello por lo que te sientes agradecida. O echa un vistazo a las meditaciones de Catherine Ponder, que a mí me gustan especialmente. (Puedes encontrar algunas en www.absolute1.net/catherine-ponder.html.)

Enuncia tus afirmaciones con pasión e intención. La emoción que hay tras ellas y la repetición son lo que cambia nuestra biología con el paso del tiempo.

Soy salud, fortaleza, paz, felicidad y prosperidad.

El Amor Divino, expresándose a través de mí, atrae hacia mí todo lo necesario para hacerme feliz y que mi vida sea plena.

Mi vida se despliega a la perfección, de manera apasionante y llena de estímulos.

Me encanta cuidar de mi cuerpo. Mi cuerpo responde maravillosamente a este cuidado amoroso.

Soy un imán para la riqueza, la salud y el amor verdadero.

Cuando me digo sí a mí misma y a mis necesidades, mi energía siempre aumenta y me siento de maravilla.

Me despierto cada mañana sintiendo la promesa de un nuevo día y de un nuevo comienzo.

Soy una diosa sagrada, intemporal y muy amada.

Escribe tus afirmaciones favoritas y pronúncialas en voz alta varias veces al día. Repítelas para tus adentros cuando estés haciendo ejercicio, en el coche camino del trabajo, cuando limpies el lavabo o en cualquier otro momento. Yo suelo decirlas en voz alta mientras estoy haciendo ejercicio en la bicicleta elíptica.

SÍMBOLOS Y RITUALES

El ritual y el símbolo son poderosos porque circunvalan el intelecto y nos brindan acceso directo a lo Divino a través de nuestra naturaleza de diosas. Yo utilizo el ritual constantemente. Celebro a menudo rituales con mis amigas en honor de la luna nueva o la luna llena y, si no podemos reunirnos en persona, nos comunicamos por conferencia telefónica gratuita. Enciendo velas y a continuación invoco a los cuatro puntos cardinales, al arcángel Miguel y a sus Legiones de Luz. Invoco a los Animales de Poder que protegen los cuatro puntos cardinales. Corto cordeles, recito oraciones e invoco al Amor Divino. Sahúmo espacios quemando salvia para purificar las energías. Recito oraciones al Divino Amado pidiendo que me convierta en alguien que ya se encuentra en el lugar que quiere ocupar. Mis rituales están llenos de vida y de inmediatez. Me los invento sobre la marcha. El difunto Peter Calhoun contaba que, cuando era sacerdote y oficiaba ceremonias religiosas, se dio cuenta de que los rituales litúrgicos habían perdido su significación y se habían convertido en algo marchito e inerte tanto para él como para las personas que formaban parte de su iglesia. Pero cuando comenzó a trabajar con las energías vivas de la naturaleza, así como con lo invisible, las cosas comenzaron a cambiar. Por fin fue capaz de ayudar a la gente en vez de repetir vetustas homilías transmitidas durante generaciones. (Emplear oraciones tradicionales está bien, pero sólo si les insuflas vida.) Estamos programados para responder a los rituales que tienen lugar en la naturaleza y emplean objetos naturales. Estos rituales nos recuerdan nuestra comunión con la gran Madre Tierra. ¡Deja que el sol y la brisa te traigan su energía!

Los rituales no tienen por qué ser perfectos para estar cargados de sentido y de poder. El universo no va a fulminarte con un rayo si no dices las palabras correctas o si tu varita de incienso se apaga y tienes que volver a encenderla. Tengo una amiga a la que le gustaba participar en rituales con un grupo neopagano, pero sus compañeros se enfadaban continuamente con ella porque por culpa de su dislexia siempre se giraba «contra el sol» (en dirección opuesta a las agujas del reloj) en vez de hacerlo «con el sol» (siguiendo la dirección de las manecillas del reloj). Ella mascullaba «¡Lo siento!» y, al darse la vuelta, cometía la torpeza de pisar dentro del círculo, lo que infringía las normas respecto a mantener intacto el espacio sagrado. Y luego empezaba por el Oeste en vez de por el Este cuando invocaba los cuatro puntos cardinales y tenía que ahogar un ataque de risa nerviosa. ¡De hecho, no hay nada más divino que reírse de una misma!

EL BUDA RISUEÑO

En muchas religiones no existen símbolos ni narraciones acerca del humor y la risa como medios para elevar tu vibración y sentirte más conectada con Dios y con tus congéneres. El budismo tiene al Buda risueño, con su gran panza redonda y su enorme sonrisa, que nos recuerda que Dios es humor además de amor. La espiritualidad y la irreverencia se consideran a menudo incompatibles, pero las personas verdaderamente espirituales no son ni retraídas, ni ceñudas, ni intolerantes. El dalái lama se ríe constantemente. Sin embargo, a muchas de nosotras nos enseñaron a ponernos muy serias cuando se trataba de temas espirituales o religiosos, o de asuntos relacionados con Dios. Es más, nos inculcaron que las respuestas que necesitábamos las tenía otra persona, no nosotras mismas. De ahí que nos tomemos tan en serio a nuestros gurús. Y, por cierto, hay un documental extraordinariamente divertido acerca de esa tendencia a buscar fuera de nosotros mismos a alguien que nos guíe: *Kumaré, la verdadera historia de un falso profeta*. Cuenta la historia de un hombre que, mientras anda buscando un gurú, decide convertirse él mismo en gurú y encuentra casi por casualidad un grupo de devotos seguidores. Constituye un excelente recordatorio de que nuestra comunicación con lo Divino es siempre una labor íntima y personal. Y que el gurú eres tú.

Deja de esperar a ser «digna» de entregarte a tu deseo de felicidad, de conexión con lo Divino y de placer. Ya eres digna, así que adelante, ponte con ello. Y corta con todos esos estímulos horrendos que te deprimen. En estos tiempos puedes estar prácticamente en cualquier punto del planeta y conseguir información con sólo sacar un dispositivo móvil. ¿Necesitas conocer cada atrocidad que sucede en el globo, a tiempo real, veinticuatro horas al día? Por algún motivo nos hemos convencido de que somos malas personas si no prestamos atención a cada detalle escabroso del sufrimiento humano y animal. Ahora tenemos la capacidad de estar conectadas día y noche con todo el planeta, pero debemos discriminar con sumo cuidado a qué asuntos prestamos atención: podemos elegir el sufrimiento o elegir la curación y el florecimiento. Con el paso de los años, las imágenes, los pensamientos y las emociones que experimentamos van programando nuestra biología.

Deja de visionar una y otra vez esa imagen traumática, ya sea en una pantalla o dentro de tu cabeza. Si no, quedarás atrapada en una variante leve de síndrome de estrés postraumático. Se trata de una dolencia debilitadora: tu sistema nervioso se vuelve hiperreactivo y hace que vuelvas a experimentar un trauma pasado como si estuviera sucediendo en el presente, con la siguiente aceleración del corazón, la efusión de cortisol que inunda el torrente sanguíneo y la dilatación de las pupilas cuando el miedo te atenaza físicamente. El cuerpo y el sistema nervioso no saben que el peligro ya pasó, y el estrés que experimentas mientras estás reviviendo el pasado desata el caos dentro de tu cuerpo. Puedes honrar el pasado y sus tragedias sin necesidad de hacer pasar de nuevo a tu cuerpo y a tu espíritu por ese trauma y someterlos a ese estrés. Podemos ser compasivas sin necesidad de revivir los traumas de otras personas viendo un vídeo una y otra vez. Recita esta oración cuando te des cuenta de que estás cayendo de nuevo en la vieja costumbre de asumir demasiada negatividad o de revivir un trauma del pasado: «Divino Amado, por favor, hazme cambiar para convertirme en alguien que sabe cómo centrarse en lo positivo. Conviérteme en una persona capaz de cambiar fácilmente su foco de atención de lo negativo a lo positivo. Enséñame cómo hacerlo».

El cuerpo humano y su sistema nervioso no han evolucionado para tolerar la avalancha de malas noticias y de información e imágenes emocionalmente traumáticas que conforman gran parte de la información que recibimos en la actualidad. Centrarse únicamente en la desgracia no es ni una descripción precisa de la realidad ni una práctica saludable. Recuerda que por cada historia horriblemente deprimente que veas hay una alentadora. El bien es igual de real que el asesinato, la violación, el secuestro o la guerra.

Y créeme, una vez que empieces a buscar el bien, lo verás por todas partes. Cambia de perspectiva ya. Limita la cantidad de noticias negativas que dejas entrar en tu conciencia. Busca buenas noticias, ideas estimulantes y cosas que te recuerden que las personas velan las unas por las otras y cuidan de la Tierra y sus criaturas. Como práctica espiritual diaria, ríete a menudo y busca la magia de la vida cotidiana. Comprende que cuanta más alegría sientas, más contribuirás a animar al mundo en su conjunto. La alegría y la risa te llenan de energía a nivel celular, así que procura buscar lo cómico de la vida, no lo trágico.

Cuando ahondes en tu conexión con lo Divino, te darás cuenta de que ves la vida de manera distinta. Las pequeñas cosas ya no te molestarán tanto, y tus ansiedades y tu perfeccionismo comenzarán a desvanecerse a medida que te relajes y empieces a confiar en el Orden Divino. He aquí una norma cultural a reemplazar: vivir la vida como si fuera una emergencia. A mí me formaron como médica para que estuviera todo el tiempo «de guardia», atenta a cualquier desastre que pudiera sobrevenirle a un paciente. Esta actitud se aviene mal con la oración que reza: «Venga a nosotros tu reino, hágase tu voluntad así en la tierra como en el cielo», que aprendí de niña. La vida en la tierra debería ser celestial. El cielo no debería conocerse únicamente después de la muer-

326 LAS DIOSAS NUNCA ENVEJECEN

te, y sólo si has sido una niña buena. Eres una diosa divina. Trae el paraíso a la tierra ahora, a través de tu corazón, de tus caderas y de tu pura alegría de vivir. Libérate de las viejas ideas acerca de tu relación con el Espíritu y fúndete en un abrazo con el Divino Amado, cuyo beso te espera.

12

EL PROGRAMA
DIOSA INTEMPORAL
EN 14 DÍAS

La vejez es la única enfermedad que se puede
coger imitando sus síntomas.

Doctor Mario E. Martinez

Cuando estaba en la facultad de medicina, un profesor nos enseñó una diapositiva de las dendritas, las ramificaciones de las neuronas del cerebro. Cada neurona tiene decenas de conexiones dendríticas que comunican distintas células cerebrales. Para hacer visibles estas conexiones, se había coloreado el tejido neuronal con un tinte amarillo anaranjado. Las dendritas aparecían en negro sobre este fondo. Mientras estaba allí sentada, en el aula en penumbra, me sentí sobrecogida por la belleza de la imagen que aparecía en la pantalla del proyector. Se asemejaba a un árbol a finales de otoño cuyas ramas se alargaran para tocar el ramaje de otros árboles. Al igual que los árboles, nuestras mentes y nuestros cuerpos están siempre creciendo y expandiéndose, formando nuevas conexiones entre ideas, pensamientos, actividades y experiencias. Nuestras mentes, cuerpos y órganos se forman y se remodelan constantemente, día tras día. La calidad de estas conexiones, que podemos variar a cualquier edad, tiene mucho que ver con lo que creemos y con cómo nos comportamos.

Para conservar e incluso mejorar tu bienestar físico, tu actitud ante la vida y tu experiencia vital (todo lo cual se halla en el centro de la atemporalidad), tienes que estar en contacto con tu fuerza vital. La creatividad, el gozo, la prosperidad, el placer, la sensualidad, el amor y la fe forman parte del vivir intemporal. Cada una de esas cosas es al mismo tiempo un estado emocional y una realidad bioquímica que se traduce en el flujo libre de la energía vital a través del cuerpo. Las investigaciones del doctor Joe Dispenza han demostrado que tener pensamientos con la suficiente amplitud (medida a través de un electroencefalograma) cambia literalmente las conexiones neuronales de nuestro cerebro, y las modernas técnicas de imagen demuestran sin sombra de duda lo poderosas que son nuestras mentes para transformar, casi literalmente, nuestro cuerpo y sanarlo, y no sólo nuestro cuerpo, sino también nuestra vida. Eso a lo que llamamos fe equivale de hecho a la cantidad de tiempo e intención necesarios para que se formen nuevas conexiones de células nerviosas a partir de nuevos hábitos de pensamiento. Esa intención y ese deseo es lo que debes buscar dentro de ti y con lo que debes conectar para convertirte en una diosa intemporal. (Estos asombrosos cambios neuronales aparecen bellamente documentados en la charla TEDx de Dispenza, que merece la pena ver.)

De modo que ahora que ya conoces el poder de tu mente, tu corazón y tu espíritu para transformar tu cuerpo y trascender portales culturales obsoletos acerca de la edad, la cuestión es cómo vas a incorporar toda esa información y convertirla en hábitos que contribuyan a tu intemporalidad. ¿Qué debes hacer para permitir que emerja y florezca tu verdadera naturaleza de diosa? Dicho de otra manera, ¿qué hace falta para que seas una persona feliz, sana, vital e intemporal? ¿Cómo puedes aplicar las ideas de este libro a tu vida presente?

Recuerda que, para encontrar respuestas, hay que empezar por buscar dentro de una misma. ¿Qué sabes acerca de lo que tienes que hacer para ser intemporal? Los médicos, los sanadores, las pruebas diagnósticas y las listas de cosas por hacer son una herramienta valiosa, pero convertirse en una diosa intemporal supone desprenderse del miedo a no ser lo bastante lista, culta o intuitiva para tomar las decisiones correctas por una misma. Si estás leyendo esto, tienes lo necesario para tomar las riendas de tu salud y aplicar eficazmente las herramientas y recursos de los que dispones. ¿Qué es lo que tienes que hacer en primer lugar para empezar a vivir intemporalmente, en lugar de vivir atenazada por el miedo a la vejez?

A lo largo del libro he dado numerosas ideas para ayudarte a responder a ese interrogante por ti misma, pero también he creado un programa o tabla de catorce días para simplificar las cosas y facilitarte el que empieces a vivir intemporalmente. Este programa enlaza con los distintos capítulos del libro e incorpora dos días dedicados a afirmar nuevas ideas. Hay espacio de sobra para personalizarlo a tu gusto. Tienes que adaptar estas fórmulas a tu vida personal y escuchar la sabiduría de tu cuerpo respecto a lo que más te conviene. Haz caso de tu instinto y de las señales que te manda tu cuerpo durante las dos semanas que dura el programa. Cuando llegues al Día 3 o al Día 4, descubrirás que tu energía, tu estado de ánimo y tu bienestar han mejorado. Tras completar el programa, comprueba hasta qué punto te sientes revitalizada.

Puede que al empezar el Programa Diosa Intemporal te descubras liberando toxinas físicas y emocionales procedentes del interior de tus tejidos, tu fascia y tus células. Dado que las toxinas de cualquier tipo abandonan el cuerpo por la misma vía por la que entraron en él, es probable que te sientas un poco más dolorida, cansada o irritable que de costumbre, así que prepárate. El cambio puede ser difícil. Si fuera fácil vivir gozosa e intemporalmente, todo el mundo lo haría. En parte cuesta cambiar porque a menudo recibimos más apoyo de nuestra familia y amigos cuando nos hallamos estancadas que cuando intentamos tomar las medidas necesarias para florecer auténticamente. Fíjate en si éste ha sido tu caso.

Las actividades de cada día del programa no te llevarán más allá de unos minutos. A fin de cuentas, sólo hacen falta quince segundos para mirarte a los ojos en el espejo del cuarto de baño y decir en voz alta: «Te quiero. ¡Te quiero de verdad!», y generar un sentimiento de amor auténtico. Si no puedes hacer todas las actividades que sugiero para un solo día, haz todas las que puedas. Y si un día concreto decides que sólo puedes afirmar que te quieres, esa afirmación será igualmente poderosa porque habrás rechazado el perfeccionismo, la autocrítica y el descuido de ti misma y los habrás reemplazado por amor nutricio hacia tu propio ser. Mañana será otro día, así que no te estreses: siempre puedes reconectar con el Amor Divino y volver a llenarte de energía.

Como parte del programa, lleva un diario Diosa Intemporal para describir tus actividades y anotar tus pensamientos. Hacerlo te ayudará enormemente en el futuro, porque podrás volver la vista atrás gozosamente y ver lo lejos que has llegado. Antes de irte a dormir por las noches, reflexiona sobre el día que has pasado y saborea todos los momentos deliciosos que han formado parte de él. Fíjate en qué partes del programa encuentran verdadera resonancia en ti, en cuáles te nutren y te llenan y en cuáles te generan estrés. ¿Puedes variar alguna actividad de forma que en lugar de ser una tarea que te agota se convierta en algo que no te molesta hacer o incluso que te ilusiona?

Al reflexionar sobre las actividades que has hecho y las ideas asociadas a ellas, descubrirás lo que te nutre profundamente y lo que no. Cuando reflexiones sobre las actividades que te has saltado, piensa en por qué lo has hecho. ¿Por qué no te has concedido tiempo para ese ejercicio de autonutrición? Siempre estamos a vueltas con el calendario y con la agenda para hacer hueco a las necesidades de los demás, pero nos sentimos culpables por reservar tiempo para nuestro placer y bienestar propios. Sin embargo, convertirte a ti misma en una prioridad es esencial para vivir intemporalmente. Y si te has saltado una actividad porque temías que te hiciera sentir incómoda, piensa en las consecuencias de aferrarte a emociones caducas y de evitar la incomodidad y compáralas con las ventajas de vivir de forma intemporal. Si eras reacia a hacer los ejercicios de liberación de la pena y la rabia, recuerda que tus sentimientos no tienen que abrumarte. Prepárate para ellos con una oración al Divino Amado que afirme que estás siempre en comunicación con el Amor Divino y con su apoyo, y márcate la intención de hacer algo placentero después de haber hecho el enorme esfuerzo de destapar tu pena y tu rabia para poder liberarlas.

Como es más fácil superponer un hábito nuevo a uno viejo que cambiar por completo tu forma de funcionar, procura hacer las actividades del Programa Diosa Intemporal en momentos del día en los que sea más probable que te acuerdes de hacerlos y sin que nada vaya a interrumpirte. Si madrugas y sueles salir de casa precipitadamente nada más despertarte, no añadas más tareas a tu ya apretada rutina matinal ni te crees más estrés por culpa de alguna vieja creencia en que a quien madruga Dios le ayuda. Si eres más productiva en otro momento del día, cuando las cosas estén más calmadas, revisa tus hábitos posteriores al mediodía o vespertinos. Quizá durante esas horas encuentres un hueco para escribir tu diario o para ponerte en contacto con tu necesidad de placer físico, o con cualquier otro hábito que quieras incorporar a tu vida para poder ser una diosa intemporal.

Si después del trabajo sueles derrumbarte en el sofá con una copa de vino y el mando a distancia o el teléfono en la mano, prueba a hacer un par de afirmaciones antes de servirte esa copa de vino. O simplemente cierra los ojos y permanece plenamente consciente durante cinco minutos, concentrándote en tus sensaciones corporales y en las emociones que salgan a la superficie. Tal vez descubras que en realidad no necesitas ni quieres esa copa de vino. Y pronto te darás cuenta de que tampoco te revitaliza llamar a esa vieja amiga que siempre tiene una historia lacrimógena que contarte o que adopta una actitud cínica y te dice que cambiar es imposible. Al poco tiempo estarás deseosa de sustituir esa antigua rutina de después del trabajo por algunos estiramientos que te revitalicen, más una o dos oraciones al Divino Amado.

EL PROGRAMA DIOSA INTEMPORAL EN 14 DÍAS

Todos los días:

Sigue una dieta baja en glucosa que mantenga estable tu nivel de azúcar en sangre. A pesar de que se ha escrito mucho sobre este tema, para algunas personas sigue siendo una novedad. Como ya he dicho, hace falta mucho tiempo para cambiar las viejas ideas por otras nuevas. Las dietas pobres en grasas están obsoletas y desfasadas. Recuerda que casi siempre compensamos la falta de lípidos ingiriendo más azúcar cuando en realidad deberíamos comer grasas saludables en cantidad suficiente para mantener sanos nuestro cerebro, nuestra piel y nuestros órganos internos. Procura disfrutar del queso, los huevos, los aguacates, la mantequilla, los aceites saludables, las carnes de reses alimentadas con pasto natural y el pescado. Si eres vegana, asegúrate de que no estás comiendo demasiados hidratos de carbono con alto contenido en azúcares. Como expliqué con detalle en el capítulo 8, el problema no es la grasa, ni tampoco el colesterol. Es el azúcar en todas sus variantes, incluido el alcohol.

Pero no le des demasiadas vueltas a este tema ni te estreses pensando en lo que debes o no debes comer. Las personas que llegan sanas a los 100 años no lo hacen, tenlo por seguro. Recuerda que comer debería ser un ritual placentero, no un ejercicio de fundamentalismo. Come verduras en cantidad, grasas saludables y proteína. Elimina o al menos reduce la ingesta de azúcares y cereales. Evita los alimentos procesados. Aficiónate a las verduras crucíferas y disfruta comiendo con otras personas.

Toma suplementos que refuercen la salud y el bienestar. Los más importantes, y sus dosis recomendadas, figuran en la tabla de las páginas siguientes. Puedes utilizar esta lista como guía básica. Lee siempre las etiquetas de los suplementos para comprobar que llevan las siglas inglesas GMP, que corresponden a la certificación de «buenas prácticas de fabricación», así como la frase «potencia garantizada» para asegurarte de que se trata de un suplemento de alta calidad. No obtendrás todos los aportes que necesitas con un solo comprimido, pero empieza por un buen complejo vitamínico, revisa las cantidades de las diversas vitaminas y minerales que contiene y utiliza la tabla adjunta para complementarlo con nutrientes que fomenten la intemporalidad.

Suplementos diarios recomendados

Vitaminas	
Complejos vitamínicos	(Véase párrafo anterior)
Vitamina C	De 1.000 a 5.000 mg
Vitamina D_3	De 2.000 a 5.000 UI
Vitamina A (en forma de betacaroteno)	25.000 UI
Vitamina E (en forma de tocoferoles combinados)	De 200 a 800 UI
Ácido alfalipoico	De 10 a 100 mg
Coenzima Q10 (ubiquinona)	De 10 a 100 mg*

* Toma entre 70 y 100 mg de coenzima Q10 si corres un riesgo alto de contraer cáncer de mama. Si tomas un fármaco de estatina para reducir el colesterol, procura tomar coenzima Q10, porque la estatina baja los niveles de este importante nutriente que escasea en nuestras dietas (a no ser que consumamos vísceras animales en cantidad suficiente).

Grasas omega 3	
DHA	De 200 a 2.500 mg
EPA	De 50 a 2.500 mg

Complejos de vitamina B	
Tiamina (B_1)	De 8 a 100 mg
Riboflavina (B_2)	De 9 a 50 mg
Niacina (B_3)	De 20 a 100 mg
Ácido pantoténico (B_6)	De 15 a 400 mg
Piridoxina (B_6)	De 10 a 100 mcg
Cobalamina (B_{12})	De 20 a 250 mcg
Ácido fólico	1.000 mcg
Biotina	De 40 a 500 mcg
Inositol	De 10 a 500 mg
Colina	425 mg

Minerales (para una absorción óptima, utiliza variedades queladas)	
Calcio	De 500 a 1.200 mg
Magnesio	De 400 a 1.000 mg
Potasio	De 200 a 500 mg
Zinc	De 6 a 50 mg
Manganeso	De 1 a 15 mg
Boro	De 2 a 9 mg
Cobre	De 1 a 2 mg
Hierro	De 15 a 30 mg
Cromo	De 100 a 400 mcg
Selenio	De 50 a 200 mcg
Molibdeno	45 mcg
Vanadio	De 50 a 100 mcg
Yodo	De 3 a 12,5 mg/día (procedente de algas yodíferas o huevos orgánicos, o de suplementos alimentarios)

Oligoelementos de origen marino

Para mejorar el equilibrio hormonal durante la perimenopausia y la menopausia y aliviar síntomas tales como los sofocos y la sequedad vaginal puedes tomar entre 80 y 100 mg de *Pueraria mirifica* dos veces al día. Asegúrate de que su origen es fiable y de que en la etiqueta aparece el puresterol como componente activo. (Para más información sobre productos elaborados con *Pueraria mirifica* visita mi página web: www.a-ma-ta.com.) También puedes usar maca, cohosh negro o semillas de linaza molidas. Si tienes sequedad vaginal emplea alguno de los muchos lubricantes que hay en el mercado, algunos de los cuales contienen *Pueraria mirifica*, cuyo efecto sobre el tejido vaginal es muy beneficioso. También puedes pedirle a tu médico o profesional de la salud que te recete una crema vaginal de estriol, disponible en farmacias. La sequedad vaginal es muy, muy fácil de solucionar.

Conecta con lo Divino. Recita oraciones al Divino Amado, haz afirmaciones o simplemente deja tu vida en manos de lo Divino. He puesto diversos ejemplos a lo largo de libro y a continuación te propongo algunos concretos para cada día, pero también puedes inventar tus propias oraciones o afirmaciones. Es importante dejar que las emociones afloren de manera natural cuando pronuncias una plegaria o haces una afirmación. Si sientes cierta reticencia, sé consciente de que debajo de ese sentimiento está el verdadero tesoro: ¡el conocimiento interior! Tal vez tengas que cambiar el enunciado o sustituir una plegaria por una afirmación, o viceversa. De manera que si te incomoda decir «Soy una diosa bella y sensual», exprésalo de forma distinta para superar la tendencia de tu psique a la negatividad o la duda. Prueba así: «Divino Amado, por favor, hazme cambiar para convertirme en alguien que siente y disfruta de su belleza divina, su sensualidad y su atractivo sexual. Ayúdame a experimentar mi propia voluptuosidad».

Si las afirmaciones o las oraciones al Divino Amado te hacen sentir incómoda, seguramente es porque, en términos generales, nuestras mentes no tienen ni idea de cómo hacer estas cosas. Nadie nos enseña a decir «¡Soy maravillosa!» Y quizá tengas malos recuerdos relacionados con el hecho de rezar. Reconoce esa experiencia en su justo valor: no te estoy pidiendo que niegues su influencia. Pero reconoce también el poder intrínseco de la invocación a una fuerza amorosa y divina para que te ayude a sentir tu propia valía. Es infinitamente útil rezar pidiendo ayuda para cambiar tus creencias, pero ¡tienes que pedirlo! Como dice la Biblia: «Pide y se te dará. Llama y se te abrirá la puerta». Es cierto. Créeme, una oración al Divino Amado pidiendo que te haga cambiar puede obrar maravillas. No permitas que un malestar inicial o tus vivencias pasadas respecto a Dios, la religión o la plegaria te impidan empoderarte, colmarte de energías y revitalizarte con estas excelentes herramientas. Mereces sentirte profundamente amada.

ACTIVIDADES PARA LOS DÍAS 1 AL 14

Día 1: ¡Cierra portales culturales!

Afirmación: «Soy eternamente joven y radiante».

Oración: «¡Por favor, hazme cambiar para convertirme en alguien completamente libre de la jaula de la edad!»

El objetivo del Día 1 es cerrar portales culturales y sustituir viejas percepciones que te impiden ser intemporal. Durante el primer día del programa, reserva algún tiempo para pensar en esas ideas, tomar decisiones y asumir compromisos que nutran y fortalezcan tu intemporalidad.

¡No te comportes conforme a tu edad! Ni lo pienses siquiera. Haz algo que pueda considerarse «demasiado juvenil» para alguien «de tu edad». Puedes vestirte o peinarte con otro estilo, o ir a una fiesta o a un evento en el que todo el mundo sea más joven que tú. La idea es dejar de asignar significado a las cifras y dejar de pensar que a determinada edad se es «mayor» o que deberías hacer o no hacer tal o cual cosa cuando tienes 50, 70 o 90 años porque es «inapropiado».

Sé consciente de los términos en que piensas y hablas de ti misma y procura que contribuyan a tu intemporalidad. Borra de tu vocabulario la expresión «a mi edad» como preámbulo para cualquier cosa que vayas a decir. Si tienes un olvido, seguramente es porque tu cerebro está sobrecargado por tu afán de hacer varias cosas a la vez, o porque duermes poco o comes mal. Sí, con el tiempo tu cerebro sufrirá las consecuencias si ignoras crónicamente las necesidades de tu cuerpo y te estresas en exceso, pero si olvidas dónde has puesto el teléfono no refuerces la idea de que te estás haciendo vieja o volviéndote senil. Párate, respira y pregúntate: «¿Qué debería hacer por mi propio bien en este momento?» Tal vez extraviar el teléfono sea la forma en que el universo te está diciendo que dejes de estar siempre pendiente de tu jefe o de tus clientes para asegurarte de que no les has decepcionado.

Elige cómo respondes a las preguntas acerca de tu edad. Puedes decir: «Estoy en mis años intemporales» o «Nací en el siglo xx». Pero mi favorita es ésta: «Mi edad biológica es treinta y cinco y mi edad mental/emocional, trescientos años».

Rechaza los descuentos para la tercera edad. Las creencias culturales en torno a la edad son mucho más poderosas que tus genes. Aceptar los «descuentos para personas mayores» te instala en la categoría que asociamos culturalmente con el deterioro y la decadencia. Otra cosa es que aproveches conscientemente esos descuentos para ver una película de ciencia ficción rodeada de un montón de adolescentes o asistir al concierto de un grupo de rabiosa actualidad. En este tema, confía en tu instinto.

Busca un par de referentes de tu edad o mayores con los que puedas identificarte y que te sirvan de inspiración. Si no tienes referentes de intemporalidad, busca alguno. Tal vez puedas imprimir una fotografía y una cita de ese personaje y colocarlas en algún lugar de la casa donde las veas a diario. Dedica unos minutos a leer una entrevista con esa persona o personas o a ver un vídeo suyo.

Día 2: Experimenta el poder del placer.

Afirmación: «Me permito a mí misma experimentar placer, y mi cuerpo, mi mente y mi espíritu se regocijan».

Oración: «Divino Amado, por favor, hazme cambiar para convertirme en alguien que disfruta del placer de vivir y se regocija permitiendo a los demás el gozo supremo de deleitarme».

El Día 2 es un día para el placer y la diversión. Redescubre qué te produce placer y entrégate a ello, siendo plenamente consciente de que al permitirte ser una diosa rebosante de placer estás fortaleciendo tus defensas y ayudando a tu cuerpo a reparar el daño celular.

Haz de hoy una ocasión especial. ¿Hay algo que hayas estado reservando para una ocasión especial? ¿Utilizar tu cubertería buena o tu vajilla de porcelana? ¿Vestirte de punta en blanco? ¿Negarte a hacer ciertas tareas domésticas o a trabajar? Declara el día de hoy un día especial. Loretta LaRoche, humorista y consultora para la gestión del estrés, dice: «La vida es corta, así que ponte las bragas de los días de fiesta». Concédete un lujo que normalmente reservarías para un día de fiesta o una ocasión especial.

Ejercita las emociones exaltadas experimentando placer y alegría. Si el día que tienes por delante no te entusiasma, prueba a hacer el ejercicio de la sonrisa interior: cierra los ojos, sonríe y luego sírvete del poder de tu mente para sonreír a tu hígado, a tus riñones, a tus pulmones, a tu corazón, a tus genitales, a tu cerebro, a tus ojos, a tus orejas, a tu nariz... A todo tu cuerpo. Este ejercicio te pone inmediatamente de buen humor y mejora las defensas. Luego, busca algo que te produzca un placer puro... y hazlo.

Pasa diez minutos viendo vídeos divertidos. Los vídeos de gatos nunca fallan, siempre me hacen reír, pero eres tú quien debe decidir qué es lo que más te apetece ver. La risa inunda el torrente sanguíneo con óxido nítrico y betaendorfinas, fortaleciendo así tu sistema inmune.

Día 3: Empodera a tu sanadora interior.

Afirmación: «Mi cuerpo recibe su energía de la Sustancia Radiante Divina y el Amor Divino. ¡Ya estoy floreciendo!»

Oración: «Amor Divino, por favor, hazme cambiar para que confíe plenamente en mi cuerpo y en todos los mensajes que me manda sobre cómo quiere que lo trate».

El Día 3, la prioridad es la conexión mente-cuerpo. Busca el equilibrio entre la actividad y el descanso, y cambia tu mentalidad para mejorar tu salud física y emocional. Hay muchas acciones que pueden ayudar a tu cuerpo a sanarse solo. Una de ellas es sintonizar con tu conocimiento intrínseco de lo que necesitas para florecer. Concédele su justo valor, al margen de los consejos que te den sobre cómo «deberías» hacer esto o aquello. Cuida lo que comes hoy y asegúrate de que tu comida sea nutritiva. Si sabes que no te mueves mucho a lo largo del día, muévete más. Si no estás segura de que te apetezca hacer ejercicio, ponte la ropa de deporte y hazte la promesa de mantenerte activa diez minutos. A menudo esos diez minutos se alargan placenteramente cuando superas la pereza inicial.

Contrarresta el estrés empezando a adoptar una rutina de descanso y restauración. Si quieres vivir intemporalmente, es fundamental que adoptes un hábito de relajación. Da igual lo que hagas: yoga, respiración consciente, escuchar la resonancia de un cuenco tibetano de bronce (de los que se utilizan en las prácticas de meditación), bañarte a la luz de las velas, respirar el olor de la naturaleza al pasear por la playa o un parque, o simplemente pasar un cuarto de hora pisando el suelo descalza. Aunque sólo puedas dedicar 15 o 20 minutos, tómate ese tiempo para ti. Y piensa en cómo puedes incluir en tu agenda un tiempo de relajación. ¿En qué momento del día puede encajar? Adquiere el compromiso de descansar y relajarte.

Apaga las malas noticias. No te expongas innecesariamente a situaciones o información estresantes que provoquen en ti una respuesta emocional de ansiedad, depresión o ira. Ser una buena madre, hija o amiga no significa que tengas que convertirte en el vertedero de todas las ideas o sentimientos negativos que tu hija, tu madre o tu amiga quieran expresar. Estar informada no significa tener que exponerte a una andanada de información deprimente. Apaga la CNN, cuyas siglas podrían corresponder a «Calamidades y Noticias Nefastas». Lee buenas noticias o al menos noticias benignas que te ayuden a tener una mejor comprensión del mundo, pero que al mismo tiempo te brinden un sentimiento de esperanza y te ayuden a ver cómo puedes contribuir a cambiar las cosas. Cuelga, desconecta y apaga tus fuentes de estrés por un día.

Pregúntale a tu cuerpo qué necesita para florecer. Tu cuerpo es sabio. Procura dedicar unos instantes a permitir que aflore tu visión intuitiva de lo que te hace falta para tener una buena salud. Tal vez se te aparezca la imagen de un zumo de limón que simbolice la necesidad de desintoxicación de tu cuerpo. O quizá te des cuenta de que te hace muchísima falta una siesta. Si no se te ocurre nada cuando te interrogas acerca de qué necesita tu cuerpo para sanar y florecer, pregúntatelo antes de irte a dormir y márcate la intención de obtener la respuesta en sueños.

Hazte una Caja de Dios. La preocupación es, con mucho, el principal enemigo de la alegría y el entusiasmo que yo conozco. Fabrícate una Caja de Dios (puede ser cualquier caja que destines a este fin). Cada vez que tengas una preocupación, anótala y mete el papel en la caja. Luego, cuando surja de nuevo esa preocupación, dite a ti misma: «Está en la caja». Ya no está en *tu* Lista de Cosas Pendientes: Dios se está ocupando de ella. Este ejercicio puede obrar maravillas para aliviar el estrés y la preocupación.

Día 4: Comprende las causas de la salud y llévalas a efecto.

Afirmación: «El Amor Divino se magnifica ahora a través de mi cuerpo, mi mente y mi espíritu. Dejo todos mis problemas en manos del Creador. Estoy viva, resplandezco llena de energía e irradio salud».

Oración: «Que el Amor Divino me sane conforme a la Voluntad del Creador».

El Día 4, comienza a desterrar la vieja costumbre de buscar obsesivamente problemas en tu cuerpo e intentar arreglarlos cueste lo que cueste. Comprométete a conocer mejor tu cuerpo, a expresar tu amor por él y a escucharlo. Para alcanzar la intemporalidad, debes tener confianza en tu cuerpo y en el futuro.

Envía amor a tu cuerpo. Afirma la salud de tu corazón, de tus pechos y de tu anatomía erótica. Visualízate enviando amor y admiración a esas partes de tu cuerpo al tiempo que las acaricias. Puedes probar a hacer el ejercicio de amor al propio cuerpo del capítulo 4 y admirar tu cuerpo a la luz de las velas. Presta atención a todo lo que funciona bien en tu organismo y afírmalo. Cierra los ojos y siente lo agradable que es tener pies que te mantienen pegada al suelo, una columna que te sostiene, etcétera, etcétera. Concédete el tiempo necesario para sentir verdadera gratitud y asombro por la belleza y la fortaleza de tu cuerpo. Haz lo mismo con cada parte de tu organismo que te gustaría que mejorara de algún modo, o con cualquier parte de tu anatomía que te preocupe. Márcate la expectativa de tener un cuerpo más sano, que te sirva aún mejor de lo que ya te sirve. Puedes, por ejemplo, concentrarte en tus ojos, expresar gratitud por tu vista y afirmar que está mejorando.

Duerme lo suficiente y procura comer bien. Duerme hasta tarde si tu cuerpo te dice que necesitas descansar. Tómate un poco de tiempo para reflexionar sobre tus hábitos de sueño y sobre cómo puedes mejorarlos. Escoge los mejores alimentos que tengas a tu alcance. Si no puedes comer lo más saludable en todas las comidas, envía Amor Divino a los alimentos antes de comértelos, siendo consciente de que lo Divino los cambiará para transformarlos en alimento capaz de nutrirte. Libérate de cualquier sentimiento de culpa. Piensa (e incluso escribe en tu diario) acerca de lo que te impide darle a tu cuerpo el descanso, el sueño y el alimento que necesita.

Ejercita y tonifica los músculos del suelo pélvico. Utiliza un taburete del tipo Squatty Potty o al menos inclínate hacia delante cuando uses el váter de forma que coloques los músculos del suelo pélvico en una posición natural para evacuar, y no tengas prisa en aliviarte. Deja que venga de manera natural. Identifica la sensación de tensar los músculos del suelo pélvico y contráelos durante el día al menos un par de minutos. De esta forma estarás contribuyendo a fortalecer la musculatura que impide que desarrolles incontinencia (y, si ya la tienes, fortalecer el suelo pélvico contribuirá a mitigarla).

Día 5: Sufre, enfádate y pasa página.

> Afirmación: «No pasa nada por que sienta plenamente mis emociones y las desahogue. El llanto cesará cuando tenga que cesar. Tengo fortaleza suficiente para soportar mis emociones más intensas».

> Oración: «Con mi espíritu, concentro Amor Divino en todo mi organismo. Le pido a mi espíritu que identifique todas las causas y los síntomas de mi malestar, de mi resentimiento, de mi pena y de mi ira y que me libere de esas emociones entregándoselas al Creador conforme a Su Voluntad».

Liberarte de emociones antiguas y tóxicas es una de las cosas más importantes que puedes hacer por tu salud, pero a la mayoría de la gente nunca le han enseñado cómo hacerlo. El Día 5, comienza a desprenderte de la ira, el dolor, el resentimiento y la pena a los que te aferras por algo que te sucedió en el pasado. Ten presente que si los resentimientos son tan difíciles de desarraigar es porque sin darnos cuenta hemos entregado nuestro sentido de la propia valía y nuestro amor propio a las personas que nos hicieron daño. Crea un ritual de liberación y desahogo bien acotado, de modo que no te sientas abrumada por tus emociones. Pon la alarma del reloj o decide qué quieres hacer para poner fin al ritual una vez que hayas experimentado la sensación de librarte de los sentimientos problemáticos que hayan surgido durante el ejercicio. Puedes enunciar una afirmación o hacer algo que te haga reír para purificar el aire y limpiarlo de antiguas emociones. Esta parte del ritual se suele llamar «aterrizaje» porque te devuelve a la conciencia corriente. Tener a mano algo que comer es otra forma de hacerte «aterrizar» después del ritual de liberación. También puedes pedir a alguien que te abrace, o entonar una oración de gratitud mientras abrazas a tu mascota. O puedes limitarte a decir en voz alta: «Ya basta de eso. Ahora, ¡adelante!»

Elige conscientemente perdonar a alguien. Escribe una carta a alguien que te haya hecho daño. Di todo lo que siempre has querido decirle a esa persona. No dejes de escribir hasta que sientas que has volcado todo tu rencor y tu dolor en el papel. Este ejercicio es sólo para ti. Expresar lo que sentiste y reconocerlo conscientemente es un paso que debes dar para desasirte verdaderamente de esa persona. Luego quema la carta y date un baño relajante con sales de Epsom. Cuando tires del tapón, imagina toda esa negatividad yéndose por el desagüe. Repite el ejercicio si es necesario. Recuerda que el perdón es algo que haces por ti, no por la otra persona. El perdón te hace libre.

Si no quieres escribir una carta, puedes recitar la oración del día o afirmar que has elegido conscientemente desprenderte de emociones y pensamientos negativos acerca de una experiencia pasada y perdonar a la otra persona. Puedes decir: «Divino Amado, hazme cambiar para que me libere del pasado y de las creencias que tenía cuando era niña. Conviérteme en alguien que ya no siente ira hacia sus padres». Después, báñate con sales de Epsom para desintoxicarte y dejar que tus viejas toxinas se vayan por el desagüe.

La decisión de perdonar y expresar tu verdad es un primer paso esencial para perdonar a otra persona, *pero es sólo un primer paso.* También tienes que liberar otras emociones enquistadas de ira, miedo y dolor, un trabajo que puedes empezar a hacer hoy mismo. El cuerpo tiende a aferrarse a viejas emociones profundamente enterradas en los tejidos, así que procura que a este primer paso siga al menos un ejercicio (o varios, si es posible) de liberación y desahogo emocional.

Libera emociones enquistadas de manera acotada. Esto te devolverá a un estado de felicidad natural. Las emociones antiguas están enterradas en tu campo de energía personal y en tu cuerpo. Con el paso del tiempo, penetran en los tejidos muy profundamente y pueden producir el engrosamiento y la cicatrización del tejido conjuntivo. Los masajistas y los profesores de yoga notan a menudo que sus clientes o alumnos lloran cuando estas zonas fasciales se distienden durante el trabajo físico. Liberar regularmente estos anquilosamientos es fundamental para ser una diosa intemporal. Considéralo una práctica higiénica, como pasarte el hilo dental.

Puedes servirte del ejercicio «Desahogar la pena y la rabia», en el que te sientas delante de una silla vacía y expresas tus emociones (véase página 133), o del ejercicio «Cortar cables energéticos», en el que cortas los cables de la pena, la ira, el dolor y la tristeza que te mantienen conectada a personas que te han hecho daño (véase página 221). También puedes meditar con intención de llorar sin restricciones, o ver una película que te haga llorar, o escuchar una canción que te ponga en contacto con tu ira y bailar furiosamente. Recuerda que sanamos a través del movimiento, el sonido y las lágrimas.

Fíjate en si estás evitando tus emociones problemáticas, rozando apenas su superficie, porque te cuesta soportarlas. Si no hay emoción asociada con el perdón, es probable que no se esté concediendo un perdón duradero. A veces llaman oyentes a mi programa de radio dispuestos a hacer conmigo un ejercicio de borrado de improntas emocionales, y noto que han decidido conscientemente perdonar, pero que se resisten a liberar sus emociones enquistadas. Dicen, por ejemplo: «Mamá, te perdono por haberme descuidado y por criticarme cada vez que me prestabas atención» y luego se apresuran a añadir: «Pero entiendo que tenías mucho estrés y que tu madre tampoco te apoyaba». Empiezan a buscar razones para excusar a la otra persona y sofocar de nuevo sus sentimientos. Si de verdad aspiras a pasar página y seguir adelante, tienes que dejar que afloren tus sentimientos. No se trata de un ejercicio intelectual. Es un proceso de liberación que tiene lugar en el cuerpo emocional.

Perdonar y bendecir a quienes te han hecho daño es el único modo de sacar a esas personas de tu vida para siempre, o de borrar por completo sus improntas tóxicas. Te libera de una trampa en la que te has metido tú sola. Recuerda que el perdón no se concede por el bien de la otra persona, ni significa que estés justificando lo que te hicieron. La pena y la rabia son muy pegajosas: si no te libras de ellas, siguen atrayendo hacia ti a sus equivalentes energéticos. Si necesitas más ayuda para liberarte de emociones antiguas, prueba a hacer el programa «21 Días de perdón» de Iyanla Vanzant, de su libro *Forgiveness: 21 Days to Forgive Everyone for Everything* [Perdón: 21 días para perdonar a todos por todo] (SmileyBooks, 2013). *Usted puede sanar su vida* y *Milagros de hoy en día*, de Louise Hay, también contienen numerosas propuestas en torno al perdón.

Puede llevarte más de una sesión liberar las emociones intensas a las que te aferras, así que tal vez más adelante tengas que repetir los ejercicios de liberación emocional. Y recuerda lo que has aprendido con anterioridad: que las neuronas que se activan juntas quedan interconectadas, de modo que, si conviertes la liberación de emociones en un hábito, tu cerebro se «reprogramará» por sí solo orientándose hacia el optimismo y el perdón. Conviene que te desprendas de esas emociones y que sigas adelante, no que te regodees en ellas eternamente. Sólo de esa forma podrás adoptar hábitos conducentes a una vida intemporal.

Día 6: Sé voluptuosa y sensual.

Afirmación: «Soy Afrodita, soy una diosa del placer divino, de la belleza y la pasión. Y soy irresistible».

Oración: «Divino Amado, por favor, hazme cambiar para que reconozca y disfrute de mi belleza y mi voluptuosidad».

El erotismo y la sexualidad están ligados a la cavidad pélvica, y es necesario que salgamos de nuestras cabezas y que volvamos a meternos en nuestras caderas. Hacerlo también ayuda al cerebro. Necesitamos, además, tiempo, espacio y libertad para experimentar el placer físico, y para agasajarnos a nosotras mismas y satisfacer nuestro deseo de placeres sensuales. Para ello debemos sacar tiempo para nosotras, sin interrupciones. Ése es el deleite que te espera el sexto día.

Reconecta con tu cavidad pélvica. Reconectar con tu cavidad pélvica a través del movimiento, el contacto y la concentración tiene múltiples beneficios. Mueve tus caderas o haz la danza del vientre mientras escuchas música. Practica el autoplacer o explora tu anatomía erótica con las manos (no con un vibrador) y quizá también con un espejo, y descubre la sensación de contraer lenta y sensualmente los músculos del suelo pélvico, tal y como se explica en las páginas 110-112.

Crea una lista de canciones sensuales. La música va directamente a los centros emocionales del cerebro. Para mejorar tu capacidad de conectar con tu yo sensual, te sugiero que hagas una lista de reproducción de «autocultivo» con música que escuches mientras mueves las caderas en círculos o practicas el autoplacer. Crear esta lista y actualizarla es un puro deleite. Ha aquí algunas de mis canciones favoritas:

- «Feelin' Love» (Paula Cole)
- «Sacred Love» (Sting)
- «Glory Box» (Portishead)
- «Porcelain» (Moby)
- «Cream» (Prince)
- «Lick» (Joi)
- «Beautiful» (Meshell Ndegeocello)
- «Chocolate» (Kylie Minogue)
- «I'm Kissing» You (Des'ree)
- «Buttons» (Pussycat Dolls)
- «I Touch Myself» (Divinyls)
- «Slow Down» (Morcheeba)

Recurre a la aromaterapia. Al igual que la música, el olor surte un poderoso efecto sobre las emociones. Emplea perfume, velas de olor, aceites esenciales o aromaterapia para hacer más placentera cualquier actividad de la que disfrutes. Puedes buscar información sobre aceites de aromaterapia y ver cuáles suelen ser los más relajantes, o puedes utilizar cualquier aroma que te calme. En el apartado de «Recursos» encontrarás algunos de mis favoritos.

Disfruta de una lubricación óptima. Muchas mujeres sufren sequedad vaginal. El remedio es muy sencillo y te permitirá volver a disfrutar de la penetración. Hay muchos lubricantes eficaces en el mercado, e incluso puedes usar aceite de coco orgánico.

Reconoce el poder de tu «Jardín». La tocoginecóloga Sara Gottfried llama a los genitales femeninos el «jardín de la dama», una expresión que a mí me encanta. Esta zona del cuerpo tiene un enorme poder, una vez despierta. Haz lo siguiente: en algún momento del día, cuando estés tomando un café o esperando en una cola para pagar, concéntrate en tu Jardín. Siente el cosquilleo que produce esa atención. Luego dedícale una sonrisa a alguien o hazle un cumplido. Fíjate en lo que pasa, sobre todo si se trata de un hombre. ¿Verdad que la sola idea te hace sonreír?

Día 7: Ama sin perderte a ti misma.

Afirmación: «Soy una encarnación única del Amor Divino. Mi vida se alimenta de mi conexión con la Fuente. Me siento plena, completa y nada me falta».

Oración: «Divino Amado, por favor, permíteme sentir la verdad sobre mí misma. Deja que me sienta verdaderamente plena, completa y sin que nada me falte».

Las relaciones están hechas para conectarnos con nuestros corazones y recargarnos de energía, no para agotarnos. Hoy, goza de tus relaciones personales, empezando por tu relación contigo misma. Conviértela en una aventura amorosa. Imagina que eres el amor de tu vida. ¿Cómo te tratarías? Si tienes pareja, imagina que la persona con la que estás disfruta sabiendo que, en último término, *tú* eres el verdadero amor de tu vida.

Gozar de tus relaciones personales también implica decir no cuando las necesidades de otro ser humano se convierten en una carga para ti. Esto puede resultar difícil porque muchas mujeres hemos pasado años y años anteponiendo las necesidades de otros a las nuestras. Es probable que, al principio, decir no te llene de dudas y de mala conciencia. Pero con la práctica descubrirás cómo liberarte de esos sentimientos. No por casualidad mi capítulo preferido del libro de Cheryl Richardson *The Art of Extreme Self-Care* [El arte del autocuidado extremo] (Hay House, 2009) es el titulado «Permíteme decepcionarte». ¡*Nunca* serás intemporal si siempre estás entregando tus energías a otros a tus expensas!

Diviértete con tu tribu. Sal una noche con tus amigos, invítalos a venir a casa, o llama a una amiga para salir y divertiros. Si estás casada o tienes pareja, salid por simple diversión y no te estreses queriendo que sea una noche «perfecta». Olvídate de cualquier plan y piensa sólo en divertiros juntos.

Marca un límite saludable. Cuando te despiertes por la mañana, márcate la intención de aclarar tu relación con otra persona o imponerle un límite. Puede ser un amigo o un miembro de tu familia, o un compañero de trabajo, o incluso un conocido o un extraño. Recuerda que, cuando reconoces tus necesidades y te esfuerzas por satisfacerlas, estás inspirando a otros para que hagan lo mismo, así que, cuando te pidan que hagas algo que no quieres hacer, no temas decir: «No, no puedo. Sencillamente no puedo». Memoriza esta frase, de hecho. Sé firme, sonríe y repite el mismo sencillo enunciado tan a menudo como sea necesario: «No, no me siento cómoda con eso», «No, gracias», «Lo entiendo, pero repito que sencillamente no puedo hacerlo». Decir que no puede ser muy revigorizante. Y si sientes que alguien espera que lo rescates, puedes decir algo así: «Lamento que estés pasando por esto, pero sé que vas a encontrar la solución» o «Lo siento mucho. Ojalá pudiera darte una solución, pero tengo confianza en que la encontrarás por tus medios». A menudo nos sentimos impelidas a rescatar a los demás a fin de mitigar nuestra preocupación y nuestro sentimiento de impotencia. Recuerda que la gente suele pasar por dificultades porque necesita reconectar con su Fuente Divina. En realidad, si les sacas del apuro, les estás perjudicando. No te interpongas en su camino sólo para aliviar tu preocupación. Sé cariñosa y apóyales, y ayuda a alguien si te parece oportuno hacerlo y no agota tus energías. Pero si tu corazón (o tu cuerpo) te dice que lo más conveniente es demostrar compasión y no asumir los problemas de los demás e intentar arreglarlos, ¡hazle caso!

Reflexiona sobre tu relación con un hombre que forme parte de tu vida. En la vida de todas nosotras hay varios hombres importantes. Dedica algún tiempo a pensar en cómo un hombre o un niño al que quieres se siente presionado para ser de una determinada manera al margen de cuáles sean sus sentimientos. Ya sea un hijo que siente que tiene que destacar en los deportes o un hermano que cree que no puede demostrar su vulnerabilidad y su miedo a la hora de enfrentarse a la situación de vuestros padres ancianos o enfermos, siempre hay un hombre en tu vida que puede beneficiarse de tu conexión con tu naturaleza de diosa intemporal para desprenderse de ideas caducas acerca de cómo «se supone» que debemos actuar o sentir para encajar en una cultura que menosprecia todo lo femenino o lo «mujeril».

Expresa gratitud por lo que has aprendido de tu madre o tu hija y esfuérzate por restañar esa relación. Nada como el vínculo madre-hija para causar una extrema alegría o una extrema aflicción. Sea cual sea tu relación con tu madre o tu hija, por problemática que pueda ser, hay algo que tu alma puede aprender de ella. Hoy, reconoce esa verdad y apréciala como un tesoro. Luego, por tu propio bien, emprende alguna acción para restañar el vínculo que tienes con tu madre o tu hija. Puede ser algo pequeño, como decirle simplemente: «Hace mucho que no te lo digo, pero te quiero». O puede ser marcar un límite saludable para ambas (por ejemplo, no coger el teléfono cuando te llama tu madre si sabes que sólo quiere quejarse). Aunque no tengas hijas y tu madre haya fallecido, piensa en tus amigas o en alguna mujer de tu familia que de vez en cuando agote tus energías. Aprende a expresar tu amor por ti misma haciendo un ejercicio de «corte de cables» para asegurarte de que no mantienes ningún cable energético agotador que te una a tu difunta madre o a otra persona.

Día 8: Come como una diosa.

Afirmación: «Como despacio y sensualmente, con enorme placer, paladeando cada bocado».

Oración: «Divino Amado, hazme cambiar para que disfrute de mi cuerpo y de la comida saludable que decido comer. Ayúdame a elegir lo mejor para nutrirme».

Para muchas de nosotras, la comida se ha convertido en una tarea, en una amenaza o en una necesidad. En cualquier cosa, menos en un placer. Hoy, destierra a la policía alimenticia y despréndete de tu mala conciencia y de tu autocensura respecto a lo que comes y pon en el menú comida fresca y apetitosa. Nutre tu cuerpo y al mismo tiempo disfruta plenamente de la comida. Come voluptuosamente, como una diosa que alimenta su cuerpo con los suculentos frutos de la tierra.

Saborea los alimentos que comes, sean cuales sean. Dispón la comida en el plato con esmero, procurando que sea agradable a la vista, y luego come sin prisas, sensualmente, como si estuvieras bailando una canción lenta a la luz de la luna. También puedes proponerte comer con personas cuya compañía te agrade. Mientras comes, presta atención a lo bien que te sienta la comida y a lo deliciosa que es la experiencia de comer. Intenta comer lo más saludablemente posible y, si acabas dándote el capricho tomando un dulce o una golosina, disfruta de cada bocado. ¡Mastica despacio! Inhala el aroma de la comida o de la bebida antes de acercártelas a los labios. Luego disfruta de cada bocado y cada sorbo. Piensa en lo bien que sienta tener una relación placentera con la comida saludable y en lo agradable que es disfrutar de una golosina sin sentirte culpable o avergonzada. Come como si estuvieras haciendo el amor con la comida.

Prueba una comida o una receta nueva y sana, sobre todo si es de verduras. Afrontémoslo: al margen de los consejos dietéticos y de nuestras diferencias individuales, a todas nos vendría bien comer más verduras. A veces resulta más fácil echar mano de otros alimentos. Hoy, proponte probar una verdura nueva o preparar un nuevo plato de verduras. Es muy fácil encontrar recetas en Internet. Además, puedes buscar por verduras específicas. Resulta muy útil cuando es la temporada de una verdura o una hortaliza concreta y se encuentra en el apogeo de su sabor y su calidad nutritiva.

Haz tapping *utilizando EFT (técnicas de liberación emocional) antes de cada comida o tentempié.* Esta técnica, que puedes ver llevada a la práctica en los vídeos de www.TheTappingSolution.com, te ayudará a liberarte de la vergüenza o la mala conciencia que te producen lo que has comido en el pasado, tu peso y tu relación con la comida. Pruébala un día, empleándola antes de empezar a comer o antes de tomar un tentempié. Presta atención a lo que sientes durante el ejercicio y después.

Día 9: Muévete gozosa y sensualmente, como una gata.

Afirmación: «Mi cuerpo fue diseñado para moverse, estirarse y sentirse fuerte, flexible y vivo. Me encanta esa sensación».

Oración: «Divino Amado, hazme cambiar para que disfrute moviendo mi cuerpo. Ayúdame a encontrar formas de moverme a lo largo del día de manera que aumenten mi fortaleza y mi vitalidad».

No te preocupes por el «ejercicio». Hoy es el día de volver a ponerte en contacto con tu cuerpo moviéndolo de manera placentera, estirar los músculos y hacer fluir tu energía para que te sientas viva.

Baila o diviértete probando un nuevo tipo de movimiento. Mueve tu cuerpo y disfruta moviéndolo, ya sea bailando o haciendo entrenamiento a intervalos, yendo al gimnasio o haciendo algunas posturas de yoga en el cuarto de estar. Si practicas el baile o el senderismo, cambia un poco tu rutina por hoy. Ve a caminar por un sitio al que no hayas ido nunca o prueba una nueva clase de baile. Y presta atención a lo que te hace sentir bien y a lo que no cuando te estiras o te mueves. ¿Te sienta bien notar un ligero malestar mientras haces ejercicio? ¿Cómo te sientes después? Sé sincera contigo misma sobre cómo te sienta el movimiento y no hagas ejercicio únicamente porque está en tu lista de cosas que hacer o porque asocias el ejercicio a perder peso. Pásate a una forma más gozosa de movimiento durante el día de hoy, a ver qué tal te sienta. Puedes preparar una lista de canciones y bailar por la casa mientras limpias el polvo u ordenas las habitaciones, o quedar con unas amigas para dar un paseo al aire libre.

Si pasas gran parte del día sentada, pon la alarma del reloj para levantarte cada quince minutos. Estírate un poco o haz alguna postura de yoga, aunque sólo sea un minuto. Haz círculos con las caderas o estiramientos. Fíjate en si al final del día te sientes mucho más llena de energía o no.

Ejercita el equilibrio. Ponte a la pata coja (cuando no lleves tacones). Cierra los ojos. Mantén el equilibrio todo el tiempo que puedas. Repite el ejercicio con el otro pie. Haz esto mismo varias veces al día.

Simula que eres un gato. Estírate como un gato. Bosteza como un gato o un perro. Y siente de verdad lo fantástico que es tensar los músculos al desperezarte. Haz un estiramiento felino varias veces a lo largo del día.

Día 10: Sé hermosa.

Afirmaciones: «**Soy un ser atrayente, bello y divino**». Prueba a decir esto mientras te miras fijamente a los ojos en el espejo por la mañana y otra vez antes de acostarte: «**Te quiero, guapísima. Te quiero de verdad**».

Oración: «**Divino Amado, por favor, hazme cambiar para que vea lo bella que soy**».

El Día 10 está dedicado a conectar con tu Venus interior y con la energía que reside dentro de ti y a venerarla por la sencilla razón de que mereces sentirte y verte como un ser bellísimo. Hoy es un día para redefinir lo que significa ser bella y para descubrir la belleza intemporal. Toma conciencia de los portales culturales actuales acerca de la belleza y recházalos. ¡No te vistas conforme a tu edad!

Realiza un ritual de belleza o hazte un tratamiento de belleza. Ya sea en casa o en un salón de belleza, haz algo para realzar tu hermosura y acicalarte, y disfruta haciéndolo. Lo importante no es cuánto tiempo o dinero inviertes en tu aspecto, sino disfrutar del ritual de acicalarte y mimar tu cuerpo para que te sientas bella. Si te incomoda hacerte una limpieza de cutis o la manicura, ve a una tienda de ropa donde te atiendan personalmente para ayudarte a elegir ropa y probártela, hazte un tratamiento capilar en casa o visita algún *stand* de maquillaje de unos grandes almacenes para que te maquillen gratuitamente. Aquí tienes un ritual de belleza muy sencillo que puedes hacer en casa: ponte en la palma de la mano una cucharada de azúcar o sal con aceite de oliva, mézclalo todo bien y frótate las manos con la mezcla para suavizarlas. Luego lávatelas con un jabón suave. Disfruta de la tersura de tus manos.

Cierra un portal cultural acerca de la belleza. Ponte algo que antes te parecía «demasiado juvenil» o «demasiado atrevido» para tu edad, o péinate o píntate las uñas de manera distinta, de un modo que te favorezca, al margen de que alguien pueda decir que es un estilo demasiado juvenil para ti. Si tienes alguna prenda en el armario que te compraste hace tiempo y que nunca te has puesto porque te parecía demasiado «estrafalaria» comparada con lo que sueles llevar, póntela hoy. Procura afirmar tu belleza y tu estilo, y recuerda que asumir riesgos estéticos forma parte de una actitud intemporal.

Haz una entrada majestuosa. Yergue la cabeza como si estuvieras suspendida del techo por un hilo. Relaja los hombros. Camina como si fueras la Reina del Universo entrando en una habitación, lenta y airosamente. Fíjate en qué sensaciones afloran cuando haces esto de manera consciente.

Día 11: Conoce tu propia divinidad.

Afirmación: «Soy la Fuente Divina, soy yo, yo, yo. Dios se manifiesta a través de mí».

Oración: «Divino Amado, hazme cambiar para que sienta tu presencia en mi vida y perciba la Divinidad que hay dentro de mí».

Seguro que has oído esto antes, pero merece la pena repetirlo aquí: eres un ser espiritual que actualmente mora en un cuerpo humano. El Día 11 está dedicado a recordar y a reconectar con tu verdadero ser: tu esencia espiritual.

Retoma tu diario. Una forma de reconectar con tu ser espiritual (es decir, con tu esencia) es escribir en tu diario o leer entradas antiguas, o ambas cosas. Si no llevas un diario, empieza uno hoy. No hay normas respecto a cuánto tienes que escribir, o a si tienes que escribir todos los días o casi todos. Tal vez incluso prefieras dibujar en tu diario: dibujar es una forma maravillosa de expresarte y de expresar tus sentimientos. Pasar un rato a solas y en silencio con tu diario te permite reconectar con tu espíritu y con el Espíritu.

Acuérdate de tu espíritu. Con frecuencia nos sentimos presionadas para actuar insinceramente, en disarmonía con nuestro espíritu. Hoy es un día para reconectar con tu espíritu y recordarte por qué es importante ser como eres y no como los demás quieren que seas. Puedes mirar antiguas fotografías tuyas de una época en la que tu espíritu se expresaba libremente. Puedes salir y caminar descalza por la tierra o pasar algún tiempo entre los árboles, reconectando con tu sentido del yo como ser espiritual integrado en la naturaleza. Encarga una carta astral y dedica un rato a reflexionar sobre si lo que revela es cierto o no lo es.

O bien medita sobre algunos de los ciclos por los que has pasado y sobre las dificultades que has superado.

Practica el mindfulness. Reza y haz afirmaciones si quieres, pero hoy proponte centrar tu atención en lo que estás haciendo o sintiendo en el instante presente, sin emitir juicios. Fíjate en qué sentimientos y sensaciones afloran y medita sobre ellos. Tal vez sientas orgullo por haber superado el caos de la semana pasada, o el estrés de unos días especialmente difíciles en el trabajo, o tal vez te des cuenta de que estás cansada o enfadada. Honra a tu espíritu practicando el *mindfulness* de manera que percibas conscientemente lo que estás experimentando.

Busca un modo de conectar con otras personas en espíritu y en comunidad. El poder de la experiencia de la reconexión espiritual puede multiplicarse si se practica comunitariamente, así que piensa en unirte a un grupo, ya sea un programa de terapia de grupo o un círculo de meditación u oración. También conozco a incontables mujeres que se reúnen los días de luna llena o en los solsticios y los equinoccios para conectar con el Divino Amado y con lo divino que yace dentro de ellas. Yo misma lo hago y para mí es una experiencia de incalculable valor. Si te sientes más cómoda formando parte de un esfuerzo conjunto, disfruta de ello hoy y sé consciente de lo que se siente al estar integrada en una comunidad de personas que comparten una misma vivencia.

Recita una oración o una afirmación. Si has estado evitando recitar oraciones o afirmaciones, hoy es el día indicado para intentarlo. Tal vez te resulte extraño, pero quizá te des cuenta de que esa experiencia te aporta algo que no esperabas. Recita algunas de las oraciones y las afirmaciones de este libro, para tus adentros o en voz alta. Cambia a tu gusto los enunciados para sentirte más cómoda con ellos y para que tu oración o tu afirmación sean una herramienta más eficaz con la que reconectar con tu espíritu y con el Espíritu.

Día 12: Crea un paraíso personal digno de Afrodita.

Afirmación: «Soy merecedora de mi paraíso personal: un lugar para la renovación y el rejuvenecimiento».

Oración: «Divino Amado, hazme cambiar para que me honre a mí misma rodeándome de un espacio que refleje mi belleza interior y mi divinidad».

El Día 12 está dedicado a cambiar tu entorno inmediato, porque con excesiva frecuencia negamos lo importante que es hallarse en un espacio físico que nos rejuvenezca. A menudo nos conformamos con habitaciones feas, o con estar en espacios oscuros e iluminados con luz artificial y olvidamos lo bien que sienta estar al aire libre, en medio de la naturaleza, nuestro hogar natural.

Así pues, el Día 12 crea un paraíso personal que sea una manifestación física de belleza y de paz. Procura que sea algo sencillo y factible.

Dedica quince minutos a reorganizar tu espacio para que refuerce tu mentalidad de diosa intemporal. Pon la alarma del reloj para que suene a los quince minutos y en ese tiempo haz una de las siguientes cosas:

- ~ Crear un altar pequeño y bonito con velas, flores, una foto preferida o una tela especialmente bonita.

- ~ Limpiar un cajón, despejar la encimera del baño u ordenar las cosas de encima de la cómoda. Fíjate en la grata sensación que te produce este «espacio blanco» cada vez que entras en la habitación.

Es importante que dediques uno o dos minutos a meditar sobre tus sentimientos después de reorganizar tu espacio. Es lo que reforzará la idea de que tu espacio es un lugar importante para ti y se nota. Hoy empezarás a adoptar el hábito de crear espacios bellos en tu hogar, aunque sólo puedas dedicar un cuarto de hora cada día a hacerlo.

Crea un tocador o un vestidor digno de una diosa haciendo cambios sencillos en la habitación. Conviene que utilices aceites esenciales de alta calidad y música que te relaje y te estimule cuando estás en esa estancia. Hoy puedes dedicarte simplemente a ordenar algunos discos para escucharlos cuando te estés bañando o utilizar velas, flores y olores atrayentes para realzar el aspecto de la habitación. Luego pasa un tiempo disfrutando del espacio sensual que acabas de crear para ti. Piensa en él como en tu paraíso personal.

Busca el entorno natural perfecto para recargar tus energías. Sal a la naturaleza y escoge un lugar especial donde te sientas cómoda. Pasa al menos veinte minutos en él, sintiendo conscientemente el sol en la cara, el viento en el pelo y la tierra bajo tus pies. Es tu hogar natural, así que ¡visítalo con frecuencia!

Día 13: Reivindica tu naturaleza de diosa.

Afirmación: «Merezco placer y alegría. Soy intemporal, fuerte y poderosa. Gozo de una excelente salud. Soy una diosa intemporal, una expresión de la fuerza vital divina y creativa».

Oración: «Divino Amado, por favor, hazme cambiar para que me sienta intemporal. Permíteme sentir la Fuente eterna que llevo dentro de mí».

El Día 13, escoge una actividad de las que has hecho durante los doce días anteriores y repítela, y asegúrate de hacer algo placentero, no sólo algo que sea bueno para tu salud. Recuerda que vivir como una diosa intemporal supone incorporar cada vez más placer a tu vida y dejar atrás el miedo y la preocupación. Disfruta y reivindica tu derecho al placer sirviéndote de afirmaciones o de oraciones al Divino Amado. Convertirte en una diosa intemporal y vivir como tal es un modo de vida, no un fin. Significa vivir de dentro afuera y siendo consciente de que el alma entra en el cuerpo a través de las caderas, no del intelecto. No se puede ser feliz sólo pensando (aunque una actitud positiva ayuda bastante). También tienes que experimentar placer corporal, sobre todo en la región pélvica.

Día 14: Alíneate con el Orden Divino.

Afirmación: «El Orden Divino está a cargo de mi vida. Entrego ahora mi vida al Orden Divino, sabedora de que la solución perfecta para cada circunstancia de mi vida ya ha sido elegida».

Oración: «Divino Amado, por favor, hazme cambiar para que confíe en que lo que me está destinado llegará, exactamente en el momento y el lugar oportunos y para mi mayor bien».

Para vivir intemporalmente hace falta valor y disciplina. No hay nada más fácil que quejarse y comportarse como una anciana, cosa que algunas personas hacen a los 30 años. Para ser intemporal, tienes que alinearte con el Orden Divino y permitir que te sea revelado lo que debes hacer. La intemporalidad exige vivir en el momento presente, en sincronía con los ritmos de la naturaleza. Es sencillo, pero no es fácil porque estamos sometidas a una enorme presión para que pensemos con anticipación y lo planifiquemos todo. Además, solemos preocuparnos por haber hecho algo mal y nos fustigamos por no ser perfectas. El camino de la imperfección es el único sostenible. He aquí una oración al Divino Amado que puedes recitar si te cuesta vivir plenamente en el presente: «Divino Amado, por favor, hazme cambiar para que sepa exactamente cómo vivir como una diosa intemporal». Para alinearte con el Orden Divino debes entregarte a esa parte divina de tu ser que sabe más que tu intelecto (es decir, que tu ego). Esa parte divina es tu alma. Vivir en sintonía con el Orden Divino significa tener fe en que lo que te está destinado acabará por suceder y en que, si no te está destinado, tampoco te conviene.

VIVIR INTEMPORALMENTE

Una vez que hayas completado el Programa Diosa Intemporal en 14 Días, tu misión consiste en crear una vida de diosa intemporal y asegurarte de que estás rodeada por personas que te apoyan en esa forma de vida. Busca al menos un amigo o amiga que recorra contigo ese camino. Contacta con otras diosas intemporales en persona o a través de Internet (esto es especialmente importante si te resulta difícil salir para verte con alguien todos los días o encontrar en tu entorno inmediato personas que apoyen un estilo de vida intemporal). Anota todos los días en tu diario tus vivencias para tener constancia de qué actividades te interesa repetir o hacer con más frecuencia. Utiliza agendas, calendarios o aplicaciones que te recuerden tus actividades y concierta citas contigo misma para cerciorarte de que estás honrando y respetando a la diosa intemporal que eres.

De ahora en adelante, recuerda que tienes el poder de ser una diosa intemporal y de convertirte en la encarnación viva y palpitante de una forma de vida gozosa e intemporal, *con independencia de lo que haya sucedido antes*. Hay un dicho que afirma: «Lo que estás buscando también te está buscando a ti». Así que ¿quién quieres ser de verdad? ¿Cómo serías si tu edad careciera de importancia? Formúlate estos interrogantes cada mañana y tenlos presentes a lo largo del día. Haz que esa diosa intemporal que vive dentro de ti se sienta como en casa. Bendícela, complácela, dale la bienvenida. Irá desvelándose poco a poco, hasta que un día no muy lejano te mires en el espejo y veas allí, sonriéndote, a una mujer completamente nueva. Éste es tu nuevo capítulo, tu nueva vida. Lo mejor aún está por llegar. Te doy mi palabra.

RECURSOS

Capítulo 1

Descubre más acerca del trabajo del doctor Mario E. Martinez sobre portales culturales en la página web del Biocognitive Science Institute [Instituto de Ciencia Biocognitiva], www.biocognitive.com, y síguelo en Facebook (www. facebook.com/TheMindBodyCode). Sus *posts* con maravillosos. También tiene toda una serie de vídeos en YouTube. Y echa un vistazo a su libro *The MindBody Code* (Sounds True, Boulder, Colorado, 2014).

Recomiendo efusivamente los libros de Tosha Silver *Outrageous Openness: Letting the Divine Take the Lead* (Atria Books, Nueva York, 2014) y *Make Me Your Own: Poems to the Divine Beloved* (Urban Kali Productions, Alameda, California, 2013). Su página web es www.toshasilver.com. También puedes seguirla en Twitter (www. twitter.com/toshasil), así como en Facebook (www.facebook.com/ToshaSilver13).

Capítulo 2

La doctora Jill Bolte Taylor narra su despertar a las facultades de su cebrero intuitivo en su libro *Un ataque de lucidez: un viaje personal hacia la superación* (Editorial Debate, Barcelona, 2008) y en su charla TED del mismo título, de marzo de 2008: http://new.ted.com/talks/jill_bolte_taylor_s_powerful_stroke_of_ insight.

El relato del retorno de Anita Moorjani de su experiencia cercana a la muerte tras una enfermedad grave es sumamente esclarecedor y estimulante. Su libro se titula *Morir para ser yo: mi viaje a través del cáncer y la muerte hasta el despertar y la verdadera curación* (Gaia Ediciones, Móstoles, 2014).

Puedes aprender más sobre el placer en tus años intemporales y el papel del óxido nítrico en mi libro *Los placeres secretos de la menopausia* (Ediciones Urano, Barcelona, 2009).

El libro de Colette Baron-Reid *Weight Loss for People Who Feel Too Much: A 4-Step, 8-Week Plan to Finally Lose theWeight, Manage Emotional Eating, and Find Your Fabulous Self* (Harmony, Nueva York, 2013) trata de cómo superar el hábito de utilizar comida placentera como forma de compensar la existencia de límites emocionales porosos.

Mama Gena (Regena Thomashauer) tiene una escuela donde te enseña a reivindicar tu sexualidad y tu erotismo. Puedes encontrar sus ideas expuestas en su libro *Mama Gena's School of Womanly Arts: Using the Power of Pleasure to Have Your Way with the World* (Simon & Schuster, Nueva York, 2002). Para saber más acerca de sus clases, visita su página web, www.mamagenas.com. Encontrarás su comunidad *online* en www.sistergoddess.com.

Capítulos 3 y 4

Existen numerosas hierbas que se han empleado con éxito para mitigar los síntomas de la menopausia, entre ellas el sauzgatillo, el *dong quai*, la maca y la *Pueraria mirifica*, una hierba tailandesa que contiene un fitoestrógeno único y muy eficaz llamado miroestrol. Me impresionó tanto la *Pueraria mirifica* que he creado una nueva empresa para hacer llegar este suplemento en su forma más eficaz a mujeres de todo el mundo: www.a-ma-ta.com.

Para más información sobre la salud mamaria en la posmenopausia y el cáncer de mama, consulta www.breasthealthcancerprevention.com/What_is_breast_cancer.htm.

Los análisis de orina seriales, que no sólo analizan los estrógenos, la progesterona y la testosterona, sino también tus patrones de liberación de hormonas del estrés, pueden hacerse a través de www.precisionhormones.com.

Puedes comprar gel, aceite o sales de baño de Health and Wisdom en www. health-and-wisdom.com.

Un dispositivo de biorretroalimentación como el emWave del Instituto HeartMath puede ayudarte a alcanzar el estado conocido como «coherencia cardiaca», caracterizado por una tasa óptima de variabilidad de la frecuencia cardiaca. Visita www.heartmath.org.

El perfil de lípidos NMR para el colesterol sólo puede obtenerse [en Estados Unidos] a través de LabCorp, www.labcorp.com, o LipoScience, www.liposcience.com.

Puedes aprender más acerca de las versiones domésticas del análisis 25(OH)D para la vitamina D en http://www.vitamindcouncil.org/about-vitamin-d/testing-for-vitamin-d. Puedes encargar un análisis doméstico a través de las páginas web de ZRT Labs o New Century Diagnostic's Home Health Testing, o de City Assays en el Reino Unido.

Para más información sobre antiguos ejercicios taoístas como el de la cierva, consulta el libro de Stephen T. Chang *The Tao of Sexology: The Book of Infinite Wisdom* (Tao Publishing, San Francisco, California, 1986).

Puedes comprar aceite de granada para el pecho (para mandar amor a tus pechos al masajearlos) en www.pomegranatebreastoil.com.

Si quieres encontrar un profesional de la salud que realice e interprete termogramas para vigilar regularmente la salud de tus pechos como parte de tu plan de autocuidado amoroso, visita www.breastthermography.com, www. breastthermography.org o las páginas web de la International Academy for Clinical Thermography (www.iact-org.org) o el American College of Clinical Thermology (www.thermologyonline.org).

El taburete Squatty Potty para el inodoro, que mejora la salud del suelo pélvico, puede encontrarse en www.squattypotty.com. Para aprender más acerca de la tonificación de la musculatura pélvica, consulta el libro de Kathryn Kassai y Kim Perelli *The Bathroom Key: Put an End to Incontinence* (Demos Healt, Nueva Yook, 2012), www.demoshealth.com).

Recomiendo especialmente los suplementos USANA. Llevo muchos años usándolos y recomendándolos. También los distribuyo. Para más información, visita www.usana.com.

Capítulo 5

Para más información sobre los talleres de la ministra unitaria Jill Rogers y sus Siete Pasos Sagrados, visita www.thesevensacredsteps.com.

Eve Ensler, autora de *Los monólogos de la vagina*, creó un movimiento global llamado One Billion Rising, www.onebillionrising.org, y organiza eventos para homenajear a las supervivientes del abuso sexual.

Puedes encontrar información sobre los hallazgos del estudio ACE sobre experiencias infantiles adversas en www.acestudy.org.

Reordena tu vida con la ayuda de Marla Cilley, The Fly Lady (www.flylady.net), una mujer que enseña a millones de personas a superar el caos, o el síndrome de no poder invitar a nadie a casa.

Capítulo 6

Recomiendo los siguientes libros sobre sexualidad femenina:

Jenny Wade, *Transcendent Sex: When Lovemaking Opens the Veil* (Gallery Books, Nueva York, 2004).

Tami Lynn Kent, *Wild Feminine: Finding Power, Spirit and Joy in the Female Body* (Atria Books/Beyond Words, Nueva York, 2011).

Sheri Winston, *Women's Anatomy of Arousal: Secret Maps to Buried Pleasure* (Mango Garden Press, Kingston, Nueva York, 2009).

Barbara Hand Clow, *La energía luminosa del sexo* (Ediciones Obelisco, Barcelona, 1999).

Steve y Vera Bodansky, *Sobre el orgasmo* (Debolsillo, Barcelona, 2003).

David Deida, *Cómo descubrir a Dios a través del sexo: el despertar de la unidad del espíritu mediante la dualidad de la materia* (Gaia Ediciones, Móstoles, 2007).

Mantak Chia y Rachel Carlton-Abrams, *La mujer multiorgásmica: cómo descubrir la plenitud de tu deseo, de tu placer y de tu vitalidad* (Neo Person, Móstoles, 2014).

Recomiendo con entusiasmo un DVD titulado *A Guide to Your Orgasm*, producido por Welcomed Consensus (www.welcomed.com).

La Escuela de Artes Femeninas de Mama Gena (Mama Gena's School of Womanly Arts), en Nueva York, dirigida por Regena Thomashauer (www.mamagenas.com), es una fuente fabulosa para aprender a reconectar con tu cavidad pélvica y tu sexualidad. Echa un vistazo a sus libros: *Mama Gena's School of Womanly Arts: Using the Power of Pleasure to Have Your Way with the World* (Simon and Schuster, Nueva York, 2002) y *Mama Gena's Owner's and Operator's Guide to Men* (Simon and Schuster, Nueva York, 2004).

La doctora Gina Ogden, investigadora pionera cuyo estudio ISIS reveló nueva información sobre la sexualidad femenina, ha escrito varios libros sobre el tema, entre ellos *Women Who Love Sex: Ordinary Women Describe Their Paths to Pleasure, Intimacy and Ecstasy* (Trumpeter Books, Boston, 2007). Su página web es www.expandingsextherapy.com.

Betty Dodson, pionera a la hora de animar a las mujeres en el ejercicio del autoplacer, tiene, a sus más de 80 años, una página web maravillosa dedicada a este tema: www.dodsonandross.com.

Layla Martin, estudiosa del sexo tántrico, ofrece en su página web (www.layla-martin.com) un curso *online* muy eficaz y divertido sobre feminidad y sexualidad.

Tami Lynn Kent, fisioterapeuta especializada en salud femenina (www.wildfeminine.com), así como Larry y Belinda Wurn (www.clearpassage.com), que crearon la técnica Wurn y han formado a muchos otros fisioterapeutas, aportan algunos resultados increíbles sobre el uso de la terapia manual en mujeres a las que el sexo les resulta doloroso debido a lesiones y cicatrizaciones fasciales. Jennifer Mercier (www.drjennifermercier.com), también experta en esta materia, ha formado a otros profesionales de la salud en la terapia manual para el tratamiento de las cicatrizaciones pélvicas. Puedes encontrar más información sobre fisioterapeutas especializados en salud femenina en www.thebathroomkey.com o www.obgyn-physicaltherapy.com.

Mis aceites esenciales favoritos para aromaterapia son los de Uttati, de www.gabrielleyoung.com y Young Living Essential Oils de www.youngliving.com.

Capítulo 7

El libro de Peter Calhoun y Astrid Ganz, *Last Hope on Earth* (World Service Institute, Knoxville, Tennessee, 2013), ofrece técnicas de curación energética, entre ellas la de borrado de improntas o huellas energéticas.

Miriam E. Nelson, nutricionista de la Universidad de Tufts, y Jennifer Ackerman escribieron *The Social Netwok Diet: Change Yourself, Change the World* (FastPencil, Campbell, California, 2011) acerca de cómo las redes sociales influyen en nuestra alimentación y pautas de ejercicio y acerca de qué podemos hacer para dar y recibir apoyo a la hora de adoptar hábitos de vida saludables. Disponible en http://premiere.fastpencil.com/social-network-diet. La página web de Miriam Nelson es www.strongwomen.com.

Para más información sobre conexiones energéticas, consulta el libro de Robin Kelly *The Human Antenna: Reading the Language of the Universe in the Songs of Our Cells* (Elite Books/Energy Psychology Press, Fulton, California, 2007). www.humanantenna.com.

Capítulo 8

El método más avanzado para chequear el nivel de colesterol es el perfil de lípidos NMR, que en Estados Unidos puede obtenerse a través de LabCorp, www.labcorp.com, o LipoScience, www.liposcience.com.

Puedes encargar numerosos análisis clínicos a través de SaveOnLabs, www.saveonlabs.com. Para más información sobre versiones domésticas del análisis 25(OH)D para la vitamina D, consulta http://www.vitamindcouncil.org/about-vitamin-d/tsting-for-vitamin-d. También puedes encargar un análisis doméstico a través de las páginas web de ZRT Labs o de New Century Diagnostic's Home Health Testing, o de City Assays en el Reino Unido.

Una buena fuente de información sobre la paleodieta es www.fastpaleo.com.

La mejor página web sobre el tiroides que he encontrado es la de Mary Shomon, http://thyroid.about.com.

Toda aquella mujer con problemas tiroideos debe informarse acerca del yodo. Por favor, lee *Iodine: Why You Need It, Why You Can't Live Without It* (Medical Alternatives Press, West Bloomfield, Michigan, 2014).

Para superar antiguos bloqueos acerca de la comida y el peso, te recomiendo el libro de Jessica Ortner *The Tapping Solution for Weight Loss and Body Confidence: a Woman's Guide to Stressing Less, Weighing Less, and Loving More* (Hay House, Carlsbad, California, 2014). Visita también su página web, www.TheTappingSolution.com.

También recomiendo *Women, Food and Desire: Embrace your Cravings, Make Peace with Food, Reclaim your Body*, de Alexandra Jamieson (GalleryBooks, Nueva York, 2015) y *Pleasurable Weight Loss: The Secrets to Feeling Great, Losing Weight and Loving Your Life Today*, de Jena la Flamme (Sounds True, Boulder, Colorado, 2015). O visita la página web de Jena la Flamme, www.PleasurableWeightLoss.com.

Capítulo 9

El programa de flexibilidad-resistencia de Bob Cooley aparece descrito en su libro *Flexibilidad: una forma inteligente de practicar estiramientos y fortalecer el cuerpo* (Paidotribo, Badalona, 2007). Para más información también puedes visitar su página web, www.thegeniusofflexibility.com.

Puedes encontrar información sobre la obra de John Barnes en www.myofascialrelease.com.

Para más información sobre técnicas de liberación miofascial como las utilizadas por Larry y Belinda Wurn, visita www.clearpassage.com.

Puedes saber más sobre el entrenamiento Sprint 8 y sus beneficios en http://fitness.mercola.com.

Capítulo 10

La adivina y mentalista Lloraine Neithardt, directora del programa de radio *Venus Unplugged*, diseña zapatos como ofrenda a Afrodita. Puedes ver algunos de sus diseños en www.shoefineart.com.

Capítulo 11

Bob Fritchie, que escribió el maravilloso libro *Being at One with the Divine: Self-Healing with Divine Love* (World Service Institute, Knoxville, Tennessee, 2013), enseña el poder del Amor Divino a personas de todo el mundo y ha investigado durante décadas el poder curativo de esta energía. Para más información sobre este tema, visita su página web, www.worldserviceinstitute.org, donde también puedes comprar su libro. Te animo a participar al menos en uno de sus seminarios web: pueden cambiarte la vida.

Lynne McTaggart (www.lynnemctaggart.com), al igual que Bob Fritchie, dispone de una enorme red de contactos que coordina eventos masivos para elevar la vibracion del planeta. Ha escrito varios libros acerca de las conexiones energéticas, entre ellos *El vínculo* (Ediciones Sirio, Málaga, 2011).

El investigador Gary Schwartz ha demostrado en su laboratorio de la Universidad de Arizona que somos seres de luz y que, de hecho, emitimos luz. Para más información, consulta www.drgaryschwartz.com.

El libro de Sera Beak *Red Hot and Holy: A Heretic's Love Story* (Sounds True, Boulder, Colorado, 2013) y el de Meggan Watterson *Reveal: A Sacred Manual for Getting Spiritually Naked* (Hay House, Carlsbad, Calirfonia, 2013) constituyen una interesante exploración de la relación entre espiritualidad, placer y sacralidad femenina.

Puedes encontrar afirmaciones de Catherine Ponder en www.absolute1.net/catherine-ponder.html.

NOTAS

Introducción

1. «Centenarians Are the Fastest-Growing Age Segment: Number of 100-Year-Olds to Hit 6 Million by 2050», *New York Daily News*, 21 de julio de 2009.

2. Sue Campbell, «What's Your Plan If You Live to 100?», *Next Avenue*, 27 de mayo de 2014. http://www.nextavenue.org/blog/whats-your-plan-if-you-live-100.

3. Mario E. Martinez, entrevista en radio Hay House con Christiane Northrup, «Your Culture Is Stronger Than Your Genes», *Flourish!*, 6 de noviembre de 2013.

Capítulo 1

1. Escuché esta cita de Abraham, «Feliz, sana, muerta», en una conferencia de Esther Hicks hace muchos años, ¡y se me quedó grabada!

2. Las células HeLa utilizadas en experimentos científicos derivan de una sola mujer, Henrietta Lacks, quien sin saberlo hizo una contribución maravillosa a la ciencia en 1951, cuando un científico tomó células de un tumor canceroso que finalmente acabó con su vida. Se descubrió que estas células podían ser como células madre a partir de las cuales podían crecer nuevas células, una y otra vez, sin que las originales murieran. En las células del tumor de la señora Lacks había algo distinto que las hacía, en cierto sentido, inmortales, aunque estas células «inmortales» también la mataran a ella de cáncer. Otra investigación también ha relacionado la telomerasa, la enzima que parece reparar los telómeros, con el cáncer. Un estudio demuestra que es posible aumentar la longitud de los telómeros en ratones, lo que conduce a una reversión del proceso de envejecimiento. M. Jaskelioff *y otros*, «Telomerase Reactivation Reverses Tissue Degeneration in Aged Telomerase-Deficient

Mice», *Nature* 469 (6 de enero de 2011), pp. 102-106. http://www.nature.com/nature/journal/v469/n7328/full/nature09603.html.

3. E. Epel *y otros*, «Can Meditation Slow Rate of Cellular Aging? Cognitive Stress, Mindfulness and Telomeres», *Annals of the New York Academy of Sciences* 1172 (agosto de 2009), pp. 34-53.

4. R. Davidson *y otros*, «Alterations in Brain and Immune Function Produced by Mindfulness Meditation», *Psychosomatic Medicine* 65, n.° 4 (julio-agosto de 2003), pp. 564-570. http://www.ncbi.nlm.nih.gov/pubmed/12883106

5. Mindfulness Matters: http://www.mindfulness-matters.org/.

6. Mark Hamer *y otros*, «Taking Up Physical Activity in Later Life and Healthy Ageing: The English Longitudinal Study of Ageing», *British Journal of Sports Medicine* 48 (2014), pp. 239-243. DOI:10.1136/bjsports-2013-092993. http://www.bjsm.bmj.com/content/48/3/239.abstract

7. Michael F. Roizen, *Real Age: Are You as Young as You Can Be?* HarperCollins, Nueva York, 2001.

8. Becca R. Levy *y otros*, «Longevity Increased by Positive Self-perceptions of Aging», *Journal of Personality and Social Psychology* 83, n.° 2 (agosto de 2002), pp. 261-270.

9. J.M. Hausdorff *y otros*, «The Power of Ageism on Physical Function of Older Persons: Reversibility of Age-Related Gait Changes», *Journal of the American Geriatric Society* 47, n.° 11 (noviembre de 1999), pp. 1.346-1.349.

10. Kathryn P. Riley *y otros*, «Early Life Linguistic Ability, Late Life Cognitive Function and Neuropathology: Findings from the Nun Study», *Neurobiology of Aging* 26, n.° 3 (2005), pp. 341-347.

11. Martinez, «Your Culture is Stronger Than Your Genes».

12. Susan Kuchinskas, «The Alpha Goddess: Open to Anything, Including Technology», *Adweek*, 27 de febrero de 2012. http://www.adweek.com/news/advertising-branding/alpha-goddess-138528.

13. Robert Love, «The Smart Money Is on the 50 + Crowd», *AARP: The Magazine*, junio-julio de 2014. http://www.aarp.org/entertainment/style-trends/info-2014/baby-boomer-economic-power.html.

14. El comentario de Tosha Silver en Twitter sobre la autoaceptación absoluta e incondicional puede encontrarse en http://twitter.com/toshasil.

15. *When God Was a Woman*, de Merlin Stone (Haverst Books, Orlando, Florida, 1978), y *El cáliz y la espada*, de Riane Eisler (Martínez de Murguía, Madrid, 1996), son dos de los primeros libros que indagaron en la historia de la religión de la diosa.

Capítulo 2

1. Audre Lorde, *A Burst of Light: Essays*, Firebrand Books, 1988, p. 131.

2. Herbert Benson y Willian Proctor, *The Breakout Principle: How to Activate the Natural Trigger That Maximizes Creativity, Athletic Performance, Productivy and Personal Well-Being* (Scribner, Nueva York, 2003), p. 56.

3. Rick Strassman, *DMT: The Spirit Molecule: A Doctor's Revolutionary Research into the Biology of Near-Death and Mystical Experiences*, (Rochester Press, Park Street Press, 2000), p. 73. Los chamanes de Sudamérica emplean DMT, extraída de la planta de ayahuasca, para inducir lo que Strassman denomina un estado «psicodélico».

Capítulo 3

1. Christiane Northrup, *Women's Bodies, Women's Wisdom: Creating Physical and Emocional Health and Healing*, ed. rev. (Bantam, Nueva York, 2010), p. 99. [Edición española: *Cuerpo de mujer, sabiduría de mujer*, Urano, Barcelona, 2010.]

2. Marshall Kirkpatrick, «Google CEO Schmidt: "People Aren't Ready for the Technology Revolution"», *ReadWrite*, 4 de agosto de 2010. http://readwrite.com/2010/08/04/google_ceo_schmidt_people_arent_ready_ for_the_tech#awesm=~or9ZvGJTDdkf01.

3. H. Gilbert Welch, M.D. M.P.H., *Should I Be Tested for Cancer? Maybe Not and Here's Why* (University of California Press, Berkeley, California, 2006).

4. Per-Henrik Zahl *y otros*, «The Natural History of Invasive Breast Cancers Detected by Screening Mammography», *Archives of Internal Medicine* 168, n.º 21 (2008), pp. 2.311-2.316.

5. Archie Bleyer y H. Gilber Welch, «Effect of Three Decades of Screening Mammography on Breast-Cancer Incidence», *New England Journal of Medicine* 367 (22 de noviembre de 2012), pp. 1.998-2.005. DOI:10.1056/ NEEJMoa1206809.

6. Maryland Coalition on Mental Health and Aging, «Effects of Medications». http://www.mhamd.org/aging/agingconsiderations/effectsofmeds.htm.

7. Kazi Stastna, «Junk DNA Has a Purpose, New Map of Human Genome Reveals», CBC News, 5 de septiembre de 2012. http://www.cbc.ca/news/technology/junk-dna-has-a-purpose-new-map-of-human-genome-reveals-1.1238937.

8. James Gallagher, «Memories Pass Between Generations», BBC News, 1 de diciembre de 2013. http://www.bbc.co.uk/news/health-25156510.

9. Earle Holland, «Stress Hormones May Play New Role in Speeding Up Cancer Growth», *Ohio State University Research News* (noviembre de 2006). http://www.researchnews.osu.edu/archive/epinorepi.htm.

10. L.S. Massad y *otros*, «2012 Updated Consensus Guidelines for the Management of Abnormal Cervical Cancer Screening Tests and Cancer Precursors», *Journal of Lower Genital Tract Disease* 17, n.º 3 (julio de 2013): S1-S27. http://www.omniaeducation.com/images/hpv_resource2.pdf.

Capítulo 4

1. Stephani Sutherland, «Bright Screens Could Delay Bedtime», *Scientific American*, 19 de diciembre de 2012. http://www.scientificamerican.com/article/bright-screens-could-delay-bedtime/.

2. J. Manonai y *otros*, «Effect of Pueraria Mirifica on Vaginal Health», Menopause 14, n.º 5 (septiembre-octubre de 2007): pp. 919-924. http://www.ncbi.nlm.nih.gov/m/pubmed/17415017/.

3. Sukanya Jaroenporn y *otros*, «Improvements of Vaginal Atrophy Without Systemic Side Effects after Topical Application of Pueraria mirifica, a Phytoestrogen-rich Herb, in Postmenopausal Cynomolgus Macaques», *Journal of Reproduction and Development* 60, n.º 3. (21 de abril de 2014): pp. 238-245.

4. El estudio Bogalusa, promovido por la Universidad de Tulane, ha dado lugar a artículos de investigación publicados por diversas revistas científicas. Puede encontrarse en http://tulane.edu/som/cardiohealth/.

5. K. Miyagawa y *otros*, «Medroxyprogesterone Interferes with Ovarian Steroid Protection Against Coronary Vasospasm», *Nature Medicine* 3, n.º 3 (1997): pp. 324-327.

6. Para más información sobre la investigación relativa a los fármacos de estatina, véase *The Wisdom of Menopause*, pp. 586-590 [Edición española: *La sabiduría de la menopausia*. Urano, Barcelona, 2002]; y Jonny Bowden y Stephen Sinatra, *The great Colesterol Myth: Why Lowering Your Colesterol Won't Prevent Heart Disease, and the Statin-free Plan That Will* (Fair Wind Press, Beverly, Massachusetts, 2012).

7. Las estadísticas de la Sociedad Americana de Cirugía Plástica Estética (ASAPS) proceden de su página web: http://www.surgery.org/media/statistics.

8. Lynne McTaggart, «What Doctors Didn't Tell Angelina Jolie», en su blog, 21 de mayo de 2013, citando a D. de Jong y *otros*, «Anaplastic Large-Cell Lymphoma in Women with Breast-Implants», *Journal of the American Medical Association* 300, n.º 17 (noviembre de 2008): pp. 2.030-2.035. DOI:10.1001/jama.2008.585. McTaggart afirma: «Los implantes mamarios se han asociado con un tipo raro de cáncer de pecho conocido como "linfoma

anaplástico de células grandes" (ALCL), una forma de linfoma no de Hodgkin, multiplicando por 18 el riesgo de contraer la enfermedad». http://wwwe.lynnemctaggart.com/blog/226-what-doctors-didnt-tell-angelina-jolie.

9. Stephen T. Chang, *The Tao of Sexology: The Book of Infinite Wisdom* (Tao Publishing, San Francisco, California, 1986).

10. Inger Thune *y otros*, «Physical Activity and the Risk of Breast Cancer», *New England Journal of Medicine* 336 (1 de mayo de 1997): pp. 1.269-1.275.

11. C. F. Garland *y otros*, «Vitamin D for Cancer Prevention: Global Perspective», *Annals of Epidemiology* 19, n.º 7 (julio de 2009): pp. 468-483. Asimismo, C. F. Gardland *y otros*, «Vitamin D and Prevention of Breast Cancer: Pooled Analysis», *Journal of Steroid Biochemistry and Molecular Biology* 103 (marzo de 2007), pp. 708-711.

12. Las directrices completas del Grupo de Trabajo Especial de los Servicios Preventivos de Estados Unidos pueden encontrarse en http://www.uspreventiveservicestaskforce.org/uspstf09/breastcancer/brcanrs.htm.

13. Bleyer y Welch, «Effect of Three Decades of Screening», 1998-2005.

14. Sarah C. Darby *y otros*, «Risk of Ischemic Heart Disease in Women After Radiotherapy for Breast Cancer», *New England Journal of Medicine* 368, (14 de marzo de 2013): pp. 987-998. http://www.nejm.org/doi/full/10.1056/NEJMoa1209825.

15. Como afirma la investigadora Laura Esserman: «La palabra "cáncer" evoca a menudo el fantasma de un proceso inexorablemente letal. Sin embargo, los cánceres son heterogéneos y pueden seguir múltiples caminos, no todos los cuales conducen a la metástasis y a la muerte, e incluyen enfermedades indolentes que no causan ningún daño durante la vida del paciente». Laura J. Esserman *y otros*, «Overdiagnosis and Overtreatment in Cancer: An Opportunity for Improvement», *Journal of the American Medical Association* 310, n.º 8 (28 de agosto de 2013), pp. 797-798. http://jama.jamanetwork.com/article.aspx?articleid=1722196.

16. Nikola Biller-Adorno, M.D., Ph. D., y Peter Jüni, M.D., «Abolishing Mammography Screening Programs? A View from the Swiss Medical Board», *New England Journal of Medicine* 370 (22 de mayo de 2014): pp. 1.965-1.967.

17. Ibídem.

18. Genetics Home Reference, National Institutes of Health, «Breast Cancer», agosto de 2007. http://www.ghr.nlm.nih.gov/condition/breast-cancer.

19. American College of Obstetricians and Gynecologists, Committee on Genetics (octubre de 1996), *Breast-Ovarian Cancer Screening* (Comittee Opinion n.º 176), Washington D.C. Citado en Christiane Northrup, *The Wisdom of Menopause*, ed. rev. (Bantam Books, Nueva York, 2012), p. 544.

20. National Humane Genome Research Institute, National Institutes of Health, mayo de 1997, revisado en septiembre de 2006, «Three Breast Cancer Gene Alterations in Jewish Community Carry Increased Cancer Risk, but Lower Than in Previous Studies». http://www.genome.gov/10000939.

21. McTaggart, «What Doctors Didn't Tell Angelina Jolie». Como señala McTaggart: «Nuevas evidencias científicas demuestran que incluso un gen BRCA1 defectuoso como el que tiene Jolie puede necesitar una modificación epigenética, o "silenciamiento", para derivar en cáncer. (V. Birgisdottir *et alii*, «Epigenetic silencing and deletion of the BRCA1 gene in sporadic breast cancer», *Breast Cancer Res*, 2006; 8:R38). Por otro lado, las dietas durante los momentos críticos de la vida de una mujer (como durante la etapa fetal y, después, durante la pubertad) tienen una gran influencia sobre la expresión de genes como el BRCA1 (S. de Assis y L. Hilakivi-Clarke, «Timing of dietary estrogenic exposures and breast cancer risk», *Ann NY Acad Sci*, 2006; 1089; 14-35)». Véase también Karolyn Gazella, «Angelina Jolie Missed and Important Opportunity», *The Healing Factor, Psychology Today*, 16 de mayo de 2013. Reeditado el 19 de febrero de 2014. http//:www.psychologytoday. com/blog/the-healing-factor/201305/angelina-jolie-missed-important-opportunity. «En lo relativo al BRCA1 y el BRCA2, un estudio de 2009 publicado en la revista *Breast Cancer Research and Treatment* demostraba que las mujeres con esta mutación heredada que comían más frutas y verduras reducían notablemente su riesgo de contraer cáncer, comparadas con las mujeres con la mutación que consumían menor cantidad de frutas y verduras. En un estudio de 2006 aparecido también en *Breast Cancer Research and Treatment*, las mujeres portadoras de la mutación que tenían un peso normal y evitaban aumentar de peso al envejecer también presentaban un riesgo mucho menor de desarrollar cáncer que aquellas portadoras de la mutación que tenían sobrepeso.»

22. Shoshana M. Rosenberg, Sc. D., M.P.H. *y otros*, «Perceptions, Knowledge, and Satisfaction with Contralateral Prophylactic Mastectomy among Young Women with Breast Cancer: A Cross-Sectional Survey», *Annals of Internal Medicine* 159, n.º 6 (17 de septiembre de 2013): pp. 373-383. DOI:10.7326/0003-4819-159-6-201309170-00003.

23. Kathryn Kassai, P.T., C.E.S., y Kim Perelli, *The Bathroom Key: Put and End to Incontinence* (Demos Health, Nueva York, 2012).

Capítulo 5

1. Brené Brown, *Daring Greatly: How the Courage to Be vulnerable Transforms the Way We Live, Love, Parent and Lead* (Gotham Books, Nueva York, 2012), p. 68.

2. Joe Dispenza, entrevista en Hay House Radio con Christiane Northrup, «You are the Placebo», *Flourish!*, 13 de agosto de 2014.

3. Gay Hendricks, *Atrévase a dar el gran salto* (Ediciones Norma, Argentina, 2010).

4. Mario Martinez, *The MindBody Code* (Souns True, Boulder, Colorado, 2014).

5. Stephen Levine, *Sanar en la vida y en la muerte* (Los libros del Comienzo, Madrid, 2007).

6. Llorraine Neithardt, correspondencia personal, 13 de junio de 2013.

7. Tina Rosenberg, «For Veterans, a Surge of New Treatments for Trauma», *The Opinionator*, *New York Times*, 26 de septiembre de 2012. http://www.opinionator.blogs.nytimes.com/2012/09/26/for-veterans-a-surge-of-new-treatments-for-trauma/.

8. Erin Largo-Wight *y otros*, «Healthy Workplaces: The Effects of Nature Contact at Work on Employee Stress and Health», Public Health Report 126, suplemento 1 (2011): pp. 124-130. http://www.ncbi.nlm.nih.gov/pmc/articles/PMC3072911/.

Capítulo 6

1. J. Shifren *y otros*, «Sexual Problems and Distress in United States Women: Prevalence and Correlates», *Obstetrics and Gynecology* 112, n.º 5 (noviembre de 2008): pp. 970-978.

2. Regena Thomashauer, entrevista en radio Hay House con Christiane Northrup, «Pleasure and Health: The Vital Connection», *Flourish!*, 24 de noviembre de 2010.

3. Gina Ogden, *The Return of Desire: A Guide to Rediscovering Your Sexual Passion* (Trumpeter, Boston, 2008).

4. Gina Ogden, *The Heart and Soul of Sex: Making the ISIS Connection* (Trumpeter, Boston, 2006).

5. Andrew Newberg, Eugene D'Aquili y Vince Rause, *Why God Won't Go Away: Brain Science and the Biology of Belief* (Ballantine Books, Nueva York, 2001), p. 9.

6. Judy Harrow, *Gnosis*. http://www.goddessofsacredsex.com/the-goddesses/.

7. Laura Bushnell, *Life Magic: The Renowned Psychic Healer Shares the Seven Keys to Finding Your Power and Living Your Purpose* (Miramax Books, Nueva York, 2005).

8. John Harvey Kellog, *Plain Facts for Old and Young* (Segner and Condit, Burlington, 1881, disponible en el Proyecto Gutenberg). http://www.gutenberg.org/files/19924/19924-h/19924-h.htm#chapi100.

9. Brené Brown, «Listening to Shame», vídeo TED. http://www.ted.com/talks/brene_brown_listening_to_shame.

10. Dave Itzkoff, «Melissa McCarthy Goes Over the Top», *New York Times,* 13 de junio de 2013. http://www.nytimes.com/2012/06/16/movies/melissa-mccarthy-goes-over-the-top.html?pagewanted=all&_r=0.

11. Jeanne-Philippe Gouin *y otros,* «Marital Behavior, Oxytocin, Vasopressin, and Wound Healing», Psychoneuroendocrinoly 35, n.°7 (agosto de 2010), pp. 1.082-1.090. DOI: 10.1016/j.psyneuen.2010.01.009.

Capítulo 7

1. Anita Moorjani, *Dying to Be Me: My Journey from Cancer, to Near Death to True Healing.* (Hay House, Carlsbad, California, 2012), pp. 172, 140. [Edición española: *Morir para ser yo*, Gaia Ediciones, Móstoles, 2014.]

2. Diane Fassel, *Working Ourselves to Death: The High Cost of Workaholism and the Rewards of Recovery* (HarperSanFrancisco, San Francisco, 1990), p. 58.

3. Gail Sheehy, *Passages in Caregiving: Turning Chaos into Confidence* (William Morrow, Nueva York, 2010), p. 12.

4. Ira Byock, entrevista en radio Hay House con Christiane Northrup, «A Good Death», *Flourish!,* 14 de marzo de 2012.

5. J.S. House *y otros,* «Social Relationships and Health», *Science* 241, n.° 4.865 (29 de julio de 1988), pp. 540-545.

Capítulo 8

1. Mark Hyman, *The Blood Sugar Solution 10-Day Detox Diet* (Little, Brown, Boston, 2014), p. 80.

2. Joseph Mercola, «To Achieve Optimal Health, Eat 50-70 % of This Frequently Demonized Food», Mercola.com, 28 de diciembre de 2011. Recuperado el 4 de noviembre de 2013. http://articles.mercola.com/sites/articles/archive/2011/12/28/what-you-dont-know-about-fats.aspx.

3. Patty W. Siri-Tarino *y otros,* «Meta-analysis of Prospective Cohort Studies Evaluating the Association of Saturated Fat with Cardiovascular Disease», *American Journal of Clinical Nutrition* 91, n.° 3, (marzo de 2010): pp. 535-546. http://ajcn.nutrition.org/content/91/3/535.abstract.

4. Fernando Gómez-Pinilla, «Brain Foods: The Effects of Nutrients on Brain Function», *Nature Reviews Neuroscience* 9, n.° 7 (julio 2008): pp. 568-578. http://wwww.ncbi.nlm.nih.gov/pmc/articles/PMC2805706/.

5. En la página web de Joseph Mercola hay artículos excelentes sobre las sutiles diferencias entre distintos tipos de grasas, azúcares e hidratos de carbono. Consulta, por ejemplo, «Heart Specialist Calls for Major Reposiotioning on

Saturated Fat, as It's NOT the Cause of Heart Disease», 4 de noviembre de 2013. http://articles.mercola.com/sites/articles/archive/2013/11/04/saturated-fat-intake.aspx.

6. Sanjay Basu *y otros*, «The Relationship of Sugar to Population-Level Diabetes Prevalence: An Econometric Analysis of Repeated Cross-Sectional Analysis», *PLOS ONE* 8, n.º 2 /27 de febrero de 2013): e57873. http//www.plosone.org/article/info:doi/10.1371/journal.pone.0057873.

7. Nicolas Cherbuin *y otros*, «Higher Normal Fasting Glucose Is Associated with Hippocampal Atrophy: The PATH Study», *Neurology* 79, n.º 10 (4 de septiembre de 2012): pp. 1.019-1.026. http://www.neurology.org/content/79/10/1019.short.

8. La página web de mi amigo Joseph Mercola (http://aspartame.mercola.com) es una fuente excepcional de información sobre el aspartamo.

9. R. Molteni *y otros*, «A High-Fat, Refined Sugar Diet Reduces Hippocampal Brain-Derived Neurotrophic Factor, Neuronal Plasticity, and Learning», *Neuroscience* 112, n.º 4 (2002): pp. 803-814. http://www.ncbi.nlm.nih.gov/pubmed/12088740.

10. Theodore T. Zava y David T. Zava, «Assessment of Japonese Iodine Intake Based on Seaweed Consumption in Japan: A Literature-Based Analysis», *Thyroid Reserach* 4 (2011): p. 14. http://thyroidresearchjournal.com/content/4/1/14.

11. Lyle MacWilliam, M. Sc., F.P., *NutriSearch Comparative Guide to Nutritional Supplements*, 5ª edición (Northern Dimensions Publishing, Summerland, BC, 2014).

12. Lawrence A. David *y otros*, «Diet Rapidly and Reproducibly Alters the Human Gut Microbiome», *Nature* 505 (11 de diciembre de 2013): pp. 559-563. DOI:10.1038/nature12820. http://www.nature.com/nature/journal/vaop/ncurrent/full/nature12820.html.

Capítulo 9

1. Kellie Bisset, nota de prensa, «Stand Up: Your Life Could Depend on It», EurekAlert, 26 de marzo de 2012. http://www.eurekalert.org/pun_releases/2012-03/si.suy032612.php.

2. Kelly McGonigal, Ph.D., *The Willpower Instinct: How Self-Control Works, Why It Matters and What You Can Do to Get More of It* (Avery, Nueva York, 2011).

3. Joe Verghese *y otros*, «Leisure Activities and the Risk of Dementia in the Elderly», *New England Journal of Medicine* 348 (19 de junio de 2003): pp. 2.508-2.516. http://www.nejm.org/doi/full/10.1056/NEJMoa022252.DOI: 10.1056/NEJMoa022252.

4. Richard Powers, «Use It or Lose It: Dancing Makes You Smarter», Social Dance, en la página web de Stanford, 30 de julio de 2010. Recuperado 27 de febrero de 2014. http//socialdance.stanford.edu/syllabi/smarter.htm.

5. Tiiu Poldma y otros, «The Use of Argentine Tango Dancing in an Interior Environment to Enhance Mobility and Social Activity in Seniors: A Multidisciplinary Research Study», Conferencia Anual IDEC 2012, publicado el 11 de enero de 2012. Recuperado el 19 de agosto de 2014. http://conf.idec.org/2012/the-use-of-argentine-tango-dancing-in-an-inte/.

6. Kathleen Facklemann, «Doing the Tango Keeps the Brain in Step, Too», USA Today, 15 de noviembre de 2005. http://usatoday30.usatoday.com/tech/science/2005-11-15.tango_x.htm.

7. Leon Speroff, «Is Long-Term Alendronate Treatment a Problem?», Ob/Gyn Clinical Alert 22, n.º 2 (1 de junio de 2005): pp. 9-10.

8. S. L. Ruggiero y otros, «Osteonecrosis of the Jaws Associated with the Use of Biophosphonates: A Review of 63 Cases», Journal of Oral and Maxillofacial Surgery 62, n.º 5 (mayo de 2004): pp. 527-534.

9. Rick Nauert, Ph.D., «The Role of Exercise in Bolstering Memory», Psych-Central, 30 de julio de 2013. http://psychcentral.com/news/2013/07/31/the-role-of-exercise-in-bolstering-memory/57812.html.

10. K. Erikson y otros, «Exercise Training Increases Size of Hippocampus and Improves Memory». Proceedings of the National Academy of Sciences 108, n.º 7. (15 de febrero de 2011): pp. 3.017-3.022.

11. L. S. Nagamatsu y otros, «Physical Activity Improves Verbal and Spatial Memory in Older Adults with Probable Mild Cognitive Impairment: A 6-Month Randomized Controlled Trial», Journal of Aging Research (2013): 861893, DOI: 1155/2013/861893. Epub, 24 de febrero de 2013. Recuperado el 27 de febrero de 2014. http://www.ncbi.nlm.nih.gov/pubmed/23509628.

Capítulo 11

1. Robin Kelly, M.D., The Human Antenna: Reading the Language of the Universe in the Songs of Our Cells (Elite Books/Energy Psychology Press, Fulton, CA, 2007), pp. 65-66. http://www.humanantenna.com.

2. Marion Dejosez y otros, «Safeguards for Cell Cooperation in Mouse Embrygenesis Shown by Genome-Wide Cheater Screen», Science 341, n.º 6153 (27 de septiembre de 2013): pp. 1.511-1.514. DOI: 10.1126/science.12411628.

3. Lynne McTaggart, «Cancer is a selfish sene», 17 de septiembre de 2013, recuperado el 25 de febrero de 2014. http://www.lynnemctaggart.com/blog/237-cancer-is-a-selfish-gene.

4. Rob Kirby, «Wild Elephants Gather Inexplicably, Nourn Death of "Elephant Whisperer"», The Delight Makers, recuperado el 25 de febrero de 2014. http://delightmakers.com/news/wild-elephants-gather-inexplicably-mourn-death-of-elephant-whisperer/.

5. David M. Scobey escribía: «Los constructores de la ciudad de Nueva York... creían... que los parques públicos educarían a las masas haciéndolas pasar del desenfreno embrutecedor al refinamiento». David M. Scobey, *Empire City: The Making and Meaning of the New York City Landscape* (Temple University Press, Filadelfia, 2003): pp. 10-11.

6. The University of Rochester, «Spending Time in Nature Makes People Feel More Alive, Study Shows», 3 de junio de 2010. http//www.rochester.edu/news/show.php?id=3639.

7. Anahad O'Connor, «The Claim: Exposure to Plants and Parks Can Boost Immunity», *New York Times*, 5 de julio de 2010. http://www.nytimes.com/2010/07/06/health/06real.html?_r=1&.

8. American Academy of Ophthalmology, «Outdoor Recess Time Can Reduce the Risk of Nearsightedness in Children», *Science Daily*, 1 de mayo de 2013. http://www.sciencedaily.com/releases/2013/05/130501101258.htm.

9. P. Guillon *y otros*, «Births, Fertility, Rhythms and Lunar Cycle: A Statistical Study of 5.927.928 Births», *Journal of Gynecology, Obstetrics and Biological Reproduction* (París) 15, n.º 3 (1986): pp. 265-271. http://www.ncbi.nlm.gov/pubmed/3734339.

10. Lynne McTaggart, «When You Whish upon a Star: Results of the Heal America Intention Experiments», 12 de julio de 2013. Recuperado el 26 de febrero de 2014. http://www.lynnmctaggart.com/blog/233-when-you-wish-upon-a-star-results-of-the-heal-america-intention-experiments.

ÍNDICE ONOMÁSTICO
Y TEMÁTICO

AGRADECIMIENTOS

Lo primero que me gustaría agradecer aquí es mi propia trayectoria a la hora de escribir un libro. La primera edición de *Cuerpo de mujer, sabiduría de mujer* fue una especie de marcha forzada: una misión a vida o muerte para cambiar el lenguaje y la práctica de la salud femenina. Me sentía como si estuviera ascendiendo una montaña llena de maleza y rocas traicioneras. Y no había senderos. Pero yo estaba decidida a seguir adelante. Y conseguí mi propósito. Deuda kármica pagada.

Y aunque escribir ese primer libro fue sumamente penoso, siempre he creído que el proceso de creación no tiene por qué serlo. A fin de cuentas, sé que algunas mujeres dan a luz a sus hijos con placer orgásmico. ¿Por qué no crear un libro de la misma manera? Eso es precisamente lo que acabo de hacer. El proceso de escritura y edición de *Las diosas nunca envejecen* ha sido extremadamente placentero. En parte debido a simple evolución. Ahora disponemos de herramientas y de conocimientos científicos que demuestran la profunda conexión entre mente, cuerpo y emociones, de modo que mi trabajo no se ve cuestionado a cada paso y no tengo que «probar» una y otra vez lo que sé. Está, por otra parte, mi propia evolución, claro. Ahora soy capaz de reconocer y recibir el apoyo y la ayuda con los que siempre he soñado, y que en buena medida han estado siempre ahí. Sólo tenía que dejarlos actuar. De modo que doy las gracias efusivamente a las siguientes personas:

A Nancy Peske, asistente editorial e investigadora sin igual, cuyo pragmatismo y cuya capacidad de trabajo, tan propios del Medio Oeste, me han venido como anillo al dedo. Has sido un regalo caído del cielo y un factor fundamental para que escribir este libro haya sido tan divertido.

A Anne Barthel, mi editoria de Hay House: tenías razón desde el principio y, gracias a tus sugerencias, el libro es mucho mejor. Has hecho del proceso editorial un verdadero placer.

A Patty Gift, por aportar a tu trabajo el estimulante rigor editorial de la Costa Este, así como los placeres del tango, de París y de todo tipo de cosas agradables.

A Reid Tracy, Margaret Nielsen, Christy Salinas y todo el personal de Hay House. Me dan ganas de pellizcarme para ver si es verdad que estoy trabajando con un grupo tan simpático y divertido.

A Hope Matthews, sanadora sin parangón del Movimiento Intuitivo. Has sido testigo y catalizadora de mi transformación personal durante muchos años, gracias a tu conocimiento tanto del pilates clásico como de la influencia de las emociones sobre el cuerpo. Te estoy profundamente agradecida.

A Julie Hofheimer, la masajista y sanadora intuitiva que desde hace muchos años mantiene mi espíritu y mis músculos bien flexibles y tonificados y que ha sido testigo y ha documentado el renacimiento de mi cuerpo.

A Ataana Badilli, extraordinaria sanadora cristalina. Tu labor a la hora de apoyar y sostener la retícula energética de mi vida ha sido un regalo bellísimo y muy apreciado.

A Bob Cooley y a los entrenadores de The Genius Flexibility Center de Boston. Bob, ¡qué regalo habéis sido tu trabajo y tú para mí! Tu generosidad, tu genio y tu sabiduría no dejan de asombrarme, de deleitarme y de transformarnos a mí y a mi cuerpo.

A Paulina Carr, mi Viernes, la que hace todo lo posible por mantener mi empresa y mi vida a flote, y encima con esmero y buen humor.

A Janet Lambert, mi contable de toda confianza, la que mantiene las cuentas claras y al día cuando no está lanzándose en paracaídas, haciendo esquí acuático o demostrando en general las hazañas físicas de las que es capaz una diosa intemporal.

A Judie Harvey, por tus habilidades editoriales y tu sentido del humor con la página web, las redes sociales y el boletín electrónico.

A Fern Tsao y a su hija, Maureen Manetti: qué suerte la mía por tener a dos expertas en medicina tradicional china justo al lado de mi casa. Practicáis la medicina del futuro, aquí y ahora.

A Tosha Silver: llegaste a mi vida en el momento justo para recordarme la existencia del Orden Divino y cómo usarlo. La sanación de mi vida y de mi corazón ha sido muy honda.

A Mario Martinez: tu labor me ha proporcionado los fundamentos científicos sobre los que se erige el mensaje de este libro. No puedo agradecerte lo bastante que hayas tenido el coraje de replantear la salud como lo has hecho y articular todo un nuevo lenguaje del bienestar y el florecimiento. Eres para mí un regalo del cielo.

A Bob Fritchie: gracias, gracias, gracias por tu dedicación al Amor Divino y por crear un método práctico para acercarlo a todas las personas del mundo, y por estar disponible en persona para mi familia y para mí. Gracias también por ser tan buen amigo.

A Doris E. Cohen, por dar con la expresión que se convirtió en título de este libro. Has sido una matrona espiritual y una guía experta para ayudarme a salir de mis más profundas penas y de la noche oscura del alma. Has avivado las llamas de mis más profundos deseos y me has dado el valor para seguir adelante. Te lo agradezco infinitamente.

A Melanie Ericksen, mi mujer medicina, mi sirena mágica. Desde la primera sesión que tuve contigo, supe que había encontrado un verdadero tesoro. Eres una diosa de la sanación, de la alegría, de la belleza, de la magia y las dotes más elevadas. Y estoy encantada de que tú y tu consorte, Thor, forméis parte de mi vida.

A Deborah Kern, por tu amistad, por servirme de espejo, por tu presencia divina, por tu luna en Piscis, por todo.

A Regena Thomashauer (alias Mama Gena): gracias, querida hermana, por el valor y el descaro necesarios para traer la disciplina del placer y la alegría a los corazones, las mentes y los cuerpos de mujeres de todo el mundo. Que nuestra danza gozosa dure eternamente.

A todos los miembros, leales y eficientes, de mi programa de «vida asistida» aquí, en casa: a Stephen Meehan, cuya habilidad con las flores y las plantas es de otro mundo: has creado para mí un paraíso personal que nunca deja de asombrarme. A Mike Meehan por arar, cavar y cuidar mis árboles, todo ello a las cinco de la madrugada y sin perder la sonrisa. A Mike Brewer por ser el encargado de mantenimiento más simpático y fiable en muchos años. A Carlo Dorio por ser el fontanero más fabuloso de todos los tiempos. A Vern y Mike Cassidy, mis genios de la electricidad, padre e hijo, por mantener a punto todo lo que se enciende por aquí. A Charlie Grover por los viajes semanales al centro de reciclaje, y también por asegurarse de que *Diane* come y bebe. Y por esa chispa de tus ojos con la que siempre podemos contar. Y a Barbara McGivaren por sus dotes para mantener la casa en orden y por su encanto... y por querer a *Mister Moon*.

Gracias también a mis hermanos y a mis maravillosas cuñadas: John y Annie, Bill y Lori. Vuestro cariño y apoyo lo son todo para mí. A mi hermana Penny y su marido Phil (que nos llama sus «hermanas-esposas»). ¡Qué placer ha sido compartir tantas aventuras con vosotros durante la redacción de este libro!

A mamá: tus hazañas físicas y tu espíritu aventurero abrieron esta senda desde el comienzo mismo. Sin ti no habría desarrollado el valor necesario para llegar hasta aquí.

A Annie y Katie, mis preciosas hijas. Veros florecer en vuestra vida adulta ha sido todo un don, al igual que pasar tanto tiempo con vosotras. Gracias por aguantarme a pesar de mis excentricidades y mi mal genio ocasional, además de por todas esas veces en que nos hemos partido de risa. Y a Mike Watts, mi flamante yerno, un hombre que lo tiene todo: es guapo, además de mañoso. En serio, ¿cómo he podido tener tanta suerte?

Y, por último, a Diane Grover: mi consejera delegada para todo, mi socia, mi amiga íntima. Mi hermana de armas. Desde el principio, desde hace décadas, has estado ahí para apoyarme a mí y apoyar este trabajo de tantas formas que me es imposible enumerarlas. Eres verdaderamente una perla de valor incalculable, y no tengo ni idea de cómo habría hecho nada de esto sin ti. Me inclino a tus pies.